Yuer Baike Tupu

岳　然◎编著

怀孕百科
图谱

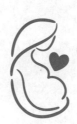

中国人口出版社
China Population Publishing House
全国百佳出版单位

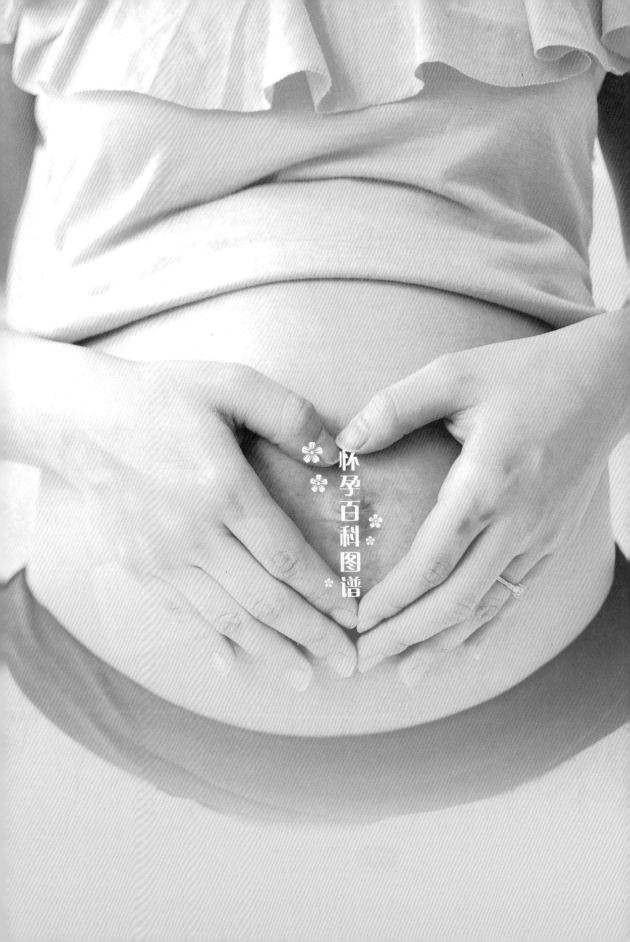

怀孕百科图谱

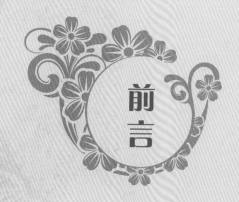

前言

对于每个家庭来说，生宝宝是人生中最值得期待的一件事，需要准父母用骨血去浇灌出新的生命，并用自己的生命去呵护他、扶持他。当你得知一颗小小的生命种子终于在你的子宫内扎根的瞬间，你会发现从那一刻开始，世界真的变得有些不同，新生命的到来与成长，会让家庭完成一次蜕变的洗礼。

整个孕期如同一次特别的旅行，途中充满艰辛。宝宝的到来仿佛彻底改变了你们的生活，让一切都变得不可思议起来。在你们感觉幸福与兴奋的时候，可能疑惑、担忧以及不适也接踵而来：该怎么吃，该怎么穿，起居又要注意什么问题，感冒了怎么办……这些都成了困扰你们的棘手难题。

怎么办呢？

这时候，这本《怀孕百科图谱》将成为你们此次旅途的最好向导。

本书正是以为准父母提供全面而详尽的孕期指导为原则编著而成的。其最大的特点在于知识点全面。书中的内容涵盖孕期小家庭生活的各个方面，为准父母悉心介绍了孕产期间的衣、食、住、行、娱乐乃至心理调适等全方位的难题解决方案，让准父母不再作无谓的担忧和迷茫，能全身心地享受孕育带给小家庭的幸福滋味。

为了阅读方便，本书按时间顺序展开。从准备怀孕开始，按月进行宝宝发育进程、准妈妈身体变化、饮食、起居、胎教、疾病等多方面的阐述，而且书中配合插图，阅读起来轻松易懂。力求使准父母们对怀孕各个阶段可能出现的问题以及应该采取的应对方法有清晰明确的了解，在科学的指导下战胜自己所遇到的困难，拥有幸福、完美的孕期生活。

孕期结束后，针对准妈妈产后恢复容易遇到的问题，本书还增加了关于"坐月子指导"的内容，为生完宝宝后不知如何尽快恢复的准妈妈们提供帮助。

希望这本书能为准父母的这次"旅行"指明方向，使没有生育经验、对妊娠一无所知的准父母们也能心中有数，平安、顺利地走过自己的孕育之路，孕育一个最健康、最聪明的宝宝。

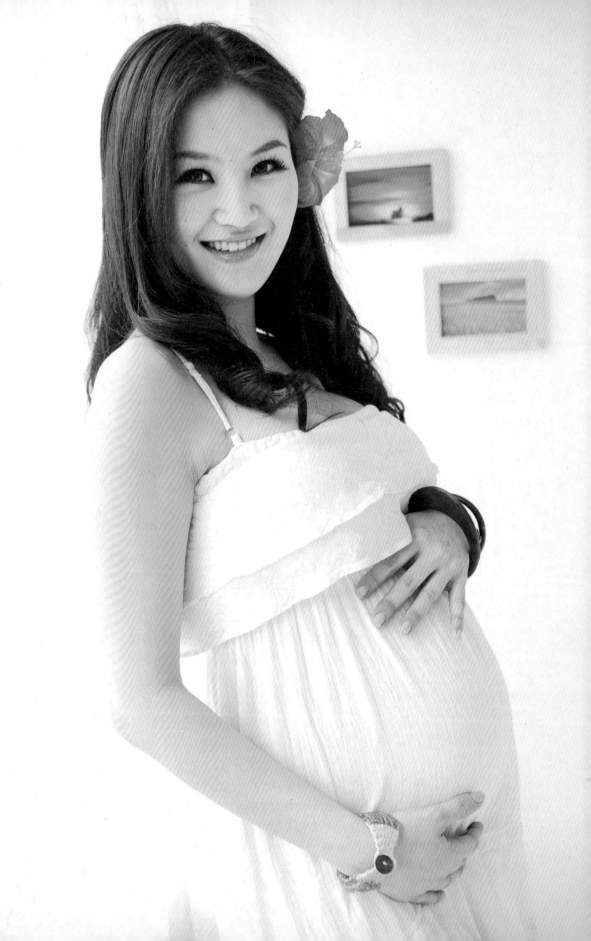

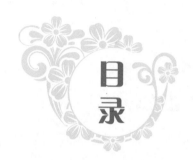

目录

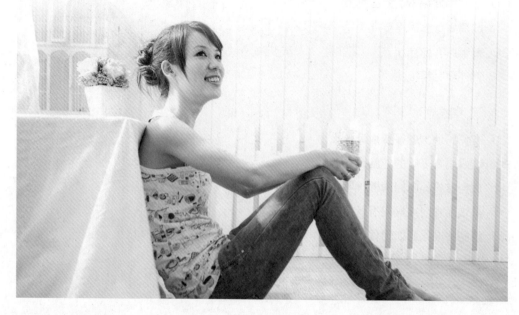

第2章　孕2月指导

第3章　孕3月指导

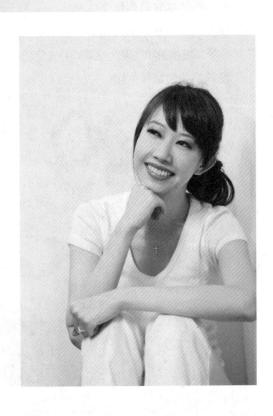

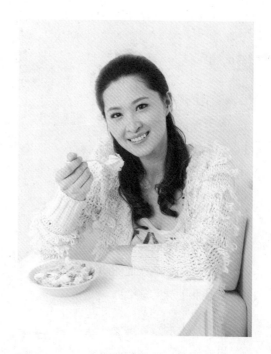

❀ 第4章 孕4月指导

第5章 孕5月指导

第6章 孕6月指导

❀ 第7章　孕7月指导

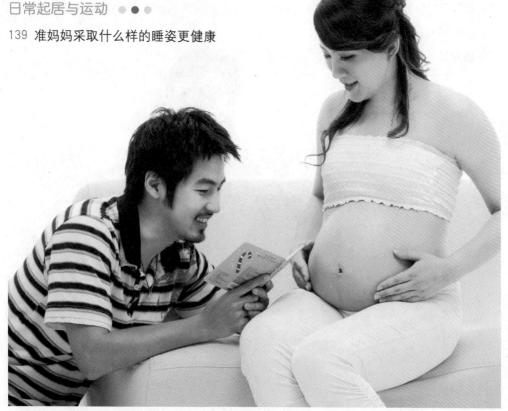

第8章 孕8月指导

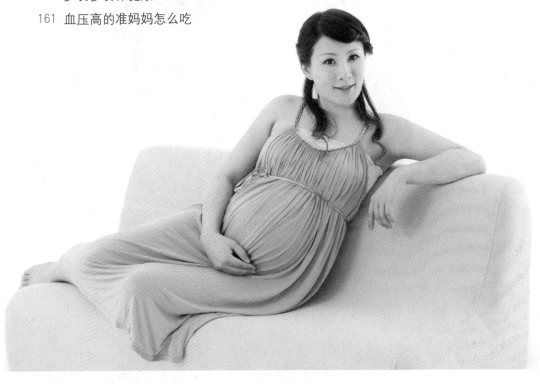

第9章　孕9月指导

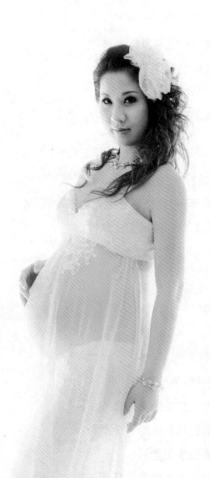

第10章 孕10月指导

第11章 分娩细节全关注

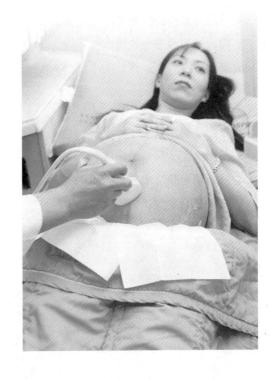

❀ 第12章 产后坐月子指导

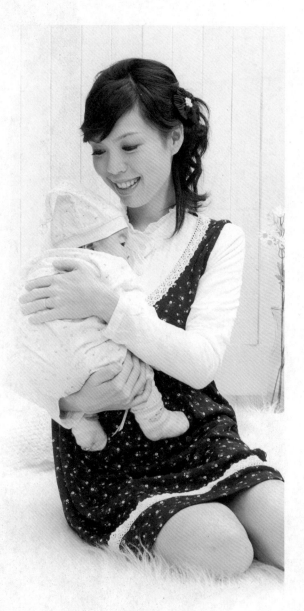

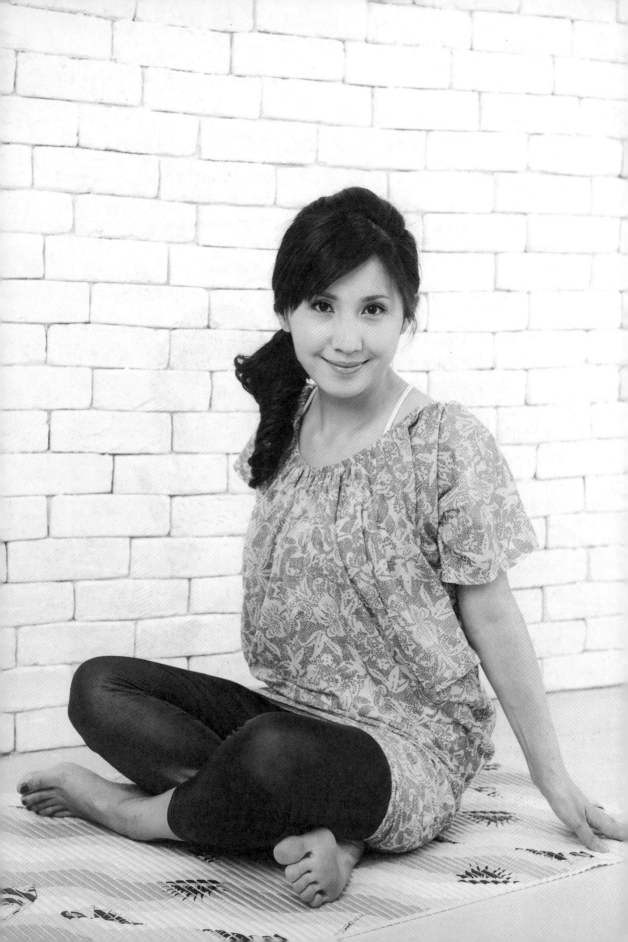

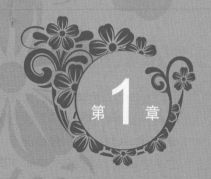

第 1 章

孕1月指导

胎宝宝	卵子排出后与精子在输卵管结合成受精卵，3~7天后到达子宫，并在子宫内着床，开始逐渐发育成胚胎
	到本月底，胚囊约一粒绿豆大小，重约1克。胎盘、脐带、心脏、脑和脊髓的原形开始出现
准妈妈	体形尚无明显变化。子宫底高度正常，羊水量约10毫升。月经停止，但少数人第一个月尚有少量的月经样出血。月经停止不久，会开始出现妊娠早期反应（恶心、呕吐），饮食嗜好改变
	少数准妈妈在受精卵着床时会出现白带中有血丝或有点状出血，此时基础体温在高温期。还有些准妈妈会感觉下腹有点痛，类似月经来潮前的症状

母体变化与保健

用早孕试纸验孕准确吗

女性怀孕的第7天，尿液中就能测出一种特异性的激素——人绒毛膜促性腺激素(简称HCG)。在一般情况下，将尿液滴在早孕试纸上的检测孔中，如在试纸的对照区出现一条有色带(有的试纸显红色，有的试纸显蓝色)，表示未受孕；反之，如在检测区出现明显的色带、则表示阳性，很大可能说明发生了妊娠。

使用早孕试纸验孕的优点

用早孕试纸验孕快速、方便，具有私密性。正常情况下，使用早孕试纸验孕的准确率也很高，还可避免与HCG有类似结构的其他糖蛋白激素产生交叉反应。

使用早孕试纸验孕的弊端

早孕试纸的作用是有限的，使用早孕试纸验孕要严格按照说明使用并且必须考虑到验孕的时间、尿液的浓度、月经的准确度等因素。有时候试纸也会显假阳性或者假阴性，例如，试纸如果呈现出弱阳性并不代表就是怀孕了。

使用早孕试纸要注意的问题

1　购买早孕试纸应该选择正规厂家生产的，购买时要注意包装是否完好，带回家中后要避免在潮湿的地方保存。

2　不要在短时间内喝下大量的水来让自己排尿，这样可能会冲淡尿液中HCG的含量，让测试的结果不准确，也可能会出现假阴性。

3　使用前留意产品是否仍然在有效期内。由于早孕测试产品的使用地点多数是在卫生间，在拆开使用时也要注意尽量避免让试纸受潮，影响结果。

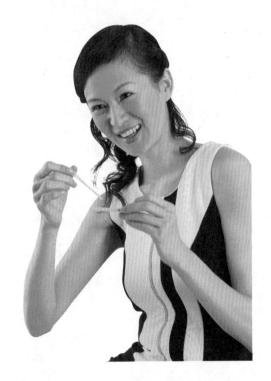

贴心提示　早孕试纸有它的弊端，有一定的误差值，并不能代替医院准确的HCG妊娠检测。准妈妈可以掌握早孕试纸的正确用法，先作一个自我测试，然后去医院进行明确的诊断。

怀孕期间需要作哪些检查

准妈妈产检时间项目表

产检时间	产检项目
孕6~8周	确诊是否宫内怀孕
孕12周	选择一家合适的医院空腹抽血，检查建档，进行基础检查，包括B超、白带常规、妇科检查、胚胎发育情况；全身检查，包括血压、体重，了解心、肝、肾的功能，血、尿常规、血型、传染病系列。排除常见疾病如宫外孕、葡萄胎及各种类型的流产
孕16周	宫高、腹围、胎心、血压、体重、唐氏综合症筛检
孕20周	复查血、尿常规，产科检查（宫高、腹围、胎心、血压、体重）
孕24周	复查血、尿常规、四维彩超胎宝宝畸形筛查、排畸筛查20~24周、产科检查（宫高、腹围、胎心、血压、体重）。
孕28周	复查血、尿常规，产科检查（宫高、腹围、胎心、胎位检查、血压、体重）
孕30周	复查尿常规、产科检查（宫高、腹围、胎心、胎位检查、血压、体重）
孕32周	复查血、尿常规，产科检查（宫高、腹围、胎心、胎位检查、血压、体重）
孕34周	复查血、尿常规，产科检查（宫高、腹围、胎心、胎位检查、血压、体重）
孕36周	复查尿常规、产科检查（宫高、腹围、胎心、胎位检查、血压、体重）
孕38周	复查尿常规、产科检查（宫高、腹围、胎心、胎位检查、血压、体重），指导自数胎动及临产征兆，胎心监测
孕39周	复查尿常规、产科检查（宫高、腹围、胎心、胎位检查、血压、体重），指导自数胎动及临产征兆，胎心监测
孕40周	复查血、尿常规，产科检查（宫高、腹围、胎心、胎位检查、血压、体重），指导自数胎动及临产征兆，胎心监测

孕期如何预防感冒

　　妊娠期间，身体发生巨大的变化，加上抵抗力减弱，身体容易疲劳，营养不均，压力增加，就更容易患感冒了。当准妈妈已经有感冒症状时，应立即漱口，提早就寝。妊娠期间的感冒，除了吃药要相当小心外，重点应避免制造感冒的诱因，加强战胜病毒的抵抗力。平时饮食应多清淡。

预防感冒注意平时保健

1　勤洗手：手会经常接触各种用品或物体，难免被感冒病毒污染。如果不经意中用手接触口、鼻子，感冒病毒就会侵入上呼吸道，从而引起感冒。

2　盐水漱口，价廉功效大：每天清晨起床洗漱后，用盐水漱口，再喝半杯白开水，不但可预防感冒，还对牙龈的健康有好处。

3　热水泡脚，避免足部着凉：每晚用较热的水泡脚15分钟，水量要没过脚面，泡后双脚要发红。如果脚部受凉，会反射性地引起鼻黏膜血管收缩，使人容易受到感冒病毒的侵扰。

4　呼吸蒸气：初发感冒时，在杯中倒入开水，对着热气做深呼吸，直到杯中水凉为止，每日数次，可减轻鼻塞症状。

5　经常搓手：手上有很多经络及穴位，经常搓手会促进手部的血液循环，从而疏通经络，增强人体的免疫功能，提高抵抗感冒病毒的能力。

6　按摩鼻沟：两手对搓，掌心热后按摩迎香穴（位于鼻沟内、横平鼻外缘中点）十余次，可以预防感冒及在感冒后减轻鼻塞症状。

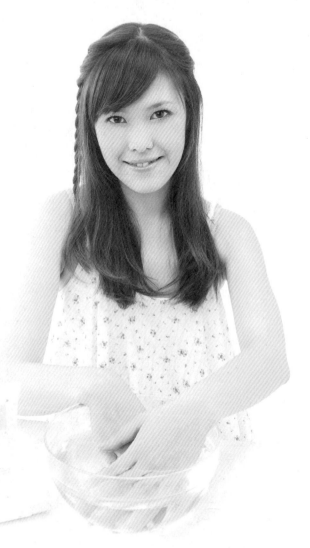

7　经常开窗：应让新鲜空气不断进入室内，让室内保持透气、通风。

8　避开人群：尽量不去或少去人群密集的公共场所，人越多被感染的概率越大。

孕期感冒后能不能用药

准妈妈特别容易感冒。妊娠后，孕妇体内的酶有一定的改变，对某些药物的代谢过程有一定的影响。药物不易解毒和排泄，会有蓄积性中毒，在孕早期胎宝宝器官形成时，药物对胎宝宝有一定的影响，故感冒最好不吃药。但一些疾病本身对胎宝宝、母亲的影响远远超过药物的影响。这时，就应权衡利弊，在医生指导下合理用药。抗病毒药均对胎宝宝有不良的影响，准妈妈不宜使用，若必须使用，则应有医生指导。

孕期患感冒可选用以下较为安全的药物

轻度感冒：可选用板蓝根冲剂等中成药，并多喝白开水，注意休息。

感冒高热、剧咳，可选用柴胡注射液退热和止咳糖浆止咳。同时，也可采用湿毛巾冷敷，用30%左右的酒精(或白酒冲淡一倍)擦浴，可以起物理降温作用。

选对、用好感冒药，对胎宝宝来说还是比较安全的。只是用药时一定要遵医嘱，不可盲目用药，如果药品说明书上标明是孕妇禁用的，那就一定不要用。

另外，一些准妈妈在怀孕初期可能会出现头晕、嗜睡等类似感冒的症状，在没有确诊之前切忌马上服药。如果仅有上述两种症状，是不能下感冒诊断的。即使是轻度感冒，也应伴有喉咙痛、咳嗽、流鼻涕等。在不清楚是感冒还是怀孕的情况下，应及时就诊，以免出现问题。

若病情较重，如咳嗽厉害、流鼻涕不止、发热、高烧、有痰带黄色，即使处于孕早期，也必须立刻到医院就诊，否则不仅胎宝宝难逃病菌、病毒的侵害，孕妇本身也有危险。

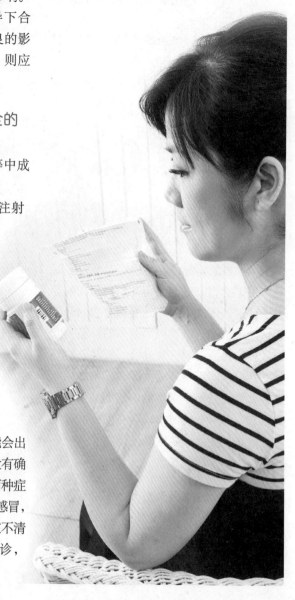

怎样照顾好患感冒的准妈妈

准妈妈因妊娠反应使机体抵抗力下降，稍不注意，就容易患感冒。如果患上感冒，准妈妈们不要消极拖延，应积极就医。

家庭照顾患感冒的准妈妈的好方法

1 喉头又痒又痛时，用浓盐水每隔10分钟漱口、清洁咽喉一次，10次左右即可见效。

2 鼻塞流涕可以喝鸡汤，或用鸡汤下面条吃，都可治感冒。

3 在保温杯内倒入42℃左右的热水，将口鼻置入保温杯口内，不断吸入热蒸气，一日3次。

4 如果咽痛导致食欲较差，可以吃一些流食，如蔬菜粥。如果有高热、烦躁等症状应住院治疗，在医生指导下采取相应的措施对症处理。

5 萝卜白菜汤：白菜心250克，白萝卜60克，加水煮好后放红糖10~20克，趁热饮用。

6 饮食要清淡、易消化，进食富有营养的食物，如牛奶、蔬菜、水果、汤、粥等，避免进食辛辣、油腻、不易消化的食物。每次进食量不宜过多，可少量多次进餐，食后稍微活动（如散步）以助消化。

7 充分休息，保证足够的睡眠（每天至少8小时）。注意保暖，室内要通风。

准妈妈皮肤过敏了怎么办

孕期准妈妈身体容易燥热，免疫系统也产生了变化，这会使得准妈妈的皮肤容易出现过敏现象。另外，受胎宝宝的分泌物、排泄物的影响，服用过多的补品、吃过敏食物也会引起皮肤过敏。所以，准妈妈在怀孕期间不要补得太多，以前如果吃某种食物会过敏，怀孕的时候要禁止吃。如果在吃某种食物时出现全身发痒或者气喘、心慌的症状，要立刻停止食用。

皮肤过敏不要乱用药

皮肤过敏本身不会对胎宝宝造成不良影响，可是如果乱用药物的话，某些药物就有可能进入胎盘，妨碍胎宝宝的生长发育，导致胎宝宝出现畸形或罹患疾病。所以，准妈妈一旦出现皮肤过敏，不要私自用药，要立即去医院就诊。

准妈妈皮肤过敏了，建议不妨用绿豆煮成汤，煮到绿豆壳稍稍开裂即可熄火，不加任何调料，只喝汤。但绿豆偏寒，体质原本就虚寒的准妈妈要少吃。

如何预防皮肤过敏

1 保持个人卫生和环境卫生，每天用温水清洗脸部和身体，穿着透气的纯棉衣裤，千万不要随便抓挠皮肤，这样会加重症状。

2 定期清洗床上用品，室内保持清洁、透气。

3 避免大吃大喝，少吃油腻食物、甜食以及刺激性食物。多吃蔬菜和水果，尤其是花椰菜和柑橘，是很好的抗过敏食物。

饮食营养跟进

孕早期的饮食原则是什么

均衡饮食

在营养专家的指导下，实行均衡饮食原则，这是整个孕期必须遵守的一个基本饮食原则。所谓均衡饮食即合理食用孕期适宜食用的食品，且不挑食和偏食，以保证营养和热量的均衡吸收。

少量多餐

从确定怀孕开始，就要逐步形成少量多餐的饮食习惯，将原来的一日三餐制逐渐转变为一日五餐，即在上午和下午的两餐中间作些营养补充，将日常餐饮的量均衡调整。

确保无机盐、维生素的供给。为了补充足够的钙质，应多进食牛奶及奶制品，不喜欢喝牛奶的准妈妈可以喝酸奶、吃奶酪或喝不含乳糖的奶粉；呕吐严重者应多食蔬菜、水果等碱性食物，以防止发生酸中毒。

适当增加热量的摄入

在主食方面，准妈妈要注意营养丰富全面，以满足胎宝宝和自身每天的需要，以免因饥饿而使体内血液中的酮体蓄积，被胎宝宝吸收后，对胎宝宝大脑的发育产生不良的影响。

保证优质蛋白质的供应

准妈妈要经常食用蛋类、瘦肉类、乳类、豆类及其制品，这些食物是优质蛋白质的主要来源。

避免刺激性食物

准妈妈在饮食中还需注意避免喝浓茶和含咖啡因的饮料。应尽量少吃含有刺激子宫收缩成分的食物，如山楂、荸荠等，因为这些食物有可能引发流产和早产，尤其是妊娠3个月以内的孕早期及既往有流产、早产史的准妈妈更不可贪食山楂。热性食物也要尽量少吃，如狗肉、辣椒等，人参等参类补品也不宜吃；性味偏凉的食物也不宜吃，如螃蟹、甲鱼等；滑利食物（易引起拉肚子的食物）也不能吃，以免造成流产。

总之，合理全面的营养能提供胚胎各器官发育所需要的各种营养素，同时，还应考虑早孕反应的特点，食物要适合准妈妈的口味。

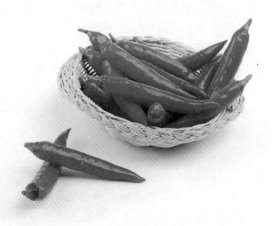

准妈妈如何吃水果更健康

准妈妈适当吃些水果，不仅能增加营养，帮助消化，补充维生素和矿物质，而且水果还有一些特殊的食疗作用，对准妈妈和胎宝宝的身体健康很有帮助。但是，准妈妈该怎样吃水果才更加健康呢？

不宜一次吃太多水果

水果大多含糖量较高，而其脂肪、蛋白质含量却相对不足，因而，过多摄入水果不仅容易造成妊娠糖尿病，也会影响胎宝宝生长发育所必需的蛋白质等的摄入。因此，准妈妈每天吃水果别超过 500 克，而妊娠期糖代谢异常或是妊娠糖尿病患者则要减半，最好等血糖控制平稳后再吃水果。另外，如果喜欢吃香蕉、菠萝、荔枝、柿子之类含糖量较高的水果，就一定要减量。

热性、凉性水果根据体质吃

中医认为，女性怀孕之后，体质一般偏热，阴血往往不足。此时，一些热性的水果如荔枝、桂圆等应少量食用，否则容易产生便秘、口舌生疮等上火症状，尤其是有先兆流产的准妈妈更应谨慎，因为热性水果更易引起胎动不安。

有部分准妈妈脾胃虚寒，大便溏薄、面色无华，对于梨、西瓜、香瓜、柚子之类的寒凉性水果就应少量食用，偶尔适当吃些荔枝也许会改善症状。

适当多吃中性水果

准妈妈们应尽量选择性味比较平和、不寒不热的水果进食，如葡萄、苹果、桃、杏、菠萝、甘蔗、乌梅等。这些水果更有利于妊娠过程的母婴健康。

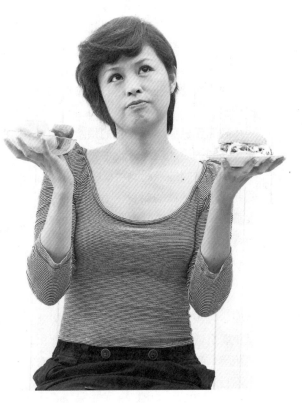

贴心 提示

不少准妈妈认为多吃水果可以让胎宝宝皮肤变白，其实这是没有科学根据的。胎宝宝的皮肤颜色受父母遗传基因的影响，与怀孕期的饮食关系不大。

孕早期吃核桃和芝麻为准妈妈补充脂肪

脂肪是早期妊娠的准妈妈体内不可缺少的营养物质。它促进脂溶性维生素E的吸收，起着安胎的作用。脂肪可以帮助固定内脏器官的位置，使子宫恒定在盆腔中央，给胚胎发育提供一个安宁的环境。此外，脂肪还有保护皮肤、神经末梢、血管及脏器的作用。

但是，早孕反应的突出表现之一即是讨厌油腻。多数准妈妈不愿意吃含脂肪多的肉类，吃菜也很清淡，使妊娠早期摄取脂肪少，这样不利于准妈妈的身体健康及胚胎的发育。

吃核桃和芝麻为准妈妈补充脂肪

核桃和芝麻脂肪含量丰富，准妈妈吃核桃和芝麻可以补充脂肪，而且核桃富含不饱和脂肪酸、磷脂、蛋白质等多种营养素。1千克核桃仁相当于5千克鸡蛋或者9千克鲜牛奶的营养，并有补气养血、温肺润肠的作用。其营养成分的结构对于胚胎的脑发育非常有利。因此，准妈妈每天宜吃2~3个核桃。此外，嚼核桃仁还能防止牙本质过敏。

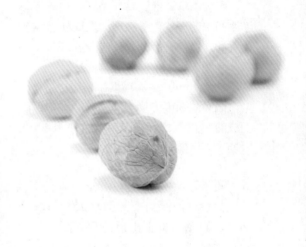

芝麻富含蛋白质、糖、芝麻素、卵磷脂、钙、铁、硒、亚油酸等，有营养大脑、抗衰、美容之功效。将芝麻磨碎，加上适量白糖，每日用白开水冲服一杯，既可增强准妈妈的抵抗力及预防感冒，又可防止胎宝宝患皮肤病。准妈妈以每天食用20克为宜。

贴心提示

核桃和芝麻中的脂肪含量非常高，吃得过多必然会因热量摄入过多造成身体发胖，进而影响孕妇正常的血糖、血脂和血压。因此，准妈妈一定要记得不可多吃。

准妈妈如何选择牛奶

牛奶是准妈妈孕期最重要的营养食品之一。牛奶本身含钙丰富，且容易被机体吸收，因此，准妈妈最好每天喝250~500毫升牛奶，以满足孕期对钙的需求。但牛奶制品种类繁多，准妈妈应该正确选择适合的奶制品。

鲜奶

鲜奶不仅新鲜、营养丰富，而且保留了牛奶中的一些微量生理活性成分，营养成分破坏很少，故营养价值较高。

酸奶

酸奶是在鲜牛奶中加入乳酸杆菌发酵而成的，含有大量有益人体健康的乳酸菌，有助于人体的吸收。

孕妇奶粉

富含孕期所需要的合理成分与合理的量，目前市场上出现的孕妇配方奶粉是根据特定人群的营养需求而加工的，蛋白质、矿物质和大部分维生素都能够保留，还添加了促进胎宝宝大脑和视网膜发育的DHA。喝孕妇奶粉可以补充很多丢失的营养元素。而且与多维片和鲜牛奶比起来，孕妇奶粉更容易饮用，对消化道负担最小。对于准妈妈来说，其营养价值是比较高的。不过需要提醒的是，孕吐很严重的准妈妈最好选择一款口味清淡的孕妇奶粉。

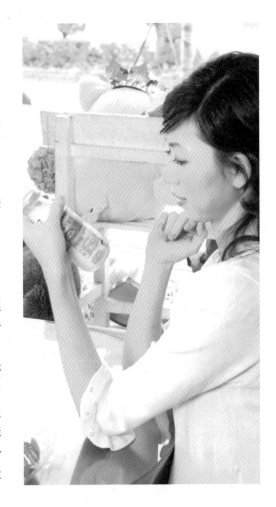

贴心提示

对各种液态奶来说，要想实现保质保鲜的保存，就需要更严格的灭菌和防腐措施，所以，保存时间越长的奶，消毒相对来说更严格，而营养素的缺失也更多。建议准妈妈购买液态奶时，尽量选择保质期短的牛奶，而不要买一整箱的、可以保存一个月的牛奶。

日常起居与运动

准妈妈该如何保证自己的休息质量

准妈妈最好的休息方式即是睡眠，通过适当的睡眠解除疲劳，使体力与脑力得到恢复。如果睡眠不足，会引起疲劳过度、食欲下降、营养不足、身体抵抗力下降，增加准妈妈和胎宝宝感染的机会，造成多种疾病的发生。要全身心地放松、休息，就要把高质量的睡眠作为重中之重。

1 宽大的床铺：准妈妈要睡在宽大的床上，可尽情舒展，又可避免掉到地上。

2 洁净的睡具：准妈妈的床上不仅有床单、被褥、枕头，还要有靠垫、抱枕、蚊帐之类，都要准备两套以上，以经常换洗，保持清洁。

3 冲热水澡或泡脚：睡前冲个热水澡或用热水泡泡脚，血液循环会让准妈妈舒服自在。

4 不做剧烈运动：晚间的活动应以散步为主，不要打扫卫生等，过度劳累也会影响睡眠。

5 不在睡前大吃大喝：睡前2小时内不可大吃大喝，尤其不要吃、喝有刺激性的东西，以免造成大脑兴奋，难以入睡。

6 不要有情绪波动：尽量不引起情绪上的波动，要有良好、平和的心态。

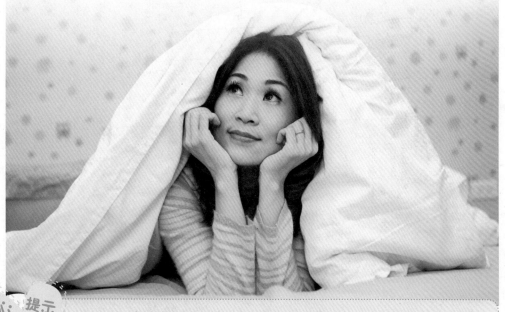

贴心提示

准妈妈可在晚饭后就近到公园、广场、体育场、田野、乡间小路散步。最好夫妻同行，同时说说悄悄话，除能解除疲劳外，也是调节和保持良好精神状态的良方。

准妈妈睡午觉要注意什么

准妈妈比正常人更容易疲劳。疲劳对准妈妈本身的健康和胎宝宝都不利，特别是上班工作或者从事体力劳动的准妈妈。如果在上午工作后休息一下，既能缓解劳累，又能增加睡眠的时间，即便在没有工作或者正常轻微的劳动时，也要适当午休。

午睡时间以休息好为准

午睡时间长短可因人而异，因时而异，半个小时到一个小时，甚至再长一点儿均可，总之，以休息好为主。平常劳累时，也可以躺下休息一会儿。有的准妈妈醒来后会感到很不舒服。如果遇到这种情况，起来后适当活动一下，或用冷水洗脸，再喝上一杯水，不适感会很快消失。

睡姿要放松

午睡时，要脱下鞋子，把双脚架在一个坐垫上，抬高双腿，然后全身放松。特别是感到消化不良或血液循环不好时，可以任意选择睡姿，不要害怕压坏或影响胎宝宝。

不可随遇而安乱午睡

准妈妈午睡不能随便在走廊里、树荫下、草地上坐着或者靠着就睡，也不要在穿堂风或风口处午睡。因为，人在睡眠中体温调节中枢功能减退，重者受凉感冒，轻者醒后身体不适。

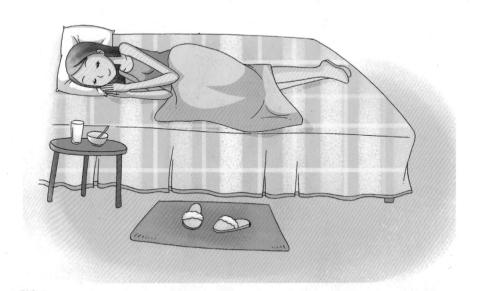

贴心提示

准妈妈的睡眠时间应比平时多一些，如平时习惯睡 8 小时，妊娠期睡到 9 小时左右为好。增加的这一个小时的睡眠时间最好加在午睡上，就是在春、秋、冬季也需要午睡。

准妈妈怎样挑选床上用品

好的睡眠可以使母体得到保护，从而少生病，继而对胎宝宝也大有好处。好的睡眠质量跟睡眠环境的舒适度是分不开的，因此，选择一套好的床上用品给准妈妈也是必不可少的。

枕头

以9厘米高为宜。枕头过高迫使颈部前屈而压迫颈动脉。颈动脉供血受阻时会使大脑血流量降低而引起脑缺氧。

蚊帐

蚊帐可避蚊防风，还可吸附空气中飘落的尘埃，过滤空气。有利于准妈妈安然入睡，并使睡眠加深。

床褥

理想的被褥是全棉布包裹棉絮。不宜使用化纤混纺织物做被套及床单。因为化纤布容易刺激皮肤，引起瘙痒。床褥太软，孕妇深陷其中，造成翻身不便，也会影响睡眠效果，加重疲劳感，对准妈妈和胎宝宝都不利。这样的睡眠既不能消除疲劳，又影响了孕妇的生理功能，甚至可能引起一些不良的后果。因此，孕期适宜睡木板床，垫一定厚度的床褥，以躺下时不致凹下太深且不影响翻身、感觉舒适为宜。

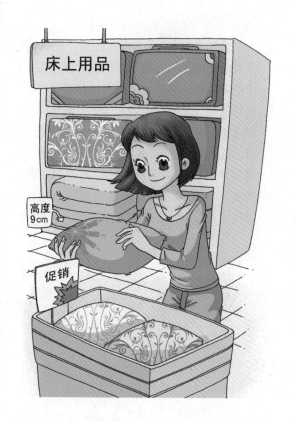

床上用品

高度
9cm

促销

贴心提示

准妈妈不可用电热毯取暖，电热毯电流虽小，但由于电热毯紧贴在准妈妈身下，对处于发育阶段的胎宝宝可能存在潜在的危险。准妈妈如果使用电热毯取暖，最好提前打开，在睡觉时关掉，并把电插头拔掉。

如何打造健康无污染的居室环境

准妈妈大部分的时间都会在居室里度过，所以，居住环境的好坏不但关系到准妈妈个人的健康问题，而且更为重要的是关系到准妈妈能否顺利怀孕、怀孕后胎宝宝是否能健康生长发育、智力发育如何等一系列的问题。因此，努力创造好的居室环境是孕期生活的一项重要任务。

居室要通风换气

为了确保室内有充足的新鲜空气，必须经常通风换气，这样才能减少室内浊气中的许多传染病菌，使室外清新空气与室内污浊空气进行交换，并排除不良气味。如夏天门窗要经常打开，冬天则应轮流开窗。尤其是人口较多的住宅，更应保持通风换气，减少病菌。对自然通风不足的居室，宜加用风扇或机械通风，进行通风换气。

居室要预防噪声污染

居室里如果噪声大会扰乱准妈妈的情绪，也影响胎宝宝脑功能的发育。所以，居室内一定要保持安静。可以在居室内挂较厚的窗帘，除可以控制日照、通风与调节光线外，还可阻挡噪声。

进行居室绿化

在室内外种植一些花木，可净化室内空气。

居室要舒适明亮、干净整洁

准妈妈的房间不一定要很大、很宽敞，但布局要合理，房间要收拾得干净整洁、舒适明亮。

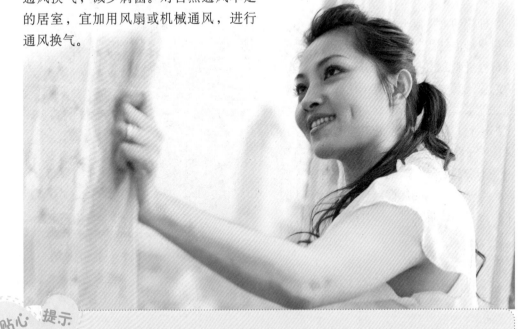

贴心 提示

在特别潮湿的季节，要经常开门、开窗通气来消除室内的湿气，如有必要，可以买一个干燥机来除被褥、衣服上的潮气。

孕早期可以进行性生活吗

怀孕的前3个月，由于胎盘还没有发育成熟，胎盘和子宫壁之间的连接还不够紧密，同时，由于此时孕激素分泌还不足，无法给予胚胎强有力的保护。所以，在这个时期进行性生活，就有可能由于不当的动作或者精神过度兴奋时的不小心，造成流产。

这一时期由于准妈妈体内内分泌发生了变化，加之对胎宝宝的担心，准妈妈对性生活可能缺乏兴趣，甚至会表现出对准爸爸的讨厌和不满意。作为准爸爸，要对准妈妈给予理解和体贴，应特别谨慎，避免过于激烈、频繁以及动作难度大的性交行为。也可以与准妈妈探讨采用别的方式来交流夫妻感情。准爸爸绝对不能只顾着满足自己的性欲，而不顾准妈妈的感受以及她腹中的胎宝宝。最好采取边缘性接触，通过搂抱、抚摩、亲吻的方式达到性的满足。

有下列情况的准妈妈应该特别注意避免孕早期性生活

1 有习惯性流产史的准妈妈。

2 有子宫颈闭锁不全史的准妈妈。

3 有产前出血或前置胎盘情形的准妈妈。

4 有早产史或早期破水的准妈妈。

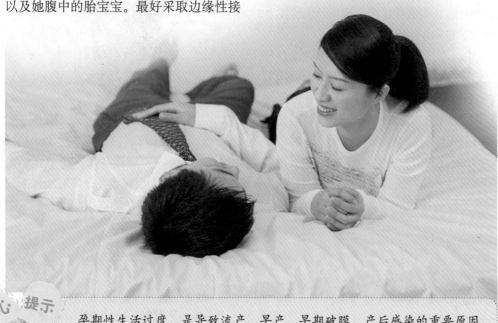

贴心提示 孕期性生活过度，是导致流产、早产、早期破膜、产后感染的重要原因之一。但是，这并不是说在整个孕期都不宜过性生活，孕中期可以适度过性生活，但一定要注意合理安排，严格控制性生活频率和强度。

孕期准妈妈适合做哪些运动

有氧运动

孕早期准妈妈要多做缓慢的有氧运动，如散步、瑜伽、爬楼梯等，每天可以定时定量做一两项。日常的家务劳动如扫地、拖地、擦桌子、买菜也可以做，不过若是出现严重不良反应，就要减少家务劳动。而像跳跃、快速旋转、球类运动这样的剧烈运动则一定要避免。

散步

散步能让你的心脏和肌肉得到锻炼，很多的神经末梢与大脑密切联系。另外，脚踝以下有 60 多个穴位，经常散步能够刺激穴位，调理脏腑，疏经通络，进而改善身体各个组织器官的功能。

散步要避免环境嘈杂的地方和车辆过多的马路，要选择在空气清新、人流少、环境好的公园、林荫道等进行。

散步的时间可以选择早晨和晚上。早上选择在八九点，如果是夏天，可以提前 1 个小时开始散步。晚上则选择在饭后 10 分钟出去散步比较好。每天散步的时间总和最好不要超过 2 小时，一次半小时或者 1 个小时比较好。准妈妈也可以依据自己的感觉来调整时间，以不疲劳为宜。散步时步子要缓慢，身体幅度不要太大。

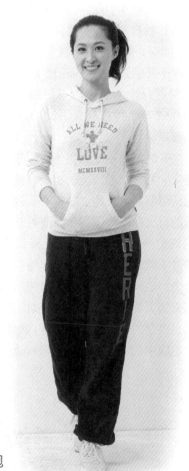

慢跑

准妈妈如果每星期慢跑 3 次，一次保持在 30 分钟内，能提高代谢能力，稳定心理状态，使得准妈妈在分娩时能保持较低的心跳频率和稳定的血压。

贴心 提示

刚运动时，运动量要小，待身体适应后再适当增加。运动最好听从医生的指导建议，以保障运动的安全有效。在运动中若出现任何疼痛、气短、出血的现象，要立刻停止运动，去医院就诊。

成功胎教与情绪调节

胎教对胎宝宝有哪些好处

胎教主要是指准妈妈自我调控身心的健康与欢愉，为胎宝宝提供良好的生存环境；同时也指给生长到一定时期的胎宝宝以合适的刺激，通过这些刺激，促进胎宝宝的生长。

有人说胎教应从怀孕3个月时开始，也有人说从5个月时开始，其实，从准备怀孕时就要将胎教纳入其中。受过胎教的宝宝，一般具有以下过人之处：

更早地学会说话、与人"对话"

受过良好胎教的宝宝在出生后的2~3天，便会用自己的小嘴张合同大人"对话"；2个多月就可以认识自己的父母；3个多月时你叫他的名字他就能听懂了；9~10个月时，就会有目的性地叫爸爸妈妈了。这样的孩子入学后成绩也会更优异一些。

不那么爱哭

受过胎教的宝宝，他们的感音能力比较好，当听到妈妈的脚步声或是说话声后就会停止啼哭。

更早地学会发音

受过胎教比没受过胎教的宝宝能更早地学会发音。

更早地理解语言

受过胎教的宝宝能更早地理解大人的语言，更早地学会各种手势语，如"再见"的手势，看起来格外的聪明可爱。

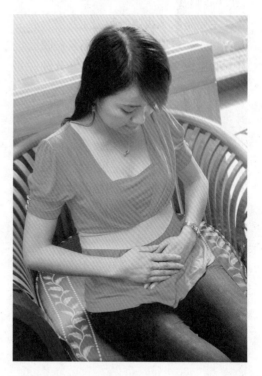

贴心提示

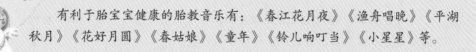

有利于胎宝宝健康的胎教音乐有：《春江花月夜》《渔舟唱晚》《平湖秋月》《花好月圆》《春姑娘》《童年》《铃儿响叮当》《小星星》等。

常用的胎教方法有哪些

音乐胎教法

能直接通过音波来刺激胎宝宝听觉器官的神经功能。也能让准妈妈自己从音乐中感受到美好，从而将良好的心绪传递给胎宝宝。

营养胎教法

指根据准妈妈怀孕各个时期胎宝宝发育的特点，指导准妈妈如何通过饮食来补充各个时期所需要的营养。

光照胎教法

主要是以光线刺激胎宝宝视觉器官的神经功能。可用一支小手电筒紧贴腹壁，照射胎宝宝头部，每次照射3~5分钟，每天1~2次，左右腹壁交替进行。

抚摩胎教法

适度而有规律地抚摩腹部，能够刺激胎宝宝的触觉，激发胎宝宝活动的积极性，有利于胎宝宝大脑功能的协调发育，可增进胎宝宝的智力发育。

对话胎教法

指父母亲通过声音和腹中的胎宝宝进行对话的胎教法。在对话过程中，胎宝宝可以通过听觉感觉到父母对他充满爱的呼唤，非常有利于胎宝宝的身心发育。

触压、拍打胎教法

准妈妈从可以在腹部明显地触摸到胎宝宝的头、背以及四肢时起，定期轻轻拍打或者抚摩胎宝宝，这样，能够让胎宝宝建立起有效的条件反射，强健四肢。

语言训练法

可以给腹中的胎宝宝取个乳名，讲一些简单而短小的故事，并经常呼唤与之对话，这样，可以达到父母与胎宝宝的语言信息、感情交流。当宝宝出生后，听到这些熟悉的声音时，会有种特殊的亲切感，有利于身心的健康成长，并有较强的听、说、理解语言的能力。

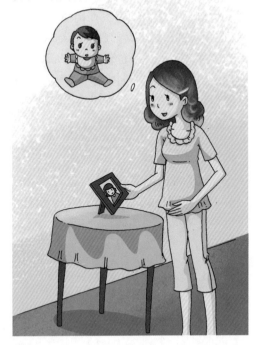

贴心提示

除了上面介绍的这几种胎教方法，另外还有文字、书法、绘画胎教等，准妈妈可以根据自己的条件进行合理的选择。

准爸爸如何做胎教的好配角

准妈妈是胎教过程中的主角，但准爸爸在整个胎教过程中的位置也是举足轻重的，是胎教中最重要的配角。准爸爸在创造良好的胎教环境、调节准妈妈的胎教情绪等方面发挥着重要作用。更为主要的是，准爸爸在与胎宝宝对话、给胎宝宝唱歌等胎教手段的实施过程中，将发挥无可比拟的作用。有关研究结果显示：胎宝宝对男性低频率的声音比对女性高频率的声音还敏感。而且，准爸爸参与胎教能让准妈妈感觉受到重视与疼爱，胎宝宝也能感受到愉快的心情，使得胎宝宝日后成为一个快乐的孩子，因此，准爸爸在胎教中所扮演的角色非常重要。

准爸爸应加倍关心、爱护、体贴准妈妈，让准妈妈时时感觉到家庭的温暖。

1 主动承担家务活，保证准妈妈有充足的休息和睡眠时间；尽量给准妈妈创造安静、舒适、整洁的环境。

2 切忌惹准妈妈生气，更不要发生争吵，避免准妈妈有不良情绪的刺激。

3 不要吸烟，要节制性生活；与准妈妈同听悠扬的乐曲，共赏优美的图画。

4 经常陪伴准妈妈散步，到公园及户外去领略大自然的美景，使准妈妈心情欢快、情绪稳定地度过孕期。

散步，孕1月最好的运动胎教

如果准妈妈怀孕前就不喜欢运动，那么大可不必在当了准妈妈后勉强自己参加过多的运动，但散散步倒是不错的选择。

散步是孕早期最适宜准妈妈的活动。散步可以帮助准妈妈呼吸到室外的新鲜空气，调节自己的情绪，还可以提高神经系统和心、肺功能，促进全身血液循环，增强新陈代谢和肌肉活动。在选择散步地点时，切记不可为了图方便，胡乱找个地方走走，这样不仅起不到锻炼身体的目的，相反还会对身体有害。

准妈妈在散步时，首先要选好散步的地点。花草茂盛、绿树成荫的公园是最理想的场所。这些地方空气清新、氧气浓度高、尘土和噪声少。准妈妈置身于这样宜人的环境中散步，无疑会身心愉悦。也可以在自家周围选择一些清洁僻静的街道作为散步的地点。但一定要避开空气污浊的地方，如闹市区、集市以及交通要道。散步的时间也很重要。早上一般选择日出之后，9~10点之前，因为日出前空气中的有害物质较多。晚上一般选择饭后。你还可以根据自己的工作和生活情况安排适当的时间。散步时，要穿宽松舒适的衣服和鞋。

贴心提示 节奏相对稳定的散步，可以使腿部、腹壁、胸部及心肌运动加强，血管容量增大，血液循环加快，对身体细胞的营养，特别是对心肌的营养有很好的促进作用，长期坚持，对促进腹内胎宝宝的发育大有好处。

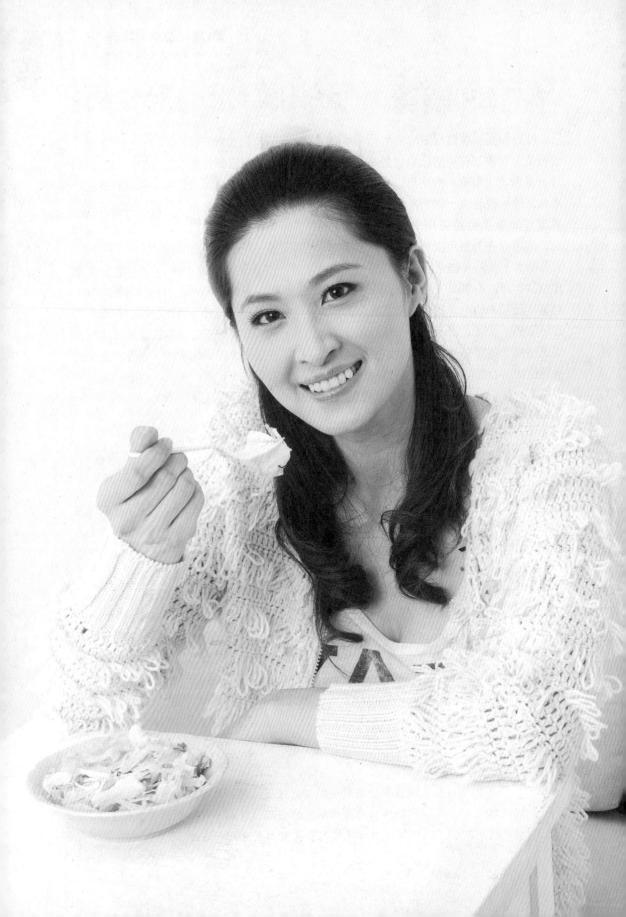

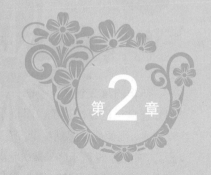

第2章

孕2月指导

胎宝宝	胚囊直径2厘米，重4~5克，周围绒毛组织渐渐发育形成胎盘。大脑、眼睛、嘴、内耳、消化系统、四肢开始发育，脊椎雏形隐约可见，心脏开始跳动了
准妈妈	子宫如鸡蛋般大小，子宫底高度约10厘米，羊水量约20毫升，膀胱因受子宫增大的压迫，有尿频现象。出现头晕、头痛、恶心、呕吐、无力、容易倦怠、嗜睡、口水增多等妊娠反应 体重增加400~750克，外观腹部仍无明显改变，小腹微凸。乳房发胀，乳头、乳晕变黑而敏感，色素沉着加深；牙龈水肿，刷牙时牙龈易出血；容易流汗、体味加重；阴道乳白色分泌物会渐渐增加，故应注意清洁

母体变化与保健

早孕反应有哪些

怀孕的第 2 个月，大部分准妈妈应该都知道自己已经怀孕了。而早孕反应也逐渐明显，准妈妈会感到头晕、嗜睡、流涎、恶心、呕吐、食欲下降，喜欢吃酸的食物，不能闻油烟味和异味。这些症状一般在怀孕 12 周前后会逐渐消失。每个人的情况都会有所不同，这和个人激素有关，有的人早孕反应时间比较长，直到 16~18 周才消失。其他的早孕反应症状还有：

乏力、疲倦、没精神

很多准妈妈在孕早期会出现浑身乏力、疲倦、没精神，什么事情也不想做，这是正常的早孕反应。准妈妈感到困倦的时候要尽量休息，以保证充足的睡眠，用不着刻意地坚持。如果是在上班，可以抽空小憩一下，多吃些水果，也可以在办公室里放些小零食，如话梅来提提神，还可以适当补充些蛋白质粉，这样你的精神会好一些。

随着胎宝宝的不断长大，子宫也在增大，为了给胎宝宝提供一个好的成长环境，准妈妈的体内激素会发生变化，身体也会出现一系列的变化。大多数准妈妈在怀孕 3 个月之后就会自然好转。

尿频等症状出现并日益明显

很多准妈妈会出现尿频、乳房增大、乳房胀痛、腰腹部酸胀等症状，部分准妈妈还会有身体发热的感觉。由于此时胎宝宝尚小，准妈妈的小腹部依然没有什么变化。不能因为尿频就不喝水，相反要多喝水，让体内的有毒物质能早点儿随着尿液排泄出去。

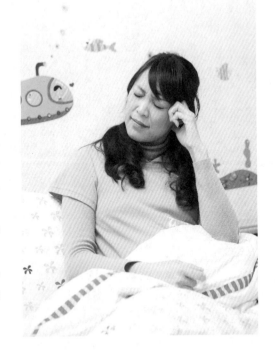

贴心 提示

孕 2 月，准妈妈可以增加 1 个小时的睡眠时间，每天到绿地或林荫中散步 1 个小时，以保证充足的氧气。饮食上以清淡、易消化的食物为主。

怀孕后白带增多正常吗

白带是阴道黏膜的渗出液，由子宫颈与子宫内膜腺体分泌物等混合而成。它与月经一样，是女性正常的生理现象。一般来说，没有怀孕的女性白带量比较少，只是阴部会有湿润感而已。不过，怀孕之后，女性盆腔的血液供应充足，白带会出现增多的现象，这是正常的，不必担心。

白带增多时应注意什么

首先，要注意卫生。每天用温开水清洗外阴，但要注意的是不要清洗阴道里面；每天换洗内裤，有阳光的时候一定要把内裤放在阳光下暴晒，内裤最好是选用棉质的，透气性比较好；为了避免交叉感染，准妈妈应该有单独的浴巾和水盆；大便完之后，应该由前向后擦拭，以免把残留的脏物带到阴道里，引起感染。

其次，是要增强营养。多吃蛋白质、维生素、矿物质含量丰富的食物，如新鲜的蔬菜、水果、瘦肉等。

准妈妈若是受到了感染，最好去医院作个检查，然后接受治疗，力争在孕8月前治愈，以免胎宝宝经过产道时，眼睛受到感染而受伤害。并且准爸爸要同时接受治疗，以防交叉感染。这两种疾病的诊断都比较简单，只需取白带化验一下，如果检测到滴虫或念珠菌就可以确诊，治疗也都有特效药，所以，准妈妈不要背上沉重的心理负担。

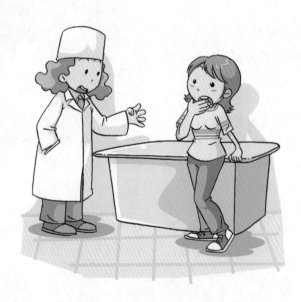

贴心 提示

白带呈黄色、绿色、乳状，有腥臭味、异味，并且伴有阴道或外阴瘙痒、红、肿、疼等，或者伴有阴道的点状出血灶时就要引起重视，这有可能是阴道出现炎症或内生殖器发生病变。最好去医院检查治疗。

准妈妈怎么改善孕吐

孕吐是早孕反应的一种。大多数的准妈妈是从孕5周开始发生孕吐，也有更早发生的。孕吐通常最容易发生在早晨和晚上。

怎么改善孕吐

1 多休息和适当活动，卧床休息，室内保持整洁、清静和通风。消除可能引起呕吐的因素，避免精神刺激。待病情改善后，鼓励下床适当地活动，以助于消化功能的恢复。

2 多喝水，选择清淡、富于营养和适合口味的食物，少吃多餐。每天都要吃些新鲜的水果和蔬菜，以免体内堆积太多的酸性物质，使胃酸增多，引起孕吐。新鲜的水果和蔬菜都属于碱性，能够中和胃酸，缓解孕吐。

3 不能因为吃不下饭、恶心呕吐、乏力，就老是在床上待着，尤其是早上不要赖床，否则会加重孕吐。运动太少，就会使恶心、食欲不佳更严重，又更加不去运动，就会慢慢形成恶性循环。所以，不要因为出现了孕吐反应而不去运动，相反，要运动才能减轻反应。

4 有些准妈妈孕吐反应严重都是由于心情紧张引起的，所以，放松心情比什么都重要。要多了解一些孕期知识，多和周围的准妈妈交流一下经验，互相学习，

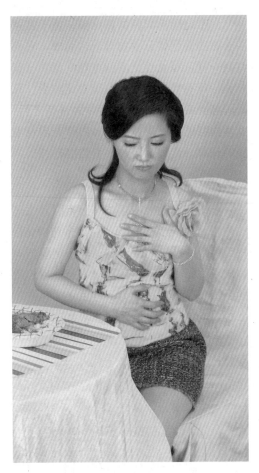

以解除心理压力。也可以多与医生交流自己的情况，以解除心理压力。

5 在手帕上滴几滴具有自己喜欢的味道的精油，当闻到让自己感觉不舒服的味道时赶紧将手帕拿出来闻一闻，可以减轻恶心的感觉。

贴心提示

孕吐一般不会影响胎宝宝吸收营养，但如果孕吐非常严重，以至于无法进食进水，就要到医院进行治疗。

准妈妈尿频怎么办

一般情况下，每天白天平均排尿 4~6 次，夜间 0~2 次是属于正常的，如果超出了这个范围就属于尿频。准妈妈怀孕之后子宫会慢慢变大，压迫膀胱，使得膀胱的容量减少，即使尿量很少也会让准妈妈产生尿意，从而发生尿频。大部分准妈妈都会遭遇尿频的困扰，这是正常的。如果在尿频的同时伴有尿痛、尿不尽（小便后仍有尿意)，或者发热、腰痛等症状时，就属于病理性了，要去医院检查治疗。

准妈妈如何应对正常尿频

1 平时要适量补充水分，不要一次喝太多的水，临睡前1~2 小时内最好不要喝水。

2 加强肌肉力量的锻炼，多做会阴肌肉收缩运动，不仅可收缩骨盆肌肉，以控制排尿，亦可减少生产时产道的撕裂伤。

3 及时排尿。有了尿意应及时排尿，切不可憋尿，长时间憋尿有可能使尿液积存，导致逆行感染，引起肾盂肾炎，而且还有可能影响膀胱的功能，以至于最后不能自行排尿，造成尿潴留，需要到医院行导尿术。

病理性尿频怎么办

要保持外阴部的清洁，每天用清水冲洗外阴，勤换内裤；睡觉时多采用侧卧的姿势，避免仰卧，因为侧卧能够减轻子宫对输尿管的压迫，防止尿液积存而导致感染；若是患了泌尿系统感染，要及时去医院就诊治疗。

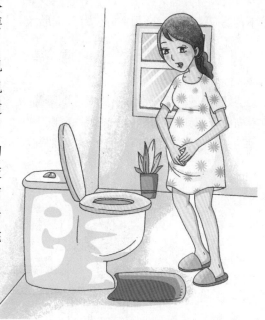

贴心提示

准妈妈如果出现多渴、多饮、多尿"三多症状"伴体重不增长时，应及时就医，以排除妊娠糖尿病的可能。尿频也有可能由其他病因引起，一旦伴有尿急、尿痛，一定要及时就医。

孕早期出现哪几种情况需要就医

孕早期 (妊娠 12 周前) 是保证胎宝宝健康的重要时期，准妈妈在孕早期身体上会出现一些不适，有的现象是正常的，而有时候，一些看似正常的情况都应引起准妈妈的注意。孕早期出现如下几种异常情况需要及时就医。

严重呕吐

早孕期的呕吐是一种正常的反应，但如果准妈妈持续出现恶心、频繁呕吐、不能进食、明显消瘦，自觉全身乏力，就属于严重呕吐。严重呕吐会影响准妈妈的营养吸收，导致出现血压下降、尿量减少等不良反应，严重时会损害肝、肾，对胎宝宝构成威胁。

腹痛

妊娠早期出现腹痛，特别是下腹部痛，首先应该想到是否是妊娠并发症。比较常见的并发症有先兆流产和宫外孕。如果症状是阵发性小腹痛，伴有见红，可能是先兆流产；如果是单侧下腹部剧痛，伴有见红及昏厥，可能是宫外孕。一定要及时去医院治疗。

阴道流血

一旦怀孕后，正常的情况下，准妈妈不会有阴道流血的现象。如果是少量断断续续地流血，无腹痛，可以先卧床休息。如休息后见红仍不止或反而增多，应立即去医院检查。如果出血量超过月经，更是不正常，应立即去医院。

高温发热

发热是常见的致畸因素。热度越高，持续越久，致畸性越强。因此，孕早期要注意少去空气不洁、人员拥挤的公共场所。一旦出现体温升高现象，要及时在医生的指导下，服用退热药物。

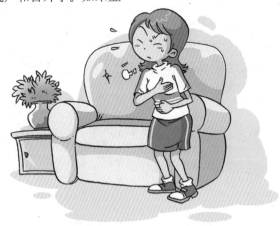

贴心 提示

桑拿浴能造成体温升高，不适合准妈妈。

如何预防先兆流产

先兆流产指的是孕早期出现的阴道少量出血，时有时止，并且伴随着轻微的下腹疼痛与腰酸的一种疾病。可能导致流产，也有可能经过适当治疗后继续妊娠。

先兆流产的原因

1　大多数流产都是由准妈妈过度劳累以及不当的性生活导致的。

2　准爸爸或者准妈妈的生殖细胞不够健全，就会导致胚胎早期死亡，无法足月分娩。

3　怀孕期间准妈妈的情绪很不稳定，经常处于悲伤、愤怒之中，就会使得大脑皮层的活动功能被扰乱，导致子宫收缩，将胚胎挤出子宫，或者胎死腹中。

4　准妈妈在怀孕期间患了流感、风疹等急性传染病，细菌、病毒产生的毒素就很有可能导致流产。

5　内分泌失调，比如黄体、甲状腺的功能失调、生殖道炎症等都有可能会引发流产。

怎样预防先兆流产

1　在怀孕的前3个月里应禁止性生活。

2　准妈妈在怀孕期间避免做太重的体力劳动，如提水等。多休息，减少活动，不过也不是说要整天躺在床上不动，也应该适当活动一下。

3　多吃有营养、容易消化的食物及蔬菜水果，补充营养。维生素E具有保胎的功效，准妈妈可以多吃一些富含维生素E的食物，比如松子、核桃、花生等。

4　少去人多的地方，预防疾病的传染。

5　减少与手机、电脑等接触的时间。

6　避免接触有害化学物质。

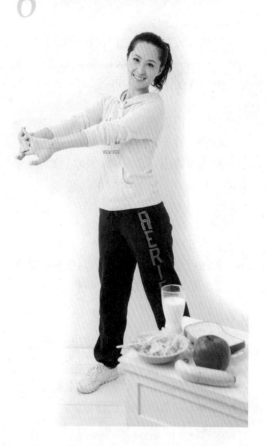

贴心 提示

准妈妈如果发现自己有先兆流产的迹象，应尽快到医院检查，以明确病因和胎宝宝的状况，但要尽量减少不必要的阴道检查，以减少对子宫的刺激。

饮食营养跟进

可以缓解准妈妈孕吐的食疗方法

多数准妈妈在怀孕 6 周以上时，会出现恶心、呕吐等症状，一般出现在早晨起床后数小时内。准妈妈可以采取一些药膳食疗，以缓解孕吐反应。

三汁饮

材料： 麦冬 10 克，生地 15 克，莲藕 200 克。

做法： 麦冬、生地、莲藕分别洗净、切碎，一并入锅，加水适量，煎煮 40 分钟，去渣取汁，凉温即可。

柚子皮煎

材料： 柚子 1 个约 1000 克。

做法： 柚子去内肉，加水适量煎汤取汁。

丁香雪梨

材料： 大雪梨 1 个约 250 克，丁香 15 粒。

做法： 丁香刺入大雪梨内，用湿草纸包四五层，置锅内，加水适量，煨熟即可。

生芦根粥

材料： 鲜芦根 150 克，粳米 100 克，竹茹 20 克。

做法： 鲜芦根、竹茹加水煎煮去渣取汁，入粳米同煮粥，煮熟即可。

蜂蜜橙子茶

材料： 橙子 1 个约 200 克，白砂糖 50 克，蜂蜜 50 克。

做法：

1.橙子洗净，剥去皮，将果肉捣碎，皮切成小丁，备用。

2.炒锅洗净烧热，倒入橙子皮用小火翻炒至出水，倒入果肉继续翻炒。

3.分 4 次加入白砂糖，并不停搅拌，待白砂糖全部溶化并变色时关火，加入蜂蜜，搅拌均匀。

4.凉凉，密封冷藏 7 天，即可用来冲水喝。

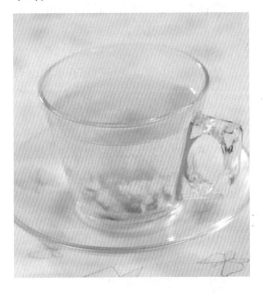

贴心 提示

孕吐反应多数在清晨空腹时较重，干的淀粉类食品可减轻呕吐。在起床前，为了减少呕吐，准妈妈吃些烤面包干、馒头干、饼干等食品，然后躺30分钟左右，再慢慢起床，可有效地防止呕吐。

孕吐期间怎样保证准妈妈的营养

食欲缺乏、恶心呕吐、偏食挑食、发困乏力、头晕倦怠等是妊娠呕吐的反应，少数准妈妈呕吐频繁，吃什么吐什么，体重明显下降。为了缓解恶心的症状，可以从饮食上加以调节，保证准妈妈的营养。

轻度妊娠呕吐如何饮食

1 以少食多餐代替三餐，想吃就吃，多吃含蛋白质和维生素丰富的食物。

2 饭前少饮水，饭后足量饮水。能喝多少就喝多少。可吃流质、半流质食物。

重度妊娠呕吐如何饮食

1 多吃清淡食品，少吃油腻、过甜和辛辣的食品。可吃营养价值比较高的藕粉、豆浆、蛋、奶等。

2 要细嚼慢咽，每一口食物的分量要少，要完全咀嚼。

可缓解孕吐又有营养的食物

饮料： 柠檬汁、苏打水、热奶、冰镇酸奶、纯果汁等。

谷类食物： 面包、麦片、绿豆大米粥、八宝粥、玉米粥、煮玉米、玉米饼子、玉米菜团等。

奶类： 喝奶是很好的，营养丰富，不占很大胃内空间。如果不爱喝鲜奶，可喝酸奶，也可吃奶酪、奶片、黄油等。

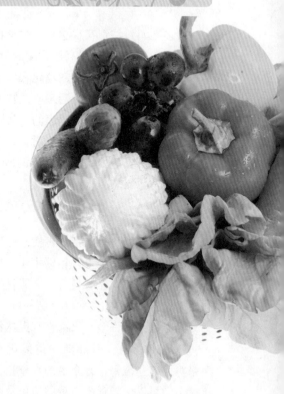

蛋白质： 肉类以清炖、清蒸、水煮、水煎、爆炒为主要烹饪方法，尽量不采用红烧、油炸、油煎、酱制等味道厚重的方法。如水煎蛋、水煮饺、水煮肉片、清蒸鱼、水煮鱼。

蔬菜水果类： 各种新鲜的蔬菜，可凉拌、素炒、炝凉菜、醋熘，清炖萝卜、白菜肉卷等是很好的准妈妈菜肴；多吃新鲜水果或水果沙拉，是缓解孕吐的有效方法。

贴心提示

孕期准妈妈进食的嗜好会有所改变，喜酸喜辣，可以适当地吃酸、吃辣。但应适当地吃些偏碱性食物，防止酸中毒。

适合准妈妈吃的酸味食物有哪些

很多准妈妈特别喜欢吃酸味的食物。酸味能刺激胃液分泌，提高消化酶的活性，促进胃蠕动，有利于食物的消化和各种营养素的吸收。所以，怀孕后爱吃酸味的食物是有利于胎宝宝和母体健康的。从营养方面来说，准妈妈吃酸味食物对自己和胎宝宝的发育都有好处。能增加准妈妈的食欲，减轻早孕反应。

适合准妈妈吃的酸味食物

1 酸奶：酸奶含有丰富的钙质、优质蛋白质以及多种维生素和碳水化合物，既能促进人体对营养的吸收，又能将有毒物质排出去。

2 酸味蔬果：许多水果都带有天然的酸味，如杨梅、西红柿、猕猴桃、青苹果等。这些蔬果含有充足的水分和粗纤维，不但可以增加食欲，帮助消化，而且能够通便，可以避免由于便秘对子宫和胎宝宝造成的压力。这些食物含有丰富的维生素C，维生素C可以增强母体的抵抗力，促进胎宝宝的正常生长发育。准妈妈也可在食物中放少量的醋、西红柿酱，增加一些酸味。

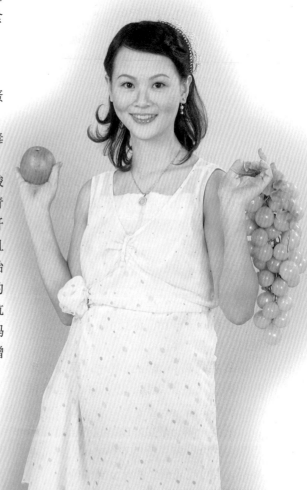

贴心 提示

山楂以及人工腌制的酸菜、泡菜虽然也是酸味食物，但是不适宜准妈妈食用，因山楂对孕妇子宫有收缩作用，准妈妈食用较多的山楂制品，会刺激子宫收缩，甚至造成流产。而酸菜和泡菜几乎不含任何营养成分，却含有致癌物质亚硝酸盐，不适宜准妈妈食用。

日常起居与运动

职场准妈妈在生活中应注意什么

不少准妈妈在怀孕后还要坚持工作，这些职场准妈妈在生活、工作中要注意哪些问题呢？

1 每天使用电脑不要超过 4小时，并且做好预防辐射工作。电脑侧面和背面的辐射要远远大于正面，所以你的座位应该避免处在别人电脑的侧面和背面。

2 在受孕前 3个月内，最好开始停止使用增白油、增白剂及一些美白、祛斑的化妆品。

3 不可以涂唇彩，因为空气中的有害物质很容易被吸附到嘴唇上，并通过唾液、食物进入准妈妈体内，危害胎宝宝的健康。

4 在办公室座位上晒太阳要将玻璃窗打开，在享受日光浴的时候要做好防晒工作，否则皮肤会受到阳光的伤害。

5 在工作中要控制自己的情绪，不要长时间处于偏激、焦虑和愤怒的状态。

6 不可以长时间直吹空调，因为长时间直吹空调对准妈妈与胎宝宝的伤害非常的大。如果避免不了要待在空调房里，可以每隔 2~3小时通一次风，每次在 30分钟左右。

7 准妈妈随着孕期的逐渐增加，体重也在增加，因此，对准妈妈腰部及脊椎的负担也在加重。准妈妈长期保持坐姿会造成腰部肌肉疲劳，长此以往会造成腰部肌肉损伤；脊椎长期负担过重，会出现脊椎弯曲、疼痛等问题。久坐柔软的座椅，

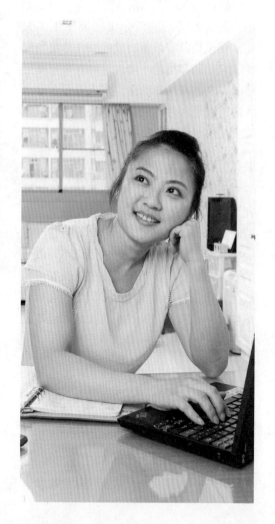

还会增加准妈妈患痔疮的概率。准妈妈不可长久地坐在座位上，每隔 2小时就活动一下身体；如果工作繁忙，要频繁地调整坐姿，尽量让腰部活动起来。

孕早期准妈妈如何健康洗澡

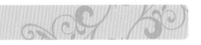

准妈妈若是在洗澡时不注意方法的话，会对自身和胎宝宝造成危害。那么，准妈妈该如何健康洗澡呢？

洗澡的方式：淋浴

准妈妈洗澡要采用站立淋浴而不能坐浴。因为准妈妈的内分泌功能发生了变化，阴道内具有杀菌功效的酸性分泌物变少，自然防御机能下降。这时如果采用坐浴的方式，水里的细菌、病毒就很容易进入阴道和子宫内，引起阴道炎、输卵管炎或者是尿路感染等疾病。

洗澡的水温不宜太高

据有关研究发现，准妈妈的体温如果比正常体温升高 2℃，就会造成胎宝宝脑细胞发育停滞；若是升高 3℃，就有可能会将脑细胞杀死，并且通常都是不可改变的永久性的伤害，胎宝宝出生后就有可能成为智障，甚至出现畸形，有的还会导致癫痫发作。所以，准妈妈洗澡的水温不宜过高，应该控制在 38℃ 以下。

洗澡的时间不宜太长

由于洗澡的时候，浴室封闭，里面湿度大，氧气的供应会相对不足，以及热水的刺激，全身的毛孔会张开，时间一长就容易造成准妈妈脑部供血不足，出现头晕、眼花、胸闷的症状，而胎宝宝就会缺氧、胎心率变快，严重的话会给胎宝宝神经系统的发育带来危害。所以，准妈妈洗澡时间不要太长，最好是控制在 20 分钟之内。

选择合适的沐浴产品

沐浴产品尽量选用天然制品，又以中性、温和、没有浓烈的香味、保湿性好的为佳，免得伤害敏感的皮肤。如果使用具有浓烈香味的沐浴产品，会刺激皮肤，闻起来也觉得不舒服。因此，浴室里最好也不要放味道浓烈的芳香剂。

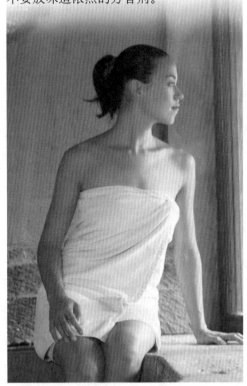

贴心提示

准妈妈洗澡时，不要用热水长时间冲淋腹部，以减少对胎宝宝的不良影响。

准妈妈夏季防晒要注意什么

夏季防晒对准妈妈来说非常重要。怀孕后，准妈妈的皮肤非常敏感，极易被晒伤，如果不注意防晒，就会在皮肤上留下妊娠斑。那么，准妈妈可以使用哪些方法来防晒呢？

出门要带防紫外线伞或戴遮阳帽

准妈妈出门最好是避开上午 10 点到下午 3 点这一阳光强烈的时间段。出门时，一定要带上防紫外线伞或戴遮阳帽，来遮挡阳光。

出门宜穿浅色棉织品

准妈妈夏季外出应穿质地柔软、吸汗、透气性好的白色、浅色或素色棉织品衣服，以减少对紫外线的吸收。另外，准妈妈多喝开水或盐茶水，可以补充体内失掉的盐分，从而防止中暑。

少吃光敏感食物，多吃含维生素C和番茄红素的食物

如果摄入过多的光敏感食物，如芹菜、香菜等，在阳光的照射下，皮肤就会发红，甚至肿胀，脸上的黑色素就会迅速增加、沉淀，导致皮肤变黑。所以，夏季准妈妈要少吃这一类的食物，而要多吃富含维生素 C 和番茄红素的食物，因为它们具有分解黑色素的作用。研究证明，每天摄入 16毫克的番茄红素，就可以将晒伤的危险系数降低40%。

选用含物理防晒成分的防晒霜

阳光强烈的时候仅靠防紫外线伞是无法完全阻挡紫外线的，还需要防晒霜的帮忙。准妈妈不要选择含化学成分的防晒霜，其含有铅、铬等元素，对胎宝宝有不良的影响。而要选择含物理成分的防晒霜，天然、不含铅，对胎宝宝没有影响。不过，不管涂的是哪种防晒霜，一回到家中就应立即将防晒霜洗掉。

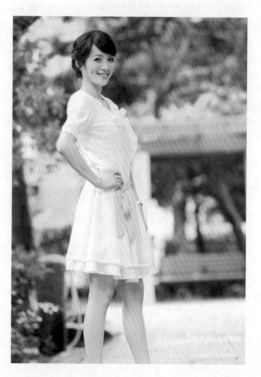

贴心提示

烹调西红柿时加入少许油，能够使其中的番茄红素更容易被人体吸收，还要注意避免长时间高温加热。

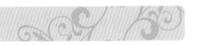

准妈妈如何使用空调、电扇

准妈妈在怀孕期间新陈代谢比平时旺盛，皮肤散发的热量也增多，加上准妈妈的基础体温比一般人高，因此，耐热力也比一般人差，夏天就会很怕热。那么，准妈妈该如何使用空调、电扇呢？

不宜长时间吹电扇或者空调

如果准妈妈长时间对着电风扇或者空调吹，就会使动脉血压暂时上升，增加心脏的负担。并且由于头部的血管比较丰富，对冷刺激比较敏感，长时间地吹就会出现头痛头晕、疲倦无力等症状。使用电扇时，将电扇调成摇头旋转，并且放在离准妈妈较远的地方，风量也不宜太大；吹空调时应该穿上长衣裤，晚上则要盖上空调被，不能将肚子裸露在外面对着吹。

空调、风扇交替用

先将空调定时关机，再将风扇定时开机，这样不但可以节省电能，也可以使得室内空气在接近黎明人体温度最低的时候保持最合适的温度，是节约能源和改善空气质量的一个有效办法。

出汗多时不能马上吹电扇或者空调

身体出汗多时，全身皮肤的毛孔就会变得疏松、汗腺大张，如果此时马上吹电扇或者空调，就会使得邪风进入人体内，轻者伤风感冒，重者高烧不退。一般人可以通过打针吃药来治疗，可准妈妈此时不能轻易打针吃药，因为一旦用药不慎，就会给胎宝宝的健康带来危害。所以，准妈妈要避免在出汗多时吹风扇或者空调，而要等到汗收了之后再吹，以免引发疾病。

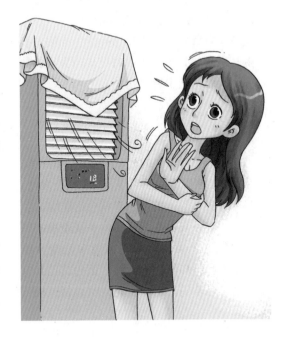

贴心 提示

空调使用一段时间后，会积聚大量的灰尘、污垢，产生细菌、病毒。这些有害物质随着空气在室内循环，传播疾病，危害人体健康。因此，空调在使用一段时间后或换季停机时，必须清洗后再使用。

准妈妈做家务要注意什么

做家务能使一些平时活动不到的肌肉群得到锻炼，对预防一些日常病有好处。所以，准妈妈可以通过做家务来锻炼身体，但在做家务时要注意以下问题：

1 尽量不要把手直接浸泡在冷水里，尤其是在冬天和春天更应该注意。早孕反应较重时，暂时不要下厨，以免烹调气味引起过敏，加重恶心。

2 不要登高，不要抬重的东西，不要让工具压迫肚子；给家具擦灰的时候，尽量不弯腰。

3 扫地的时候手握住笤帚或吸尘器的把手，斜着放在身前。一条腿朝前迈一小步，稍微歪曲，另一条腿伸直，上身朝前倾斜一点儿。避免颈部和腰部用力。收拾垃圾，要使用长把的簸箕。

4 晾衣服的时候，不向上伸腰，要先把晾衣杆降到合适的位置再挂衣物。

5 如果外出购物，要在人少时去商场和市场，以防受挤。感冒流行时，不要去购物，以免被传染。去商店买东西要注意上下楼梯的安全。

6 准妈妈在做家务时最好不要长时间站立，建议准妈妈在做了15~20分钟家务后，能休息 10分钟左右。

7 熨衣服要在高矮适中的台子上进行，并坐在合适的椅子上，不可站立着熨衣服。

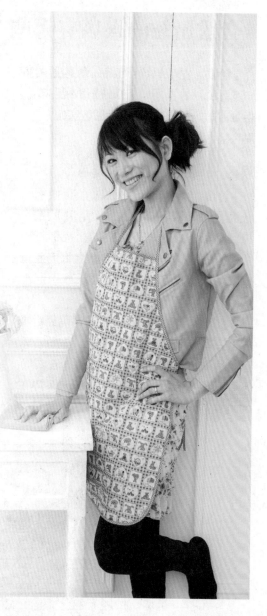

贴心 提示

准妈妈做家务时，如果突然出现腹部阵痛，这表示子宫收缩，也就是活动量已超过准妈妈身体可以承受的程度，此时要赶紧停下手里的活计，并卧床休息。

成功胎教与情绪调节

音乐胎教的误区有哪些

　　胎教，是准妈妈与宝宝心灵沟通的第一步，所以，准妈妈们都特别重视胎教。但是准妈妈们可能不知道，胎教实施不当，对宝宝也不好。

误区一：胎教音乐越大声越好

　　许多准妈妈进行胎教时，直接把录音机、收音机等放在肚皮上，让胎宝宝自己听音乐。这是不正确的。特别是不合格的胎教音乐磁带，将会给胎宝宝造成一生无法挽回的听力损害，应引起准妈妈们的警醒。

　　正确的音乐胎教方式是准妈妈经常听音乐，间接地让胎宝宝听音乐。进行音乐胎教时，传声器最好离肚皮2厘米左右，不要直接放在肚皮上；音频应该保持在2000赫兹以下，噪声不要超过85分贝。

　　另外，最好不要听摇滚乐，也不要听一些低沉的音乐，多听一些优美舒缓的音乐，对准妈妈和胎宝宝才有好处。

误区二：听世界名曲

　　大多数准妈妈都知道胎教的益处，但却不知道正确的方法，因此，在进行胎教时多是采取最常见的一种做法，就是听世界名曲。

　　给胎宝宝听音乐的做法是有可取性的，在选择音乐时要有讲究，不是所有的世界名曲都适合进行胎教的，最好听一些舒缓、欢快、明朗的乐曲，而且要因时、因人而选曲。在怀孕早期，妊娠反应严重，可以选择优雅的轻音乐；在怀孕中后期，听欢快、明朗的音乐比较好。

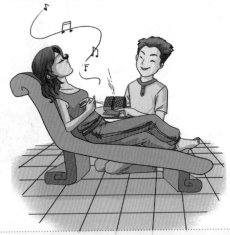

贴心 提示

　　胎宝宝绝大部分时间在睡眠中度过，因此，为了尽可能不打搅宝宝的睡眠，胎教的实施要遵循胎宝宝生理和心理发展的规律，不能随意进行。

呼吸意识冥想法如何做

呼吸意识冥想法，是学习冥想中很基础且必不可少的一部分，是人们进入高级冥想法的基础，也是初学者进入冥想学习的第一步。每天进行呼吸意识冥想法可以缓解精神和身体的压力，形成良好的身体状态。

宝宝的很多先天疾病都与怀孕时准妈妈的情绪不好有关。准妈妈怀孕时应该控制自己的情绪，若是每天进行呼吸意识冥想法，对稳定情绪和形成良好的心理状态有很大的帮助。

1 选择一个舒适、轻松的姿势坐定，双手自然地放在膝盖上，让自己放松下来，放松全身。把注意力放在呼吸上，用鼻子呼吸。先不用刻意调整呼吸，只需观察自己呼吸的节奏、快慢、深浅或者静静地体会呼吸时的紧张与放松。

2 让呼吸的状态自然、平静。尽可能地放松自己，几分钟之后，你的呼吸状态就会慢慢地变得平稳下来，你会越来越平静。继续观察自己的呼吸，继续体会呼吸的节奏和状态。吸气和吐气会比之前更安静、平稳，体会吸气和吐气之间的平和。吸气时，想象自己正在感受大自然给予身体的能量；吐气时，感觉所有的紧张、浊气排出体外。

3 如果注意力从呼吸上跑开时，不要着急，慢慢地把意识引回到自己的呼吸上。随着练习时间的加长和次数的增多，随着对这种冥想方法的熟悉和适应，你一定会变得越来越舒适，越来越平静。

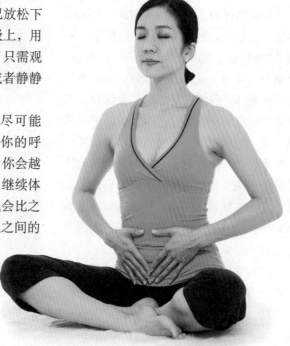

贴心 提示

准妈妈可以根据自己的状态来调节冥想时间的长短，如果一开始无法坚持太长时间，不要勉强自己，慢慢来。

准妈妈如何去构想胎宝宝的形象

准妈妈与胎宝宝具有心理与生理上的相通性。准妈妈在对胎宝宝形象的构想中，会使情绪达到最佳的状态，从而促进体内具有美容作用的激素增多，使胎宝宝面部器官的结构组合及皮肤的发育良好，从而塑造出自己理想中的胎宝宝。

准妈妈怀孕期如果经常设想宝宝的形象，在某种程度上来说，这种形象相似于将要出生的宝宝。准妈妈可以在自己家墙壁上悬挂一些自己喜欢的漂亮的婴幼儿照片，天天看上几回，必然会心情舒畅，进而使胎宝宝受到良好的刺激。

从怀孕开始，准妈妈就应该积极地设计宝宝的形象，把美好的愿望具体化、形象化，想象着宝宝应该具有什么样的面貌、性格、气质等。常常看一些你所喜欢的儿童画和照片，仔细观察你们夫妻双方，以及双方父母的相貌特点，取其长处进行综合，在头脑中形成一个清晰的印象，并可以反复进行描绘。对于全面综合起来的具体形象，以"就是这样一个孩子"的坚定信念在心底默默地呼唤，使之与腹内的胎宝宝同化。久而久之，你所希望的东西将潜移默化地变成胎教。

准妈妈可以把自己的想象通过语言、动作等方式传达给腹中的胎宝宝，告诉他，他长得什么样，性格怎么样等，并且要坚持下去，还可以和准爸爸一起描绘自己所希望的宝宝模样，这样可以保持愉快的心情，通过体内的化学变化影响胎宝宝。

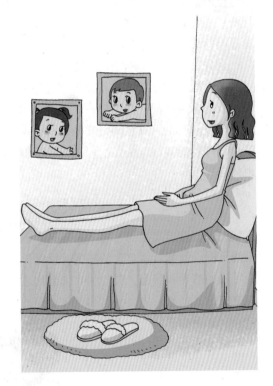

 贴心提示

准妈妈还可以预先设计制作一些胎宝宝出生后的用品，买些玩具等。在一针一线的缝制中，培养自己同腹中胎宝宝的感情。

准爸爸也要学习孕期知识吗

从怀孕开始，准妈妈就处于喜悦与忧虑的矛盾之中。经历从未体验过的生理变化，畅想着宝宝的成长，担心宝宝的健康；生理的变化引起自身容貌的改变，担心失去丈夫的爱等，准妈妈变得多虑，内心也非常的敏感和脆弱，甚至会产生恐惧感；对丈夫的精神依赖比以往任何时候都要强烈，对准爸爸的期望值也更高。在准妈妈的孕期生活中，准爸爸除了对准妈妈更加关爱外，还要具有一定的孕产常识。

1 孕吐时给予协助，帮准妈妈寻找她可以接受的食物。孕吐结束会胃口大开，帮忙料理饮食。

2 安抚准妈妈不安的情绪并鼓励她，帮准妈妈按摩减轻身体的不适，陪她散步、爬楼梯，以利于生产。

3 了解准妈妈所需的健康生活，帮她维持生活的规律。

4 学习有关宝宝身心发育的知识，计划宝宝出生后的家庭规划。

5 了解怀孕和分娩的基本常识，加强孕期和产期的必要活动。

6 陪准妈妈作产检，一起进行胎教。

7 让准妈妈有充足的休息时间，承担大部分的家务。

这些能稳定准妈妈的情绪，让准妈妈感觉到很踏实。而准爸爸通过对孕期知识的学习，能更加深切地体会到准妈妈的不易，从而对准妈妈更加体贴、理解。

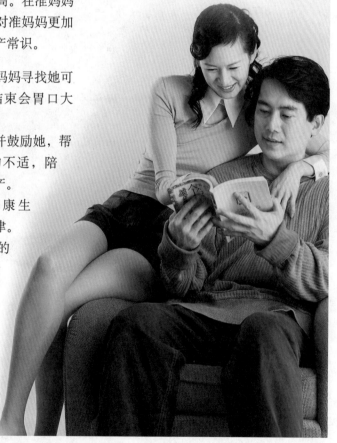

贴心 提示

准爸爸可以通过看有关孕育方面的书籍，或者参加一些孕育论坛，来了解孕期知识。

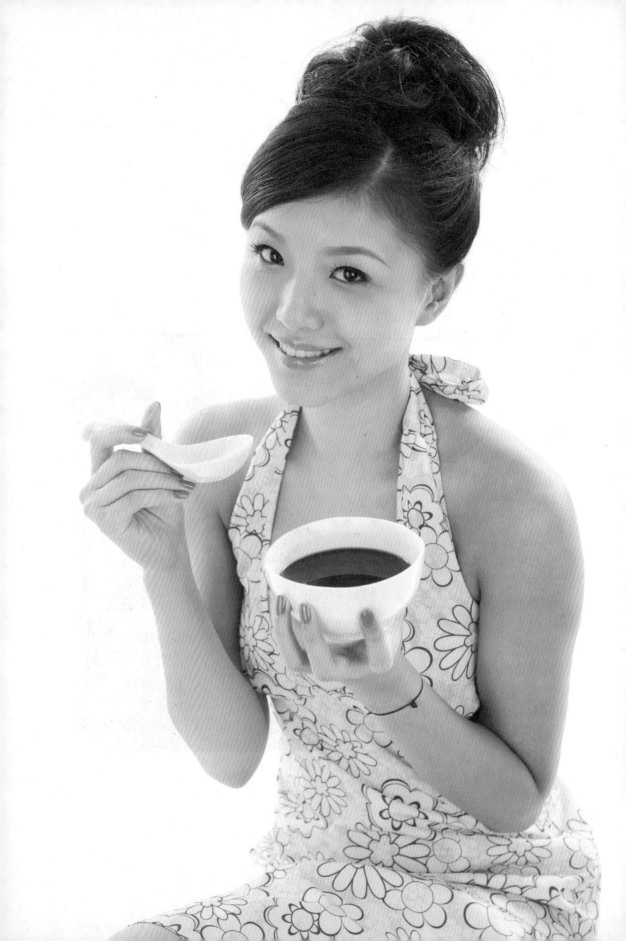

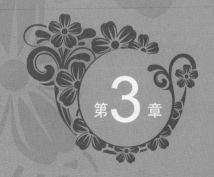

第 3 章

孕3月指导

胎宝宝	身长7~9厘米，体重15~30克。已经形成外生殖器雏形，但仍无法明确区分；胸部、腹部渐渐增大；其他身体器官也渐渐形成。胎盘开始形成，一边以绒毛与准妈妈连接，一边以脐带与胎宝宝相连。羊膜腔的羊水开始积在胎宝宝周围，以后的胎宝宝会浮在羊水中成长 可借助胎音器听到胎宝宝心跳的声音。通过B超可见完整人体雏形
准妈妈	腹部开始凸出。子宫渐渐增大如一成年男子拳头般大小。子宫底高度约12厘米，羊水量约50毫升 可能出现妊娠痒疹，冒出青春痘。乳头色泽加深，胸部变化更为显著 害喜症状减轻，食欲逐渐恢复。大多数的准妈妈会感到异常疲倦，需要更多的睡眠。因胎盘尚未稳定，容易引起流产

母体变化与保健

如何作好第一次正式产检

一般来说，准妈妈怀孕 12 周时，应该去正规医院的妇产科作第一次检查，同时建立健康档案。

第一次产前检查的内容

在第一次产检时，医生一般会测量准妈妈的身高、体重、血压、给准妈妈进行全身各系统的体格检查，并核对孕周。最重要的检查是通过B超检查做NT（胎儿颈项透明层厚度检查，初步排除神经管畸形。）如果怀孕超过 12 周，医生会听听胎宝宝的胎心。可能还会有一系列的实验室检查，包括：血常规、肝功能、尿检、心电图检查等。

第一次产检需要哪些准备

1　准妈妈去医院最好有人陪伴，应注意穿着舒服宽大易于穿脱的衣服。

2　产检时，医生一般会针对性地询问一些问题，如准妈妈的年龄、职业、月经初潮时间、月经周期、月经量及末次月经时间、以前的孕产经历、流产史、避孕情况、疾病史、药物过敏史、生活习惯，及准爸爸的健康情况和双方的家族遗传病史等。准妈妈和准爸爸可以一起提前仔细考虑一下这些问题，会帮助你向医生提供更全面的信息，保证母胎健康。

3　有些医院规定建档只在某些时间内进行，因此，准妈妈最好提前咨询。记得带上身份证、围产保健手册。

4　准妈妈第一次去医院检查，一定要空腹以便采血。

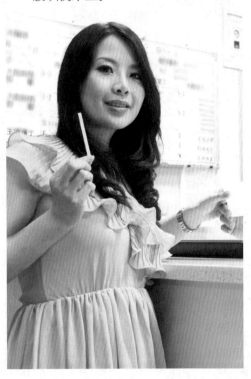

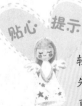

贴心提示　第一次产检需要先做 B超和心电图，结果正常再抽血，而医院早上人比较多，空腹等待太长时间准妈妈会饿坏的。所以，准妈妈可以在前一天下午先去医院做 B超和心电图，让医生给你开好抽血单、交好费，第二天一大早直接空腹去抽血就行了。

准妈妈消化不良怎么办

准妈妈怀孕后，由于体内的一些变化，常常会出现食欲缺乏、恶心、呕吐等消化不良的症状。

准妈妈消化不良有哪些原因

1 准妈妈体内的孕激素含量增加，胃肠蠕动减弱，胃酸分泌减少，加上逐渐增大的子宫压迫胃肠。尤其是怀孕后期，胎宝宝在不断长大，挤压到胃。这些都会导致消化不良。

2 不少准妈妈精神紧张、压力大，长期的精神紧张和压力会引起神经系统和内分泌调节失常，引发消化不良。

缓解消化不良的方法

1 合理调配饮食：食欲缺乏时要少吃多餐，择其所好，吃一些清淡、易消化的食物，如粥、豆浆、牛奶以及水果等，少吃甜食及不易消化的油腻荤腥食物。

2 保持良好的心情：任何精神方面的不良刺激，都会导致消化不良。准妈妈最好多听听音乐或观赏美术作品，以使自己心情愉快。

3 适当运动：准妈妈保持适当的活动是必不可少的，每天散散步，做一些力所能及的工作和家务，不仅能增进消化，也有利于宝宝的生长发育。

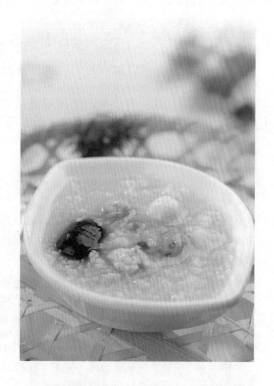

4 轻柔按摩：先搓热双手，然后双手重叠，按在肚脐上，用掌心绕脐顺时针方向由小到大螺旋状按摩36圈，再逆时针方向由大到小绕脐螺旋状按摩36圈。此法可以增加胃肠的蠕动，理气消滞，对于消化不良引起的腹胀、腹痛、呃逆有良好的效果。

贴心提示

一般来说，孕期出现消化不良不建议用药，最好通过饮食调理。但如果症状比较严重，导致食欲严重下降无法进食时，可以在医生的指导下适当用一些成分相对安全的助消化药物。

准妈妈腹痛时需要就医吗

在整个怀孕期间，准妈妈都可能会产生腹痛。有的腹痛是正常的生理现象，但是有的腹痛是疾病的先兆，准妈妈得留意各种不同的腹痛，保证胎宝宝和自身的健康。

时期	正常生理现象腹痛症状	异常状况腹痛症状
怀孕初期	因子宫撑大所产生的胀痛感，尤其以初次怀孕的准妈妈最容易有深刻的感受。这种胀痛感通常让准妈妈感觉有点儿闷，不会太痛，有时休息一下就好了，太忙时可能又不舒服了	如果下腹感到的是持续如撕裂般的绞痛时，则有可能是子宫外孕的征兆；若是下腹感到的是一阵阵地收缩疼痛，同时伴随阴道出血，就有可能是流产的先兆
怀孕中期	下腹两侧老是会有抽痛，而且常常是只痛一边，两边轮流痛，特别是早、晚上下床的时候。这是因为子宫圆韧带拉扯而引起的抽痛感，并不会对怀孕过程造成危险	如果下腹有规则地收缩痛，同时感觉到绷紧，就要怀疑是不是由子宫收缩所引起，这时就有可能发生早产
怀孕后期	这时胀大的子宫会压迫到肠胃器官，准妈妈会常常感到上腹痛、恶心、吃不下东西。两侧的肋骨感到好像快被扒开一样疼痛，甚至会喘。同时，下腹耻骨膀胱受到子宫的压迫而觉得频尿与疼痛；直肠也因受到子宫的压迫而容易腹胀及便秘不舒服	如果准妈妈感到持续性地强烈收缩，有时还有阴道出血时，常有可能发生前置胎盘，甚或是胎盘早期剥离的危险情形

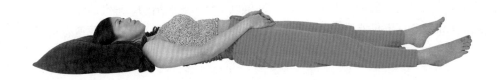

贴心提示

不管由什么原因引起，准妈妈一旦出现腹痛自己不能判断时，就应去医院就诊或者打电话咨询医生，由医生来判断是什么原因导致的腹痛，并给予治疗。

葡萄胎有何症状

葡萄胎常常在妊娠早期出现，是一种妊娠滋养细胞病变，属于妇科肿瘤的一种。形成葡萄胎的原因是妊娠后的胎盘绒毛滋养细胞增生、间质水肿，形成大小不一的水泡，水泡相连成串，形状似葡萄，故因此而得名。

葡萄胎有何症状

1 阴道流血：由于绒毛变性，失去了吸收营养的功能，所以胎宝宝早已死亡。到了怀孕2~3个月时出现阴道持续地或间歇性地出血，大多数是断续性少量出血，其间可能有反复多次大出血。仔细检查时，可在血液中发现水泡状物。

2 腹痛：由于子宫增大的速度太迅速，会导致出现腹痛。

3 子宫异常增大：怀有葡萄胎的子宫大于正常的妊娠子宫，有时准妈妈甚至能自己触及下腹包块(胀大的子宫)。

4 在发病的早期，准妈妈会出现严重的恶心、呕吐；较晚期，会出现水肿、蛋白尿及子痫(抽搐)现象。

哪些准妈妈较易怀有葡萄胎

准妈妈的年纪若是小于20岁，或大于40岁，因容易造成葡萄胎。

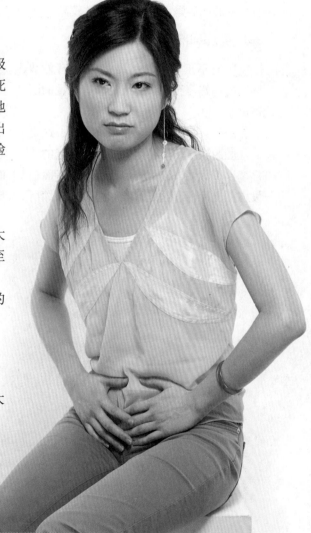

贴心提示

葡萄胎是不正常怀孕，不能发育成胚胎，要及时地治疗。准妈妈一旦身体出现上述类似症状，应该及时去医院作超声波检查，这是诊断葡萄胎的早期症状的一种十分重要的辅助检查法。

宫外孕有何征兆

宫外孕是指受精卵在子宫体腔以外着床发育的怀孕，又称为"异位妊娠"。根据受精卵着床部位不同，有输卵管妊娠、卵巢妊娠、腹腔妊娠、宫颈妊娠及子宫残角妊娠等。患过输卵管炎或做过输卵管修补手术的准妈妈宫外孕的可能性较高。

宫外孕有何征兆

1 阴道不正常出血：约有1/4的宫外孕准妈妈停经约40多天时，有少量的阴道出血。

2 腹痛：早期会有下腹一侧隐痛，这是胚胎发育，使输卵管膨胀而引起的；痉挛性下腹痛，极其剧烈，会使患者面色发白、出冷汗，这是输卵管痉挛性收缩所引起的，片刻可自行缓解；下腹剧痛，如撕裂样，伴大便感，这是输卵管妊娠破裂出血所引起的。

3 昏厥：轻者不会摔倒，仅有头昏、眼花的症状。严重者出现失血性休克。

4 面色苍白：短期内面无血色，苍白如纸，伴口干、心悸、怕冷、乏力。这是腹腔内出血很多，即将发生休克的征兆。

宫外孕的防治

注意经期、产期和产褥期的卫生，防止生殖系统的感染。如果已经发病应该及时去医院输液、输血，同时，立即做开腹探查或腹腔镜探查。

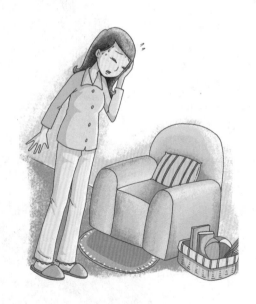

贴心·提示

宫外孕是产科较常见且严重的病症，如诊断处理不及时，可危及生命。如果准妈妈有早孕反应、一侧下腹隐痛或下腹痉挛性腹痛的症状时，应及时去医院检查。

饮食营养跟进

准妈妈外出就餐要注意什么

逢年过节，朋友聚会，外出吃饭是难免的。不过，准妈妈的身体情况特殊，外出就餐是要特别留意的。

准妈妈外出就餐注意事项

1 选择干净、卫生的就餐场所。

2 选择安静的餐厅。嘈杂的地方很不适合准妈妈，因此，就餐地点应选择远离歌厅、舞厅等娱乐场所的地方。

3 自带餐具，一次性筷子不要用。一次性筷子在制作过程中为了让筷子看起来更白更干净，往往使用硫黄熏、药水泡，同时还用石蜡抛光。因此，餐厅提供的一次性筷子最好不要用，一次性牙签也是同样的状况。

4 注意营养均衡。在外就餐时首先应从营养的角度考虑准妈妈所需的饮食结构，要荤素搭配、粗细搭配、酸碱搭配。肉类不宜太多，要多吃富含钙、铜、镁、铁等营养素的新鲜蔬菜水果；还要为自己点些主食，使蛋白质、脂肪、碳水化合物三者摄入量维持均衡。

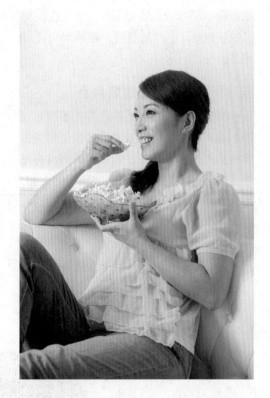

5 自带一个水果。为了弥补新鲜蔬菜补充的不足，准妈妈最好在饭后30分钟吃个水果，以补充体内维生素的缺乏。水果可以自带。

贴心提示

孕期反应、胃灼热经常会让准妈妈感觉不舒服，这时候，很多人都愿意吃些凉菜。但是，准妈妈不宜吃过多的凉菜。准妈妈胃肠道对于冷饮的刺激非常敏感，凉菜有可能使胃肠道血管突然收缩、胃液分泌减少、消化功能降低，从而引起食欲缺乏、消化不良，甚至剧烈的腹痛，影响正常的饮食。

准妈妈宜多吃的健脑食品有哪些

准妈妈的饮食与胎宝宝的健脑关系极大。它直接影响胎宝宝的生长发育，特别是脑的发育。大脑的发育在胎儿期共有两次高峰，第一次是在妊娠3~4个月内，第二次在妊娠7个月到足月。准妈妈可不能错过。

准妈妈宜多吃植物健脑食品

不少植物健脑食品都含有亚油酸甘油酯，这种油脂是胎宝宝大脑和视觉功能发育所必需的营养成分，如果准妈妈没有足够地供给，胎宝宝就无法形成健康的大脑，而且神经系统一旦形成，就再也无法修补，将导致宝宝成人以后注意力缺陷、多动性障碍、冲动、焦虑、发脾气、睡眠不好、记忆力差等症状，概率是常人的6倍。

适合准妈妈食用的健脑食品

1 核桃：核桃的营养丰富，500克核桃相当于2.5千克鸡蛋或4.75升牛奶的营养价值，特别对大脑神经细胞有益。

2 小米和玉米：小米和玉米中蛋白质、脂肪、钙、胡萝卜素、维生素的含量是非常丰富的，是健脑和补脑的有益主食。

3 海产品：海产品可为人体提供易被吸收利用的钙、碘、磷、铁等无机盐和微量元素，对于大脑的生长发育有着极高的效用。

4 芝麻：特别是黑芝麻，含有丰富的钙、磷、铁，同时含有19.7%的优质蛋白质和近10种重要氨基酸，这些氨基酸都是构成脑神经细胞的主要成分。

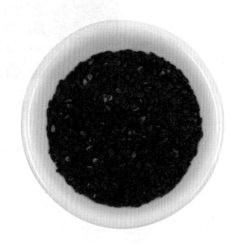

贴心提示 米和面在精制过程中，会使有益于大脑的成分丧失很多，剩下的基本就是碳水化合物了，碳水化合物在体内只能起到燃料的作用。而大脑需要的是多种营养，所以，常吃精白米和精白面不利于胎宝宝的大脑发育。

适合准妈妈吃的营养小零食有哪些

有的准妈妈在怀孕前有吃零食的习惯，怀孕后就不敢吃了，其实，怀孕后不是不可以吃零食，而是在零食的选择上应慎重。

准妈妈吃零食要注意什么

1 选对时间：午餐和晚餐之间是吃零食的最佳时刻，因为这样既补充了营养，又没有耽误正常的午餐、晚餐。但要特别注意，晚间吃零食不要选择睡前的30分钟内，否则会影响健康，给身体带来伤害。

2 注意卫生：要注意小零食的卫生，街头露天出售的食品最好不要吃。

3 注意营养：由于怀孕后期胎宝宝压迫消化系统，食后饱胀感重，正餐的进食量会受到影响。这一时期的营养需要量又相当大，营养不足会直接危害胎宝宝和准妈妈。此时可以采用吃零食的办法，即常说的少量多餐，选择酸奶、水果、坚果等比较好，但一定要适量。

最适合准妈妈的零食

1 葡萄干：能补气血，利水消肿，其含铁量非常高，可以预防贫血和水肿。

2 大枣：含有丰富的维生素C和铁，但是吃多了易使准妈妈胀气。

3 核桃：含有丰富的维生素E、亚麻酸以及磷脂等，对促进胎宝宝大脑的发育很重要。

4 板栗：准妈妈常吃板栗，不仅健身壮骨，还有利于骨盆的发育成熟，并消除孕期的疲劳。

5 海苔：富含B族维生素，特别是核黄素和尼克酸。还含有微量元素与大量的矿物质，有助于维持人体内的酸碱平衡，而且热量很低，纤维含量很高，对准妈妈来说是不错的零食。

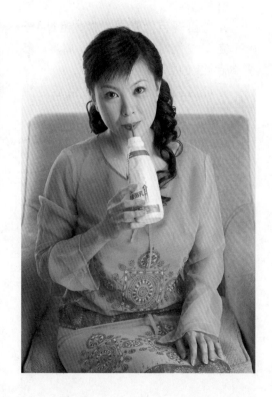

贴心提示

零食是对正餐的有益补充，但绝不能替代正餐。腌制食品、冰淇淋、罐头食品和过甜的点心等，准妈妈不适合吃。

暴饮暴食对准妈妈有什么害处

不少准妈妈总是担心宝宝营养不良，会不自觉地吃很多东西，但是，孕期加强营养，并不是说吃得越多越好。

准妈妈暴饮暴食的危害

1 吃得过多将会使准妈妈体重剧增。由于体内脂肪蓄积过多，导致组织弹性减弱，分娩时易造成滞产或大出血，并且过于肥胖的准妈妈有发生妊娠高血压、妊娠糖尿病、妊娠合并肾炎等疾病的可能。

2 容易发生难产，胎宝宝体重越重，难产率越高。

3 容易出现巨大胎儿(体重超过4千克)，分娩时使产程延长，肩难产易影响胎宝宝的心跳而发生窒息。

4 有可能会导致胎宝宝出生后终生肥胖。

准妈妈如何合理控制饮食

1 控制食用量：一般来说，准妈妈怀孕后，每天需要2500千卡的热量，比平时增加500千卡的热量。所以，每日主食400~500克，牛奶250毫升或豆浆500毫升，鸡蛋1~2个，鱼虾、肉类100~150克，豆类、豆制品100~150克，新鲜蔬菜500~1000克，水果适量，就能满足准妈妈的需要。

2 合理搭配：尽量粗细粮搭配，荤素食兼有，品种广泛多样，食量合适。关键是要搭配均匀，防止偏食，而不必过多地进食无度。

3 养成良好的饮食习惯：吃饭定时定量，饭前洗手，吃饭时细嚼慢咽，饭后稍微走动。这些习惯都对准妈妈大有好处。

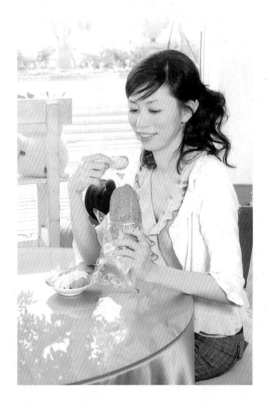

贴心 提示

有的准妈妈因吃得过饱，往往会出现酒醉状态，即饭后思绪紊乱，昏昏欲睡。要预防"饭醉"，关键在于避免暴饮暴食。

双胞胎准妈妈如何保证孕期营养

对怀有双胞胎或者多胞胎的准妈妈来说，身体里的营养确实会消耗很大。因此，要格外关注孕期营养。

双胞胎准妈妈如何保证营养

1 比普通准妈妈增加10%的膳食摄入：双胞胎准妈妈的负担比普通准妈妈重得多，两个胎宝宝生长所需的营养量较大，因此，准妈妈应调节饮食摄入的量与质。怀双胞胎的准妈妈大约需比一般准妈妈增加10%的膳食摄入，包括主食、肉类和蔬果等。

2 双胞胎准妈妈要多补钙：一个人吃，三个人补的双胞胎准妈妈，将需要更多的钙质来满足自己和两个胎宝宝的生长发育。准妈妈一般都有生理性贫血，在双胎妊娠时更为突出。

平时多喝一些牛奶、果汁，多吃各种新鲜蔬菜、豆类、鱼类和鸡蛋等营养丰富的食物。

3 双胞胎准妈妈要多补铁：铁质在整个健康的怀孕过程中都是十分重要的，特别是怀双胞胎的准妈妈。双胞胎准妈妈的血流量比平时高出70%~80%，双胎妊娠合并贫血发病率约为40%，所以，双胞胎准妈妈尤其要注意多吃含铁较多的食物，如猪肝和其他动物内脏，以及白菜、芹菜等。

4 选择营养补充剂：虽然多吃食物能够给多胞胎宝宝提供许多他们所需的营养，但大部分准妈妈在怀孕的时候都没有做好充分的营养准备，例如，她们可能会缺乏蛋白质、缺乏铁质等。所以，怀孕的准妈妈特别是怀有多胞胎的准妈妈，可以在医生的指导下选择营养补充剂来补充营养。

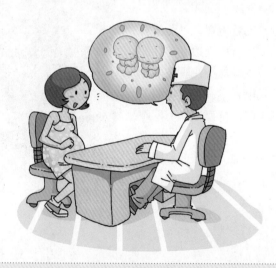

贴心·提示

双胞胎准妈妈怀孕期间，多喝水至关重要，每天至少要喝2升水。如果准妈妈脱水的话，过早宫缩以及早产的风险就会增加。

日常起居与运动

准妈妈如何健康看电视

电视机在工作时，显像管会不断产生一些肉眼看不见的射线、高压静电。这些射线和高压静电虽然对普通人没有什么影响，但长时间积累还是会对准妈妈和胎宝宝的健康产生不利的影响。

度紧张，对妊娠安全不利。尤其是睡前，不要看刺激性强的节目，建议看一些优美的散文或者同类图书。

准妈妈看电视时的注意事项

1 一般准妈妈一次看电视时间不宜超过2小时，避免过度使用眼睛，尤其有妊娠高血压综合征的准妈妈更应注意。

2 准妈妈距离电视机的距离应在2米以上，远离X射线和静电影响。也可以穿上防辐射服将危险降至最低。

3 保持空气流通，并在看完电视后用清水洗脸、洗手，消除放射线对人体的影响，保障胎宝宝的健康。

4 准妈妈不要饱食后看电视，以免使食物积压。也不要边看电视边吃零食，或者蜷着身体看电视等。这会使腹腔内压力增大，胃肠蠕动受限，不利于食物的消化吸收，特别不利于胆汁排泄，易引发胆道疾病。

5 准妈妈要避免看恐怖、紧张、悲剧等刺激性较强的节目，以免引起精神高

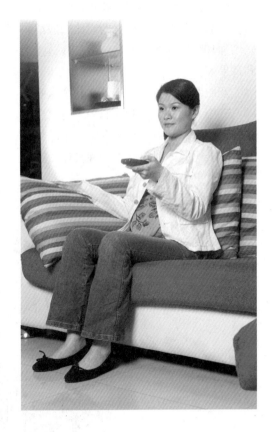

贴心提示 电视机使用一段时间后，最好请专业人士来家里进行除尘处理，也可用小型吸尘器对着散热孔简单除尘。另外，空气净化器对清除可吸入颗粒物效果也非常好。如果有条件，最好选择液晶等环保型电视机。

准妈妈怎样做好口腔护理

准妈妈如果有口腔炎症，即使只是牙龈炎，但引发牙龈炎的细菌就有可能进入血液，通过胎盘，感染胎宝宝而引发早产。所以，准妈妈孕期口腔护理非常重要。

准妈妈如何做好口腔护理

1 每次进餐后都需要漱口，有条件的还可以刷牙。牙刷只能清除牙齿表面70%的细菌，使用牙线可彻底去除齿缝间的牙菌斑和食物残渣，有条件的准妈妈可以养成使用牙线清洁牙面的好习惯。

2 定期口腔检查和适时的口腔治疗。孕期里口腔疾病会发展较快，定期检查能保证早发现、早治疗，使病灶限于小范围。

3 注意均衡的饮食，多吃富含维生素C的水果和蔬菜，多喝牛奶。

4 使用不含蔗糖的口香糖清洁牙齿，如木糖醇口香糖。木糖醇是一种从白桦树或橡树中提取的甜味剂，不含蔗糖，因此，不会引起蛀牙。这种口香糖具有促进唾液分泌、减轻口腔酸化、抑制细菌和清洁牙齿的作用，如果能在餐后和睡觉前咀嚼一片，每次咀嚼至少 5分钟，可以使蛀牙的发生率减少。

准妈妈如何选择牙膏

如果准妈妈没有明显的口腔疾病，可以选用含氟牙膏。不建议准妈妈随意长时间使用药物牙膏，特别是强消炎类的牙膏，因其含有较多的化学制剂。炎症比较重的时候，可以短期选择两面针、云南白药等消炎作用强的牙膏，一旦炎症好转，就可选择含盐牙膏来消炎抑菌。

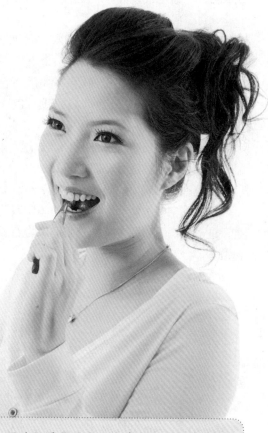

贴心 提示

准妈妈最好选用软毛保健牙刷。因为怀孕后体内的激素变化可能会使牙龈出现轻微的肿胀，使用软毛的保健牙刷，可避免牙龈出血；而且每 3个月要更换一次牙刷。

准妈妈运动要注意哪些事项

准妈妈适当运动有利于自身与胎宝宝的健康，但孕期运动要注意适当的方法，以免受伤或对胎宝宝产生不良影响。

准妈妈运动要注意的问题

1 掌握运动量。一般来说，准妈妈在运动时，体温不要超过38℃，时间以30~40分钟为宜。准妈妈运动时心率不能过快，尽量不超过最大心率[最大心率=(220 − 年龄) × 60%]。运动中准妈妈如果出现眩晕、恶心或疲劳等情况，应立即停止运动。

2 运动前和运动时要喝足够的水，运动中要注意多停顿休息。

3 运动时应穿着宽松的服装，如果下水游泳，应穿专门为准妈妈设计的游泳衣。

4 运动前后一定要进行热身和放松活动，尤其要注意活动韧带部位。

5 不要在太热或太潮湿的环境里活动。最好在空气清新、绿树成荫的场所锻炼，这对准妈妈和胎宝宝的身心健康均有裨益。

6 怀孕超过4个月后应避免仰卧姿势的运动，因为胎宝宝的重量会影响准妈妈的血液循环。

7 运动时如何从仰卧到站立有讲究：应先侧卧，然后用一只手的肘部和另一只手支撑身体，慢慢转成坐姿后再站起。

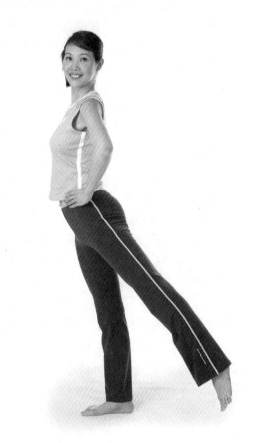

贴心提示

不少准妈妈孕前在健身房锻炼身体，怀孕后也还保持去健身房的习惯，其实，准妈妈怀孕后最好不要去健身房了，大部分健身房的采光与通风都不太好，走进去会有一种憋闷的感觉。而且空气也不好，人多且乱，墙板、地板与健身器也散发出一种令人不舒服的味道，准妈妈如果在健身房里待的时间太长就会觉得缺氧，而且健身房杂乱的环境也不适合准妈妈。

准妈妈做瑜伽要注意什么问题

准妈妈合理地练习瑜伽可以增强体力和肌肉张力，增强身体的平衡感，提高整个肌肉组织的柔韧度和灵活度；可以刺激控制激素分泌的腺体，加速血液循环，还能够很好地控制呼吸；可以起到按摩内部器官的作用，有益于改善睡眠，让人健康舒适；可以帮助准妈妈进行自我调控，使身心合二为一，养成积极健康的生活态度。但是，准妈妈练习瑜伽要注意一些问题。

哪些准妈妈不宜练习瑜伽

1 如果准妈妈孕前就一直坚持练习瑜伽，孕早期就可以进行较简单的瑜伽练习；如果准妈妈此前从未练习过瑜伽、不常做锻炼或曾经流产过，那么，必须到孕中期才能开始练习瑜伽。

2 有心脏病或是哮喘的准妈妈不宜练习瑜伽。因为患有哮喘的病人是没有办法合理调息的，而对于心脏病患者，老师因无法随时准确掌握练习者的心跳频率，没有办法给予准确的指导。

准妈妈做瑜伽要注意什么问题

1 准妈妈必须在经验丰富的瑜伽教练的指导下进行瑜伽练习，不宜在家中自己随意练习。

2 环境要相对安静，空气一定要相对流通，音乐舒缓，心态安静。

3 练习所有姿势时要量力而行，不要勉强。

4 在练习瑜伽前、后30分钟内不可以进食、进水。

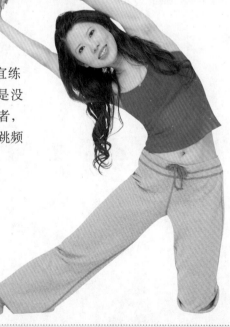

贴心提示 瑜伽的练习因人而异，必须与人的身体状况协调。准妈妈可以在专业孕妇瑜伽教练的指导下练习不同的瑜伽姿势，但必须以个人的需要和舒适度为准，练习时如有不适感，可以改用更适合自己的练习姿势。

好孕瑜伽操，给你好心情

平日里做几个舒缓柔美的瑜伽动作，不仅可以提高情绪，并且有益于改善睡眠。

山立式

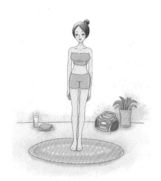 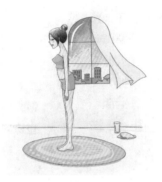 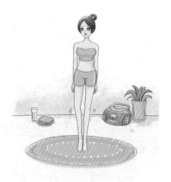

1 双腿并拢站直，两脚大拇指、脚跟和脚踝互相接触，大腿内侧肌肉收紧，这时你会觉得臀部肌肉变得有力。

2 进一步收缩臀部肌肉，继续收紧大腿内侧肌肉，身体可以前后或左右摆动。

3 保持这个姿势足够长的时间，然后慢慢睁开眼睛，抖动你的双腿。

猫伸展式

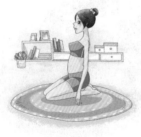 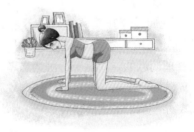

1 跪在垫子上，将你的臀部坐在脚跟上，同时伸直你的背部。

2 抬起你的臀部，两手放在地上。

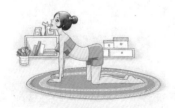 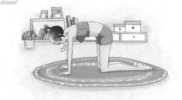

3 吸气，抬头，让你的背部肌肉充分收缩。保持这个姿势6秒钟。

4 呼气，垂下头，拱起你的脊柱像一座拱桥。保持这个姿势6秒钟。

5 分别把凹背和拱背两种姿势各做10次。

成功胎教与情绪调节

胎教中的哼歌谐振法怎么做

准妈妈在宁静的心态下，用柔和的声调唱轻松的歌曲，同时想象胎宝宝正在静听，从而达到爱子心音的谐振，称为"哼歌谐振法"。准妈妈只要有时间，就可以哼唱几首儿歌或轻松欢快的曲子，让胎宝宝不断地听到准妈妈的宜人歌声。这样既传递了爱的信息，又有意识地播下艺术的种子。

准妈妈哼歌时要注意的问题

1 哼歌时，声音不宜太大，以小声说话的音量为标准；不能大声地高唱，以免影响胎宝宝。

2 尽量选唱一些简单、轻快愉悦的歌曲。

3 哼歌的时候尽量使声音往上腭部集中，把字咬清楚，唱得甜甜的，宝宝一定会十分欢迎的。

适合准妈妈选唱的歌曲

1 《小燕子》：边唱边联想燕子飞舞的动作，亦可说唱结合，用童话般的语言，把春天的景象描述给胎宝宝听。

2 《早操歌》：早晨散步时，随着春、夏、秋、冬四季的变化，把大自然的美好景色告诉给胎宝宝，鼓励胎宝宝在子宫中健康发育，出生后立志成才。

3 《小宝宝快睡觉》：哼一首催眠曲，和胎宝宝共同入梦乡。如果准妈妈自己会演奏乐器，也不失为哼歌谐振的好办法。

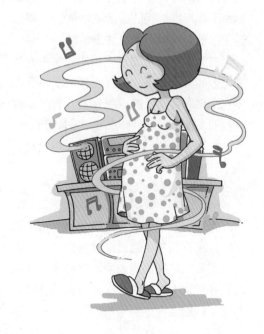

贴心 提示

胎宝宝不愿意听尖、细、高调的音乐，喜欢较低沉、委婉的声音。过强的音乐也会导致胎宝宝的组织细胞损伤，准妈妈不要唱这类的流行音乐。

如何培养好性格的胎宝宝

有关研究表明，准妈妈的精神状态、情感、行为、意识可以引起体内激素分泌异常，影响到胎宝宝的性格形成。性格是胎宝宝心理发展的一个重要组成部分，因此，在怀孕期注重胎宝宝性格方面的培养非常必要。

调整准妈妈的情绪

怀孕期间，准妈妈的心情好坏与否，是决定胎宝宝性格好不好的一个至关重要的因素。随着胎宝宝的一天天长大，胎宝宝和准妈妈的心灵感应也会日渐明显，如果准妈妈的心情好，胎宝宝自然也会安静愉快；如果准妈妈的心情乱糟糟的，那么胎宝宝也会躁动不安、缺乏耐性。

在胎教期间，建议准妈妈经常观看喜剧电影和喜剧书籍，做自己喜欢做的事，多吃水果和蔬菜，减少工作量，有烦恼时常找朋友倾诉，这可以帮助准妈妈调节情绪，忘掉不愉快的事。同时，大声笑也有助于舒缓神经。

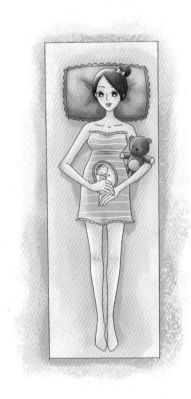

对胎宝宝进行合理的胎教

1 抚摩胎教给胎宝宝以安全感：由于胎宝宝在腹中可通过触觉来接受外部的信息，所以，准妈妈如果能够经常抚摩腹部，并在这个过程中，配以语言的交流，则可以让胎宝宝感到愉快舒服，并有一种安全感，从而使他的情绪得到安抚，出生后的宝宝都非常乖巧。

2 音乐胎教陶冶宝宝高尚情操：音乐胎教包括收听音乐和父母自己唱歌两种方式。这两种方式有助于胎宝宝的性格培养，也有利于胎宝宝的智力发育。

贴心提示

准妈妈应该时时刻刻注意自己的情绪，即便是遇到特别让人生气的事，也要懂得随时调整自己的心态，尽量排除不良的情绪，让自己尽快恢复平静。

情绪胎教——微笑

微笑是给予胎宝宝最好的胎教。准妈妈愉悦的情绪可促使大脑皮层兴奋，使血压、脉搏、呼吸、消化液的分泌均处于相对平稳、相对协调的状态，有利于准妈妈的身心健康，改善胎盘供血量，促进腹中胎宝宝的健康发育。

微笑是准妈妈的一种心理保健，在遇到烦心事的时候，控制各种过激的情绪，提醒自己：腹中的胎宝宝虽然看不见准妈妈的表情，却能感受到准妈妈的喜、怒、哀、乐。然后微笑地去面对，始终保持开朗、乐观的心情。准爸爸也应该在精神上给准妈妈以安慰。

每天清晨，准妈妈可以对着镜子，先给自己一个微笑，可以让你这一天都充满朝气与活力。还可以把这种美好的情绪传达给胎宝宝。

不仅准妈妈要常常微笑，准爸爸也要常常微笑，因为准爸爸的情绪常常影响着准妈妈的情绪。准妈妈快乐，这种良好的心态，会传递给腹中的胎宝宝，让胎宝宝也快乐。胎宝宝接受了这种良好的影响，会在生理、心理各方面健康发育。

如何借助阅读优化宝宝的神经

准妈妈通过阅读书籍，可以使思维敏捷，并产生丰富的联想，从而产生一种神经递质，在传递给胎宝宝的过程中，为胎宝宝脑神经细胞的发育创造一个与母体相似的神经递质环境，使胎宝宝的神经向着优化方向发展。

适合准妈妈阅读的书籍

从胎教的角度出发，准妈妈宜选择阅读一些趣味高雅、给人以知识的启迪、使人精神振奋、有益于身心健康的书籍。因为读一本好书、看一篇好的文章，无异于在精神上获得一次美的净化，使人心情开朗、精神振奋、耳目一新。同时，对腹中的胎宝宝也起到潜移默化的渗透作用。准妈妈的阅读内容宜选择那些名人的传记、名言，优美的抒情散文，著名的诗歌、游记，有趣的童话故事，艺术价值高的美术作品，以及有关胎教、家教、育婴知识的书刊杂志，从中获得知识和力量。

不适合准妈妈阅读的书籍

一些单纯为了吊人胃口的庸俗小报，惊险离奇的凶杀、武打读物，这些书里充满了打斗、杀戮，像是精神上的噪声，会使准妈妈长期处在不良的精神状况中，对胎宝宝的发育是极为不利的。

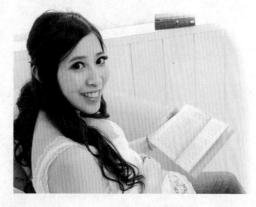

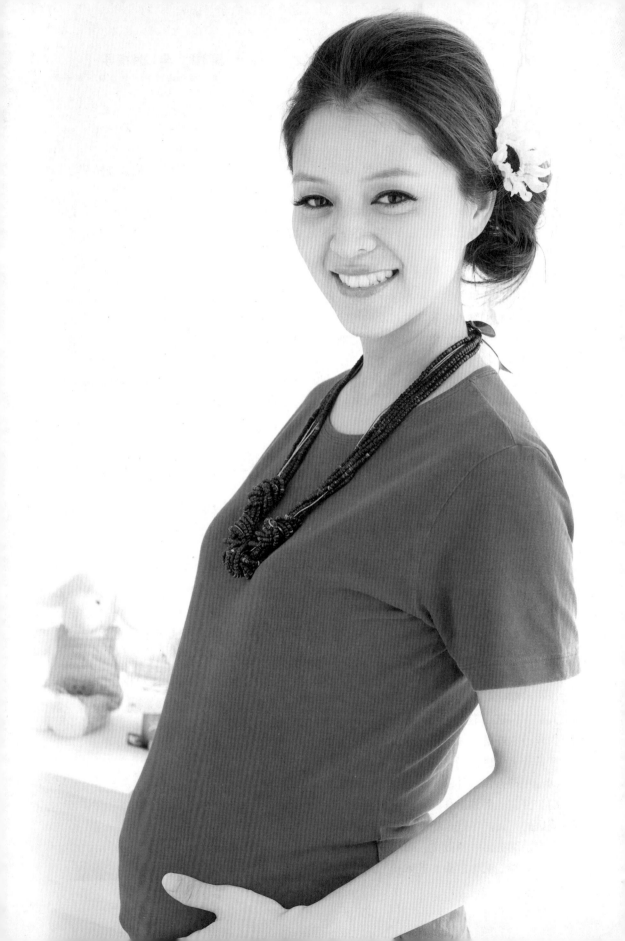

第**4**章

孕4月指导

胎宝宝	胎宝宝身长10~20厘米，体重100~120克，已完全成形，内脏器官形态几乎已发育完成。开始有胎动，但准妈妈尚未感觉。胎盘发育完成，胎宝宝由胎盘和脐带连接 各器官机能发育渐趋成熟。听觉神经渐发育成熟，已能听到子宫外的声音。脑部器官记忆功能此时期已开始发展。肾开始排泄尿
准妈妈	体重增加2.5~4千克。腹部凸出。子宫增大如一正常宝宝头部般大小。子宫底高度约15厘米，羊水量约200毫升 恶心、呕吐现象逐渐消失。胃口增大。因子宫渐渐变大，而引起腰酸、背痛。流产概率降低

母体变化与保健

准妈妈第二次产检的内容

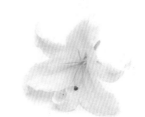

在妊娠 4 个月，准妈妈应该去医院作第二次产前检查。进行全面而系统的产前检查，有助于了解准妈妈的健康状况以及胎宝宝的生长发育状况，保障准妈妈和胎宝宝的健康和安全。

第二次产检的内容

测量体重	测量目的为了查对准妈妈的体重增加是否属于正常范围之内。因为体重的异常增加，有可能是妊娠高血压疾病。腹围、子宫底的测量，是为了查看胎宝宝是否在顺利成长。按照怀孕周数的比率，腹围过大时，可能是双胞胎或羊水过多等
尿常规的化验	检查准妈妈尿中的糖和蛋白质的含量，检查的结果有助于对糖尿病和妊娠高血压综合征的早期发现与治疗。在检查的当天，准妈妈要注意进餐的时间，不要把检查安排在饭后很短的时间之内。因为人刚吃完饭的时候，尿里容易出现糖分，这时作尿常规化验容易得出错误的结论，误导医生作出错误的诊断。准妈妈应该在饭后至少2个小时之后再进行尿常规化验
测量血压	检查准妈妈有无高血压、低血压。如血压升高，有妊娠高血压综合征的危险，医生会采取措施以及时防治
第一次超声波畸形筛查	在孕 11~14周内进行胎儿早期超声筛查，除了可以检出无脑儿等致死性畸形外，还可以通过检测胎儿颈项透明层厚度，早期评估胎宝宝染色体异常的患病风险，并可以确定孕龄，为评估胎宝宝生长提供依据

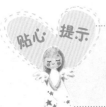

贴心 提示

如果室内空气污浊，不要喷洒空气清新剂，以免刺激鼻子，开窗通风。

准妈妈孕期增重多少合适

怀孕后，准妈妈由于生理上的需要，必须适当增加营养。孕期营养不良，体重增加不够，不利于胎宝宝的健康，例如：孕前体重低于标准体重15%的低体重女性，若孕期增重少于9千克，她分娩低体重儿的发生率将增加50%，新生儿的死亡率也要相应增加。

但也不能吃得过多，使体重无限制地增加。有事实证明，体重过重的孕妇，当妈妈时比一般产妇要付出更大的代价。孕妇体重过重会增加许多危险的并发症，如慢性高血压、妊娠糖尿病并肾炎、血栓、过期妊娠及胎宝宝过大和难产等，甚至产下先天性异常儿；当然剖宫产的比率也会相对增高，而手术及麻醉的困难度、麻醉后的并发症及手术后的伤口复原都是问题，尤其是高血压患者在生产前后所引起的心脏衰竭，更威胁到生命。

孕期体重增加多少才合理

孕期体重的增加并非千篇一律，毕竟每个准妈妈孕前的体质是各不相同的。科学方法是根据孕前BMI（体质指数）来确定准妈妈应该增加多少体重。

体质指数计算方法：体重（千克）除以身高（米）的平方。这一数值在18.5~24.9之间为正常，超过25为超重，30以上则属肥胖。

给准妈妈的孕期增重建议是：体重正常者11.3~15.8千克；超重者6.8~11.3千克；肥胖者5.0~9.0千克；体重不达标者12.7~18.1千克。

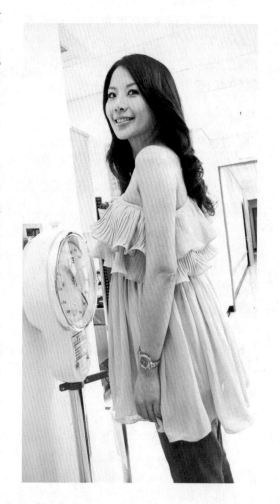

贴心提示

体重的增加不应在某个阶段突飞猛进，而应该均匀。体重增加过快，必然会加重心血管系统的负担，高血压、妊娠糖尿病、流产、难产、死胎的发生率也会增高。

牙龈容易出血，是妊娠牙龈炎吗

在体内大量雌激素的影响下，从怀孕的第3个月起，准妈妈的口腔可能会出现一些变化，如牙龈充血、水肿以及牙龈乳头肥大增生，触之极易出血，医学上称此为"妊娠牙龈炎"。

妊娠期牙龈炎发病率为50%，一般在怀孕后2~4个月出现。妊娠牙龈炎会通过准妈妈跟胎宝宝之间的血液循环，影响到胎宝宝的健康，所以，不容小视。

妊娠牙龈炎的表现

妊娠牙龈炎表现为全口牙龈组织，特别是牙间乳头出现明显的水肿、颜色暗红、松软，严重的会有出血现象，甚至是产生溃疡，伴有严重的疼痛。

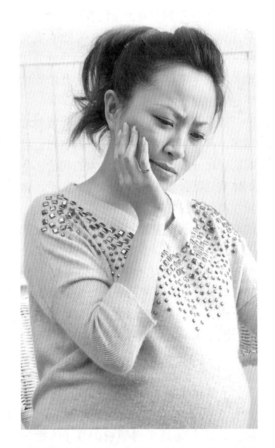

如何防治妊娠牙龈炎

1 准妈妈在孕前一定要去口腔科检查，怀孕后也要定期去专业的牙科医院作检查，向专业的牙医进行咨询、指导和必要的治疗。

2 坚持早、晚认真刷牙，餐后漱口，必要的时候还要用牙线清洁牙缝。准妈妈要使用软毛牙刷，刷牙时避免大力触碰到牙龈。

3 准妈妈要注意补充维生素C，以减少牙龈的出血。一旦患上牙龈炎，要

选择松软、容易消化的食物，以避免损伤牙龈。

4 保证饮食平衡，营养充足，增强口腔的抵抗力。

贴心 提示

准妈妈检查口腔的最佳时期是在怀孕4~6个月的时候，这个时候孕妈妈身体状况比较稳定，活动也不是特别受影响。如果说在这阶段发现有口腔疾病的话，尽量在这一期间治疗。

孕期如何防治缺铁性贫血

孕期，由于血容量的增加，准妈妈对铁的需要量也增加了，同时，准妈妈还需贮存相当数量的铁，以备补偿分娩时由于失血造成的损失，以避免产后贫血。而此时，胎宝宝需要补充并贮存大量的铁，以供出生后6个月之内的消耗。所以，孕期的准妈妈容易因为铁质摄入不足而导致缺铁性贫血。

贫血的危害

缺铁性贫血不仅危害到准妈妈自身的健康，还会导致死胎、早产、分娩低体重儿；由于胎宝宝先天铁储备不足，出生后很快就发生营养性贫血。贫血还会影响胎宝宝脑细胞的发育，使胎宝宝以后的学习能力低下。

如何判断是否贫血

1 由检查判断：孕期的产检中就包含有血色素、血比容的检查，医生会通过检查数据给准妈妈提供建议。

2 由症状判断：少数贫血患者并没有自觉症状，但大部分贫血患者会有疲倦、头晕、心跳加速、心悸现象、面色苍白、下眼睑苍白、呼吸短促、指甲苍白等症状出现。

如何防治缺铁性贫血

1 平时注意有选择性地补充富含铁质的食物，如猪肾、猪肝、猪血、牛肾、羊肾、鸡肝、虾子、鸡肫、黄豆、银耳、黑木耳、淡菜、海带、海蜇、芹菜、荠菜等。

2 维生素A对铁的吸收及利用有一定的帮助，肝脏中既含有丰富的铁和维生素A，也有较丰富的叶酸。每周吃一次动物肝脏对预防贫血是有好处的。

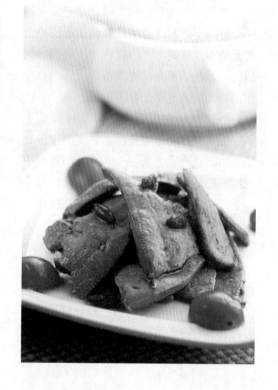

贴心提示

对于中度以上贫血的准妈妈，可在医生指导下口服铁剂治疗，如硫酸亚铁、葡萄糖酸亚铁、富马酸亚铁及维血冲剂等。

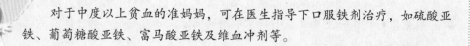

准妈妈如何使用补铁剂

如果准妈妈贫血比较严重，就需要在医生的指导下服用补铁剂了。准妈妈服用补铁剂，要注意以下几个问题：

1 准妈妈需要去医院验血，如果验血结果表明有贫血症状，最好由专业医师来开补铁剂，确定每天的补铁剂量。

2 注意选择易吸收的补铁剂。建议准妈妈选择硫酸亚铁、碳酸亚铁、富马酸铁、葡萄糖酸亚铁，这些铁剂属二价铁，容易被人体吸收。

3 准妈妈补铁量特别大时，可能会导致胃肠不舒服，通常还容易引起便秘，而便秘本来就是一个困扰许多准妈妈的问题。如果补铁带来的这些不良反应一直存在，那么就一定要去看医生了。

4 补铁剂服用过量的话容易导致铁中毒。铁作为金属物质，轻度的中毒会造成恶心，严重的会在一些重要的脏器中沉淀，造成脏器的器质性病变。补铁剂不属于处方药，准妈妈用药一定要在医生的指导下使用。

5 维生素C可以促进铁的吸收。准妈妈可以在服用补铁剂时，补充一些富含维生素C的食品或饮品，这能帮助准妈妈促进身体对铁的吸收，增强补铁效果。富含维生素C的食品有：橙汁或西红柿汁、草莓、青椒、柚子。

6 铁剂对胃肠道有刺激作用，常引起恶心、呕吐、腹痛等，应在饭后服用为宜。反应严重者可停服数天后，再由小剂量开始，直至所需剂量。若仍不能耐受，可改用注射剂。

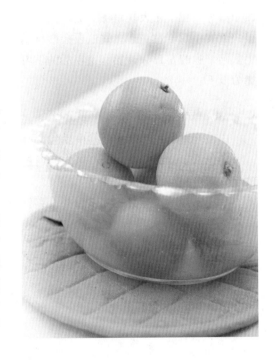

贴心提示　如果在刚开始补铁的时候，大便发黑了，准妈妈不必担心，这是正常的现象。补铁剂一定要放在小孩拿不到的地方，一份成年人的补铁剂量就足以使一个小孩中毒而亡。

准妈妈如何判断自己是否缺钙

一般来讲准妈妈缺钙率还是很高的。据统计，有80%的准妈妈可能缺钙。准妈妈是否缺钙可以从以下几个症状进行判断：

准妈妈缺钙的症状

1 小腿抽筋：一般在怀孕5个月时就会出现，往往在夜间容易发生。但是，有些孕妇虽然体内缺钙，却没有表现为小腿抽筋，容易忽视补钙。

2 关节、骨盆疼痛：如果钙摄取不足，为了保证血液中的钙浓度维持在正常范围内，在激素的作用下，准妈妈骨骼中的钙会大量释放出来，从而引起关节、骨盆疼痛等。

3 牙齿松软感：钙是构成人体骨骼和牙齿硬组织的主要元素，缺钙会造成牙齿珐琅质发育异常，抗龋能力降低，硬组织结构疏松。如果准妈妈咀嚼时有牙齿酸软的感觉，或甚至出现牙齿松动，可能是缺钙了。

4 妊娠期高血压综合征：缺钙与妊娠期高血压疾病的发生有一定的关系，如果准妈妈正被妊娠期高血压困扰，那么就该警惕自己是否缺钙了。

如果准妈妈发生了以上症状的一种或者几种，应及时求助产科医生，确认是否缺钙，以及治疗方案。

准妈妈如何选择钙片

1 选择由国家卫生部门批准的、品牌好、信得过的优质钙产品。

2 查看产品的外包装，主要查看生产日期、有效期限以及生产批号等。

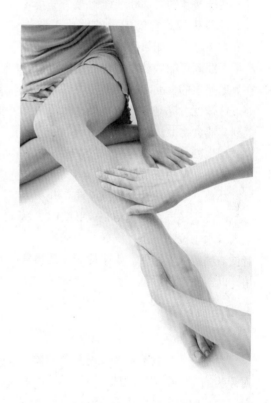

贴心提示

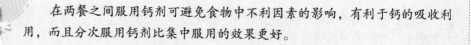

在两餐之间服用钙剂可避免食物中不利因素的影响，有利于钙的吸收利用，而且分次服用钙剂比集中服用的效果更好。

饮食营养跟进

如何保证孕期饮食卫生

进入孕期，饮食卫生对准妈妈的影响也较大，若误食含有害物质的食物，会对胎宝宝产生较大的负面影响，这就要求准妈妈更加注意饮食卫生，保证饮食安全。

养成良好的卫生习惯

1 在准备食物之前和过程中要洗手，这是防止导致食物中毒的细菌扩散的最好方法之一。如果在准备食物之前没有洗手，细菌可能会从手上传播到食物上。在处理完生的食品之后洗干净手也非常重要，这样就可以避免把生食品上的细菌传播到其他食物上。

2 切生熟食、切肉与蔬果的案板和刀具分开，避免交叉感染。

3 蔬菜、水果应充分清洗干净，并用水冲洗干净残留的洗洁精，必要时可以放入清水中浸泡一下，洗净表面的农药或者洗洁精等残留物质。水果应去皮后再食用，以避免农药污染。

养成良好的饮食习惯

1 吃完东西后要漱口，尤其是水果。因为有些水果含有多种发酵糖类物质，对牙齿有较强的腐蚀性，食用后若不漱口，口腔中的水果残渣易造成龋齿。

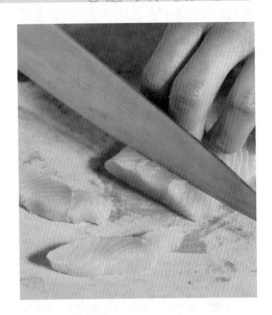

2 未经高温消毒的方便食品如热狗、生鸡蛋、生鱼片等要避免食用，以防止感染李斯特菌、弓形虫。

食品储存方法要得当

1 从超市买的冷冻食品要尽快带回家，并直接放入冰箱。放入冰箱冷藏室的食品要遮盖好。把生食和熟食分开保存：生食在下，熟食在上。

2 冰箱冷藏室和冷冻室要保持适当的温度。冷藏室应在5℃以下，冷冻室应在-18℃以下。

贴心·提示

家里的炊具应尽量使用铁锅或不锈钢炊具，避免使用铝制品及彩色搪瓷制品，以防止铝元素、铅元素对人体细胞的伤害。

准妈妈为什么不要吃消夜

消夜对于现在的年轻人来说是很正常的事情，因为睡得比较晚，晚上6点到12点已经开始感觉肚子饿了，所以，这也就成了年轻人爱吃消夜的习惯了。但是不少年轻人在成功"晋升"为准妈妈之后，还保持了吃消夜的习惯，这到底是好还是坏呢？

吃消夜影响准妈妈的睡眠

依照人体生理变化，夜晚是身体休息的时间，吃消夜之后，容易增加胃肠道的负担，让胃肠道在夜间无法得到充分的休息。不少准妈妈都容易产生睡眠的问题，如果再吃消夜，更加影响准妈妈的睡眠质量。

吃消夜容易导致准妈妈肥胖

夜间身体的代谢率会下降，热量消耗也最少，因此，容易将多余的热量转化为脂肪堆积起来，造成体重过重的问题，导致产后恢复能力变差。如果准妈妈过胖，可能会导致产后恢复能力变差，无法恢复到怀孕前的正常体重，而需要产后减重。

不能解除消夜习惯怎么办

1 控制吃消夜的时间。吃消夜的时间与睡眠之间一定要间隔一定的时间，最好在睡觉前2小时就将消夜吃完。

2 控制吃消夜的量。消夜的量一定要小，不能超过全天进食份额的1/5，品种可以多样一点儿。

3 消夜最好喝粥。粥中的淀粉能够与水分充分地结合，不但能提供一定的热量，还能提供一定的水分，并且粥营养美味又容易消化，不会给肠胃造成负担，所以是消夜的首选食物。鱼片粥、猪肝粥、八宝粥都是不错的选择。

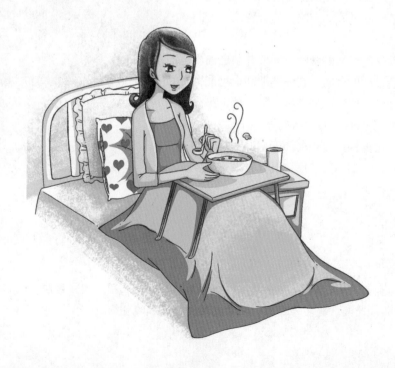

准妈妈怎样防止食物过敏

有过敏体质的准妈妈在食用过敏食物后，可能直接危害到胎宝宝的生长发育，或直接损害某些器官，如肺、支气管等，从而导致胎宝宝畸形或罹患疾病。因此，准妈妈学会预防食物过敏十分重要。

如何确定自己属于过敏体质

准妈妈如果不确定自己是否属于过敏体质，可以去医院作相关的食物过敏诊断，如食物过敏病、皮肤针刺试验、排除性膳食实验和食物激发试验。

过敏体质可以通过一定的治疗得到改善，如果准妈妈在孕前就发现了自己的过敏体质，可以去医院进行脱敏治疗，减轻过敏的程度。

如何预防食物过敏

1 以往吃过某些食物曾出现过敏现象，在怀孕期间应禁止食用。

2 不要吃过去从未吃过的食物或霉变的食物。

3 不吃易过敏的食物，即使怀孕之前不会过敏的食物，在怀孕期间也可能会发生过敏，如生吃海产鱼、虾、蟹、贝壳类食物及辛辣刺激性食物。

4 食用异性蛋白类食物一定要注意烧熟煮透，如动物的肉、肝、肾及蛋类、奶类、鱼类等。

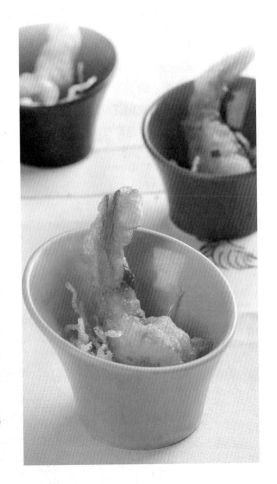

贴心 提示

如果准妈妈在食用某些食物后出现全身发痒、出荨麻疹或心慌、气喘，或腹痛、腹泻等现象，应考虑到食物过敏的可能。

准妈妈如何通过食物补充钙质

钙的补充要贯穿于整个孕期。但进入孕中期后，胎宝宝的骨骼和牙齿生长得特别快，是迅速钙化时期，对钙质的需求剧增，因此，准妈妈尤其要注意补钙。

中国营养学会建议孕妇和乳母每日应摄入钙质1000~1200毫克。这些钙质准妈妈可以从以下食物中摄取。

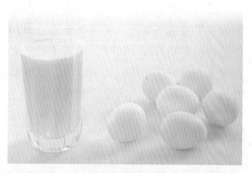

食物	含钙量	食用原则
牛奶	500毫升牛奶的含钙量是300毫克	牛奶中的钙质很容易被人体吸收，所以，牛奶可以作为日常补钙的主要食品。需要注意的是，牛奶加热时不能搅拌，加热到60~70℃就行。另外，其他奶制品如酸奶、奶酪、奶片，也是很好的补钙食品
豆制品	豆类食品的含钙量也非常高，500毫升豆浆里含钙120毫克，150克豆腐的含钙量达到了500毫克	豆腐不能和菠菜同吃，因为菠菜中含有草酸，它能与钙相结合生成草酸钙结合物，降低人体对钙的吸收
海产品	海带和虾皮都是含钙量很高的海产品，每25克海带含钙达到了300毫克，每25克虾皮含钙更是达到了500毫克	夏天将海带煮熟后凉拌，冬天用海带炖排骨，都是不错的补钙美食
动物骨头	动物骨头80%以上都是钙	动物骨头里含大量的钙质，可是不溶于水，很难被人体吸收，所以，在烹煮前要先敲碎它，加醋后用文火慢煮

贴心 提示

补钙的同时注意补充维生素D，以促进钙的吸收。每日的维生素D需要量为10微克左右。建议准妈妈多进行户外活动，以保证有足够的阳光照射，以使自己的皮肤产生吸收钙所需的维生素D。

哪些食物可以防治便秘

进入孕中期之后，准妈妈由于体内的激素水平发生了变化，黄体酮分泌增加，使肠道的蠕动减慢；同时，随着子宫的逐渐增大，会慢慢压迫到排便肌肉，这些都会造成准妈妈容易出现便秘的现象。

要想改善孕期便秘的症状，准妈妈可以多吃以下食物：

1 含粗纤维较多的食物：粗纤维经过肠道的消化和吸收，仍有较大部分留存于肠道内，这些纤维一方面可以增加粪便的容量，另一方面刺激肠壁，促进肠蠕动，有利于粪便的排出。这类食物主要有各种粗粮、蔬菜、水果等，如番薯、小麦、玉米、大豆、竹笋、青菜、菠菜、芹菜、茭白等。

2 含有丰富脂肪的食物：脂肪丰富的食物有显著的润肠通便的作用，主要有核桃仁、黑芝麻、花生仁、芝麻油等。

3 含蛋白质的食物：充足的蛋白质能给胃肠以动力，使胃肠蠕动有力量，促进肠蠕动。准妈妈可以适当摄入优质高蛋白质的食物（如瘦牛肉、瘦猪肉、蛋白粉、酸奶等），尤其是富含双歧杆菌等益生菌的酸奶，可改善胃肠内菌群，抑制腐败细菌的繁殖，使肠内环境干净。

4 含有大量水分的食物：如黄瓜、西红柿、鸭梨等，这些食物可补充肠道内的水分，提高粪便的含水量，增加其柔软程度，有利于粪便的顺利排出。

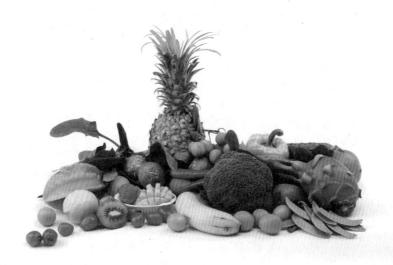

贴心 提示

有便秘问题的准妈妈要养成定时排便的习惯，保证每天排便一次。每天早上和每次进餐后最容易有便意，肠蠕动较快，一有便意就要及时如厕。千万不要随便用泻药、蓖麻油、番泻叶等有刺激性的药物，这些药物可能会引起腹部绞痛，容易引起子宫收缩，严重时甚至会导致流产。

日常起居与运动

如何预防妊娠纹的形成

怀孕超过 3 个月后，准妈妈的腹部皮肤会出现一些宽窄不同、长短不一的粉红色或紫红色的波浪状花纹。分娩后，这些花纹会逐渐消失，留下白色或银白色的有光泽的疤痕线纹，即妊娠纹。妊娠纹一旦形成，就难以恢复到以前的状态，它的痕迹是很难完全消失的。所以，对待妊娠纹，预防重于治疗。

准妈妈怎么预防妊娠纹

1 控制孕期体重增长速度，避免脂肪过度堆积是减轻妊娠纹的有效方法。

2 摄取均衡的营养，避免摄取过多的甜食及油炸物，改善皮肤的肤质，让皮肤保持弹性，减少妊娠纹的发生。

3 多吃可以增加皮肤弹性的食物。要多吃富含蛋白质、维生素的食物，可以改善皮肤的肤质，增加皮肤的弹性。

4 适度地按摩，增加皮肤的弹性，减轻妊娠纹。建议从怀孕3个月后（孕早期不宜按摩腹部）开始到生完后的3个月内坚持腹部按摩，可以有效预防妊娠纹的生成或淡化已形成的细纹。可以配合使用准妈妈专用的除纹霜，产后还可以配合使用精油按摩。

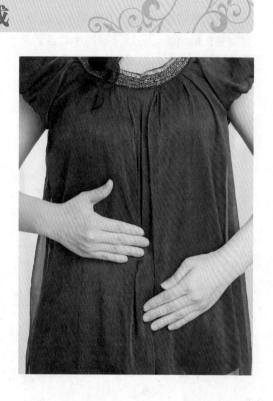

5 使用托腹带及穿合身内衣。准妈妈怀孕4个月时，可以使用托腹带来减轻腹部和腰部的重力负担，减缓皮肤向外、向下过度延展拉扯，可以有效地避免妊娠纹。此外，准妈妈还应该选用尺寸合适、支撑力够的孕妇内衣，可减少胸部下垂所造成的皮肤拉扯，以避免胸部、腋下妊娠纹的产生。

贴心 提示

游泳对于恢复皮肤弹性也很有好处，可以借助水的阻力进行皮肤按摩，促进新陈代谢，消耗多余脂肪。

如何去除妊娠斑

许多准妈妈在怀孕 4 个月后，脸上会长出茶褐色的斑，主要出现在鼻梁、双颊，有的生在前额部，多数像蝴蝶形，这就是孕期妊娠斑，也叫蝴蝶斑。

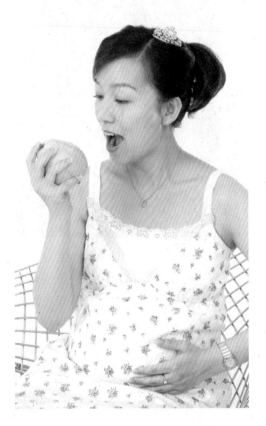

怎么去除妊娠斑

1 减少阳光照射：晒日光会加重妊娠斑，准妈妈夏日外出要做好防晒措施，比如戴遮阳帽，打防紫外线遮阳伞、涂防晒霜等，避免阳光直射皮肤表层。

2 多吃富含维生素C的水果：维生素C能有效地抑制皮肤内多巴醌的氧化作用，使皮肤中深色氧化型色素转化为还原型浅色素，干扰黑色素的形成，预防色素沉淀，保持皮肤白皙，如猕猴桃以及柑橘类水果。

3 冷热水交替冲洗：准妈妈可以用冷水和热水交替冲洗长斑的部位，促进患部的血液循环，加速黑色素的分解。

4 少吃咸鱼、咸肉、火腿、香肠、虾皮、虾米等腌、腊、熏、炸的食品，少吃葱、姜、辣椒等刺激性食品。

5 勤去角质：尽管角质本是保护肌肤不受损伤的，可是角质层过厚，会大大减弱肌肤的通透性，影响皮肤的新陈代谢，导致长斑。

6 克服焦躁的心理：一旦发现长了雀斑，就背上沉重的思想包袱，时常叹息甚至焦虑。殊不知，过于担忧的心理，会消耗掉体内有淡化斑点作用的维生素C，使斑点更为泛滥。

贴心提示

通常情况下，妊娠斑会在生产后3~6个月自动消失，只有部分特殊体质，以及内脏有特殊疾病的准妈妈可能不见消失，需要到医院作诊治。

准妈妈体形发生变化，如何选择内衣裤

选择舒适及合身的内衣裤，以符合怀孕期间全身的变化。这不但关系着准妈妈和胎宝宝的生理发展，对产后身材恢复也有帮助。

选择内衣原则

怀孕阶段	身体变化	选择内衣原则
怀孕初期	乳房变得非常敏感，需要特别保护	需要选择有足够承托力、弹性佳且质感柔软的内衣
怀孕3~5个月	胎宝宝的成长给准妈妈的脊椎带来负担，此时胸部的承托力增强了	要选择一些特别剪裁的胸围，如全杯设计的文胸
怀孕5个月后	胸部增大明显，同时乳头之间的距离不断增大	应选择比胸部稍大一些的文胸，如一些光面大杯文胸
生产前	胸部增大程度反而减小，胸部很敏感，只要压迫可能就会不舒服，而且会有一些分泌物	应选择没有钢丝的，就是像运动型的那种

选择内裤原则

怀孕阶段	身体变化	选择内裤原则
怀孕初期	怀孕1~3个月，准妈妈腹部没有明显的变化	一般可以穿普通的内裤
怀孕中期	当怀孕进入4~7个月时，准妈妈的腹部明显鼓起	宜选择带橡皮筋、布料弹性佳的内裤，以加强承托胎宝宝及保护腰背部的作用，面料必须能吸汗透气，以保持干爽
怀孕晚期至生产前后	准妈妈排出恶露，容易弄脏内裤，同时，这一时期需经常配合医生进行妇科检查	最好穿着特为孕妇而设的安检裤

贴心提示

准妈妈选择内衣裤，以透气性好、不会刺激皮肤、穿着舒服的天然材质的为佳。由于激素的影响，准妈妈的体温较高，容易流汗，加上这时候肌肤较为敏感，选择吸汗力佳、透气的材质，不会引起皮肤过敏以及湿疹。

准妈妈如何泡脚对身体好

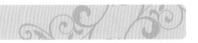

泡脚能够促进血液循环，有效防止静脉曲张，准妈妈泡脚是有益的。不过，准妈妈泡脚也是有很多讲究的。

水温以 35℃~39℃为宜

准妈妈可以用手肘测试一下水温，和手肘温度差不多即可。也可以借助温度计，并在泡脚的过程中随时注意温度计的温度为佳。因为高于39℃的水温只需要10~20分钟的时间就能够让准妈妈的体温上升至38.8℃甚至更高。由于准妈妈的血液循环有其自己的特点，在热水的过度刺激后，心脏和脑部可能会负荷不了其刺激，很可能会出现眩晕和虚脱等情况。

时间不能太长

时间要掌握好，不能太长，泡得时间太长，会引起出汗、心慌等症状，应该以20分钟为最好，最长也不能超过30分钟。

不要随意进行按摩

泡脚时不要随意进行按摩，因为脚底是身体的很多部位的反射区，如果随意按摩，可能引起宫缩，导致流产。按摩型的洗脚盆，怀孕期间也不宜使用了。

不要随意用药水泡脚

除非有专业人士的指导，否则泡脚时不要随意在水中添加药材。因为中药泡脚可能会刺激到准妈妈的性腺反射区，对准妈妈与胎宝宝的健康造成不良的影响。不仅是中药，其他药物也要避免，最好用清水泡。

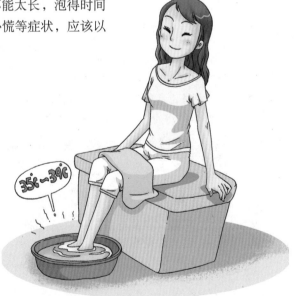

贴心提示

患有脚气的准妈妈，病情严重到起泡时，不宜用热水泡脚，因为这样很容易造成伤口感染。

准妈妈外出旅行需要注意什么

随着交通的日益方便，旅游业的蓬勃发展，旅游方式的多元化，当今休闲旅游已经成为现代人的一项重要生活，甚至成为一种时尚。但是，准妈妈也可以享受它吗？答案是肯定的，只要准妈妈掌握一些技巧，事先做好准备，旅游对于健康的准妈妈并不会产生伤害。

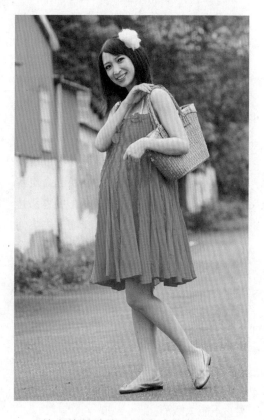

1 孕中期较适宜计划旅行：将旅行时间安排在怀孕的第4~6个月之间，最为安全妥当，因为此时怀孕初期的不适已渐渐消失，而末期的沉重、肿胀等现象尚未开始。此外，也避免了怀孕初期的易于流产以及末期的可能早产。

2 避免前往医疗落后的地区：地点的选择，应确保在任何紧急意外状况发生时，准妈妈都可获得妥善现代化的医疗服务。

3 充分准备行李：除了宽松舒适的衣鞋之外，最好携带一个枕头或软垫，搭乘飞机或巴士时很管用。

4 长途旅行，最好乘坐飞机，尽量减少长时间的颠簸，短途有条件的可以自驾车出游，避免拥挤碰撞准妈妈的腹部。不论在火车、汽车，还是在飞机上，最好能每15分钟站起来走动走动，以促进血液循环。

5 外出旅行途中，要多吃蔬菜、水果，保证充足的纤维摄取。还要多喝水，防止出现脱水、便秘以及消化不良等现象。同时要注意饮食卫生，应做到饭前便后洗手，不吃生冷不洁的食物，不喝生水，尤其不要乱吃车站、码头上那些小商贩的食物。

贴心 提示

准妈妈容易疲倦，因此，在安排行程时，不要过于紧凑，应有充分的休息时间，并且避免不当的压力及焦虑。

孕中期可以进行性生活吗

孕 3 个月之后，胎盘逐渐形成，胎盘和羊水像两道屏障，阻挡外界的刺激，使胎宝宝能够获得有效的保护，妊娠因此进入了稳定期，准爸爸和准妈妈可以适度地进行性生活了。

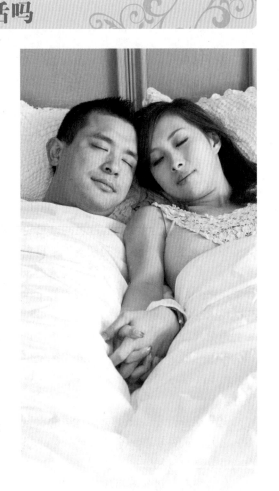

适度性生活是有益的

这一时期，准妈妈的早孕反应已经消失，阴道也比较容易润滑，性唤起会更容易，因此，性生活会更加和谐，更容易达到高潮。适度的性生活有利于增进夫妻间的感情，也有利于胎宝宝的健康发育。有研究表明，夫妻在孕期性生活和谐，生下来的宝宝不但身体健康，而且反应灵敏，语言发育早。

掌握性生活频率

不过，这一时期性生活要适度，一星期 1~2 次为宜，不能太频繁，动作也要轻柔，不能太激烈。

选择合适的性生活体位

孕中期性交宜采用女方在上的体位，女方跨坐在男方的身上，这样女方可以掌握性交的深度和角度，也不会挤压到自己的腹部。也可以采用侧卧位，男方躺在女方的体侧，从后面进入。总之，不管采用哪种体位，都不能压迫到准妈妈的腹部。

使用安全套

孕期过性生活虽然不用担心怀孕，但也要用安全套。一是避免精液刺激子宫发生收缩，引起早产；二是防止准爸爸生殖器上的细菌感染准妈妈的阴道。

贴心 提示

也有准妈妈过于担忧胎宝宝的安危，变得性欲低下。这时，作为准爸爸，一定不能显得气恼或沮丧，应该理解准妈妈，并多给予准妈妈一些感情上的支持和身体上的爱抚，千万不可因孕期性生活的减少而影响夫妻感情。

如何练习有助于自然分娩的孕妇操

孕妇操可以增强准妈妈骨骼和肌肉的强度与柔韧性，防止由于体重的增加而引起的腰腿痛，还可以放松腰部、骨盆部与肌肉，还能够使准妈妈心情舒畅，情绪受到鼓舞，为胎宝宝的顺利分娩作好身体和心理上的双重准备。

骨盆运动

1 平躺在床上，双腿与床面成45°。

2 两个膝盖并拢并带动大小腿慢慢地、有节奏地向左右摆动，摆动时两个膝盖就像在画一个椭圆形，肩膀与脚掌则紧贴床面。反复做10次左右。

3 之后伸直左腿，右腿保持原来的姿势，右腿膝盖缓缓地向左倾斜。

4 倾斜到最大限度时恢复原位，之后再向右侧倾斜。如此反复5~6次以后，换腿进行。

大腿外展

1 右腿向前伸直坐在地上，左腿架在右腿上。

2 在左腿下置一靠垫，将左腿放松，重量完全由靠垫支撑，保持半分钟左右。

3 换另一侧重复。

腿部运动

1 坐在椅子上，双腿与地面垂直，双脚并拢平放在地面上。

2 脚尖用力往上跷，之后深呼一口气再吸气，脚尖放下。

3 把右腿放在左腿上面，然后慢慢地上下活动右腿和右脚尖，5~6次之后换腿进行。

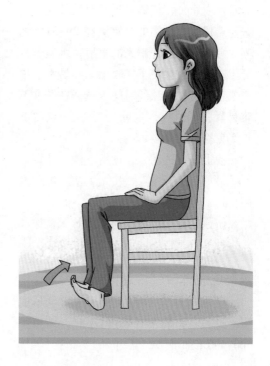

 贴心 提示

有习惯性流产史、胎盘低置、宫颈口松懈、严重心脏病史、严重高血压史的准妈妈不适合做孕妇操。

准妈妈可以游泳吗

游泳能改善心肺功能，增加身体的柔韧性，促进血液循环，增强体力，对于准妈妈来说，游泳还有利于为胎宝宝输送营养物质，有助于排出胎宝宝所产生的废物。不过，准妈妈最好要根据自己的身体状况，在咨询产科医生的意见之后，再决定是否去游泳。

准妈妈游泳前的准备

1 选择卫生条件好、人少的游泳池，场边应有专职的医务人员或救生人员，一旦发生意外，能够得到及时的救助。最好能选择室内恒温的，水温在 29~31℃ 之间为宜，并能避开阳光的直射。水温若是低于28℃，就会使子宫收缩，容易引起早产或者流产。游泳的时间应选择在子宫不容易紧张的时候，也就是上午 10点到下午 2点之间。

2 换上适宜的泳衣、泳裤，戴好泳帽，最好还戴上游泳镜。应选择防滑拖鞋，到了池边再脱掉。

3 游泳之前，要先量血压和脉搏，作各种检查，合格的话才能下水游泳。

准妈妈游泳时要注意什么

1 游泳时动作不宜剧烈，时间也不要过长，一般不宜超过1小时，大致游300~400米即可。

2 不要过度伸展关节，也不能潜水、跳水，不要仰泳，以免发生溺水危险。

游泳后的注意事项

准妈妈游泳后应该将身体冲洗干净，并马上解小便，防止阴道炎或皮肤病的发生。游泳后体温略微下降，要注意保暖，还要及时补充水分。

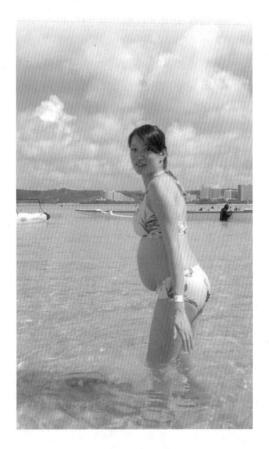

贴心提示 准妈妈游泳的最佳时间是在孕5~7月，此时已经进入妊娠的稳定期，胎宝宝的各个器官已经生长到位，可以适当进行游泳运动了。有过流产、早产史、阴道出血、腹痛、高血压综合征、心脏病的准妈妈，在孕期要避免游泳。

适合准妈妈孕4月做的几个瑜伽动作

准妈妈合理地练习瑜伽可以增强体力和肌肉张力，增强身体的平衡感，提高整个肌肉组织的柔韧度和灵活度，可以使分娩更加顺利。

使骨关节柔软的运动

身体坐直，两脚脚心相对，边短促呼吸，边双手按压双膝盖，反复按压10次，两腿呈90°展开，屈左腿，边吸气边将右手沿体侧上举，目光向手指的正前方，停2秒钟，边呼气边将身体倒向左侧，再次吸气，身体还原到脚心相对时，双手按双膝盖，反复按压10次，向相反方向练习。这个动作有助于使骨关节柔软，有助于准妈妈顺产时的正确坐姿培养，让背部挺直，重心落在臀部的正中央。

腿部伸曲动作

站立，双脚分开与肩同宽，膝盖稍微向外，双手放在脑后，吸气，边呼气边屈膝，停5秒钟；吸气，边呼气边直膝，双手伸直；吸气，边呼气边屈膝，停5秒钟，吸气，边呼气边直膝，最后整个是蹲的姿势。这个动作会使腿部肌肉具有充分的耐力，有助于顺利分娩。

在做这些动作时，要注意做好防护，运动前先喝杯水。如果动作做不到位，不可勉强，要知道，慢慢地锻炼，带着愉悦的情绪去做，这比严格按规范动作去做，要有意义得多。

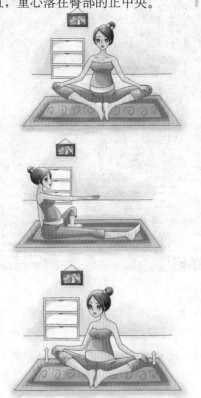

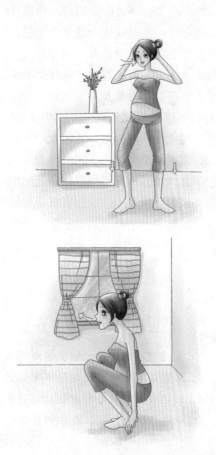

成功胎教与情绪调节

怎么进行环境胎教

当准妈妈置身于舒适优美的环境中时，就会感受到美和欢快，心情自然就会变得轻松愉快，能使胎宝宝受到良好的感应，促进胎宝宝的健康发育。这就是我们所说的环境胎教。

美化居室环境

居室环境对于准妈妈来说意义非凡，因为准妈妈大部分时间都是待在屋里的。

1 在居室的墙壁上悬挂一些活泼可爱的婴幼儿画片或照片，他们可爱的形象会使准妈妈产生许多美好的遐想，形成良好的心理状态。也可以挂一些书法作品，书法作品不但字体优美，而且内容多为古诗词或发人深省的名言警句，能够陶冶情操，给人以鼓舞和力量。

2 对居室进行绿化装饰，而且应以轻松、温柔的格调为主。无论盆花、插花装饰，均以小型为佳，不宜大红大紫，花香也不宜太浓。准妈妈处在被花朵装饰得温馨雅致的房屋里，一定会有舒适轻松的感觉，这有利于消除孕妇的疲劳，增添情趣。

感受大自然的美好风光

准妈妈如果一味地在屋里闷着，对自身的身心和胎宝宝的生长都是不利的。所以，准妈妈要经常到空气清新、风景秀丽的地方游览，多看看美丽的花草，以调节情趣，这样可使准妈妈心情舒畅，体内各系统功能处于最佳状态，使胎宝宝处于最佳的生长环境。

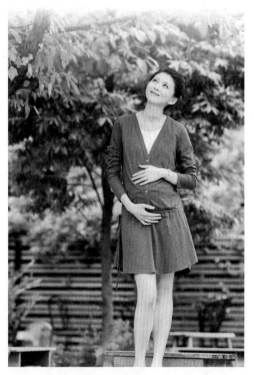

贴心 提示
孕 12~16 周时，胎宝宝出现第一次胎动，这说明胎宝宝的中枢神经系统已经完成了分化。此时胎宝宝的听觉、视觉也开始迅速发育，对于外界的声音、光线、触动等刺激反应变得更加敏感，也会作出相应的反应了。此时积极地进行胎教，往往能收到良好的效果。

如何进行对话胎教

进行过对话胎教的宝宝，出生后情绪稳定，视听能力强，容易被安抚。如果将这种有益的教育延续到出生之后，将来宝宝在语言、认知、情绪和行为能力等方面的发展，将远远超过那些没有进行过对话胎教的宝宝。

和宝宝聊天

对宝宝进行对话胎教，准妈妈或准爸爸不必为谈话内容绞尽脑汁，完全可以就地取材，把生活琐事、工作、学习、娱乐乃至天文地理等作为聊天内容，随时跟胎宝宝聊一聊。当然，聊天内容也可以是对宝宝的问候或祝福。

例如，早晨起床后，可以轻抚腹部对胎宝宝说："宝宝，咱们起床了，和妈妈一起去散步吧。"出去散步时，讲一讲路边的漂亮植物，和其他人打打招呼等。

给宝宝讲故事、唱儿歌

准妈妈或准爸爸应该经常给宝宝讲讲故事、唱唱儿歌。

给胎宝宝讲故事时，准妈妈或准爸爸要充满感情，并且尽量地发挥自己的想象，让故事内容在自己的脑海里呈现出一个个具体生动的形象，这种专注和投入也是一种非常好的胎教。

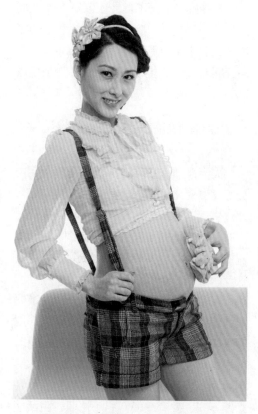

除了喜欢听故事，胎宝宝也很喜欢听韵律感极强的儿歌，并且喜欢不断重复，这个特点会一直持续到幼儿期。所以，准妈妈或者准爸爸可以经常声情并茂地念一些优美、悦耳的歌谣给胎宝宝听，一首歌谣可以反复地念，胎宝宝不但不会感到厌烦，反而会很喜欢呢。

贴心提示

夫妻间的高声喧哗、吵闹声、爽朗的欢笑声或充满爱意的窃窃私语等都会被胎宝宝听到，准父母切不可认为宝宝什么都不懂，从而不顾自己的言行。

夫妻感情会影响胎教效果吗

夫妻感情融洽不但会让家庭幸福，同时也是一种良好的胎教。在幸福和谐的家庭中，胎宝宝会得到良好的生长环境，健康顺利地成长，生下的宝宝往往更加健康聪明。

夫妻感情不好会严重影响到胎宝宝的发育

夫妻激烈争吵时，准妈妈受刺激后内分泌发生变化，随之分泌出一些有害激素，通过生理信息传递途径被胎宝宝所接受。同时，准妈妈的盛怒会导致血管收缩，血流加快、加强，其物理振动传到子宫也会殃及胎宝宝。

在孕早期，夫妻之间经常争吵，准妈妈情绪极度不安，会引起胎宝宝兔唇、腭裂等畸形。在孕晚期，如果夫妻感情不和，准妈妈精神状态不好，则会增加胎动次数，影响胎宝宝的身心发育，而且出生后往往烦躁不安、发育缓慢、胆小怯弱，生活能力差，严重时甚至危及宝宝的生命。

如何让夫妻感情更融洽

1 在准妈妈怀孕期间，准爸爸应体贴照顾好准妈妈，处理好夫妻之间的一些矛盾，与准妈妈共同分担所承受的压力。

2 夫妻双方应互相尊重，互相理解，耐心倾听对方的意见，理智地、心平气和地对待彼此间的分歧。

3 不妨偶尔送彼此一些贴心的小礼物，既能让对方感受到你浓浓的爱意，还能增进生活的情趣，给对方一个大大的惊喜。

4 结婚纪念日、对方生日、定情纪念日等，是夫妻爱情史上的重要日子，应采取适当的形式予以纪念。

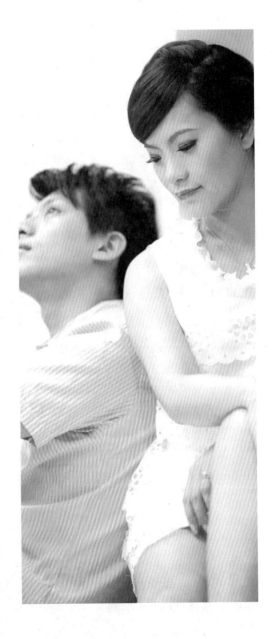

和胎宝宝一起分享大自然

走进大自然，准妈妈可以欣赏到飞流直下的瀑布，欣赏到幽静的峡谷、潺潺的泉水。在赏心悦目的感受中，可以将这些盛景不断地在大脑中汇集、组合，然后经准妈妈的情感通路，将这些信息传递给胎宝宝，使他感受到大自然的陶冶。

和宝宝一起感受阳光

大自然是生命的绿地，它不仅能够给人以温馨，而且能够给人以希望，在大自然中感受阳光，是一种温暖的感动。我们的生命离不开阳光，它不仅仅给了我们温暖，还可以促进血液循环，杀灭传染病的细菌和病毒，还能促进胎宝宝骨骼的生长发育。

和宝宝一起感受清新的空气

准妈妈在早上起床之后，到有树林或者草地的地方去做操或散步，呼吸那里的清新空气，而且，树木多的地方以及有较大面积草坪的地方，尘土和噪声都比较少。那些在一定的温度下工作的准妈妈，除早晨外，在工作休息时也应到树林、草坪或喷水池边走走。准妈妈可以边走边为胎宝宝描述眼前的景象，例如，准妈妈可以向胎宝宝介绍周围人们生活的情况、居住的环境、不同季节里自然界的变化、动植物的生态情况等。当然，最好能发现一些新鲜和感兴趣的东西，讲给胎宝宝听。

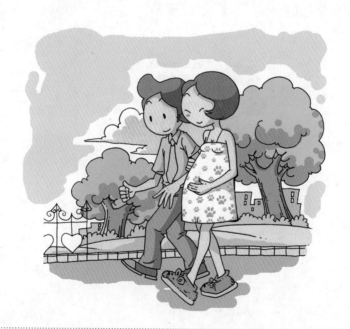

贴心提示

俗话说："一日之计在于晨。"对于准妈妈来说就更是如此。每一位即将做妈妈的孕妇都应该克服自己的懒惰情绪，争取每日按时起床，然后去欣赏大自然清晨的美景，也使腹中的胎宝宝受到熏陶。

如何对胎宝宝进行呼唤训练

父母通过声音和动作对腹中的胎宝宝进行呼唤训练是一种积极有益的胎教手段。在对话过程中，胎宝宝能够通过听觉和触觉感受到来自父母的亲切呼唤，增进彼此生理上的沟通和感情上的联系，这对胎宝宝的身心发育是很有益的。

准爸爸扮演重要角色

生活中，我们会看到这样的现象，一些婴儿，即使不熟悉的女性逗他，他也会微笑，而父亲逗他则反而会哭，别说其他的男性了。这正是宝宝从胎宝宝期到出生后的一段时间里，对男性的声音不熟悉造成的。为了消除宝宝对男性包括对父亲的不信任感，所以，在呼唤胎教中准爸爸应该扮演一个非常重要的角色。

呼唤胎教的具体方法

准爸爸可以让准妈妈坐在宽大舒适的椅子上，然后由准妈妈对胎宝宝说："乖宝宝，爸爸就在旁边，你想听他对你说什么吗？"这时，准爸爸应该坐在距离准妈妈50厘米的位置上，用平静的语调开始说话，随着说话内容的展开再逐渐提高声音，不能一下子发出高音而惊吓了胎宝宝。

说话的内容最好事先构思好，先拟订一篇小小的讲话稿，稿子的内容可以是一段优美动人的小故事、一首纯真的儿歌、一首内容浅显的古诗，也可以谈自己的工作及对周围事物的认识。用诗一般的语言、童话一般的意境，告诉胎宝宝外面的这个美丽新世界。

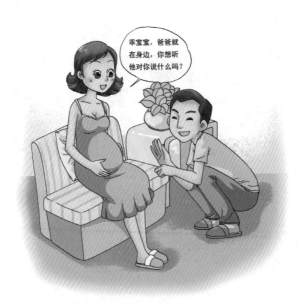

乖宝宝，爸爸就在身边，你想听他对你说什么吗？

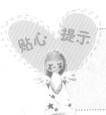

贴心 提示

准妈妈最好给宝宝取个好听的乳名，这对进行呼唤胎教很有好处。

环境色彩与胎教有什么关系

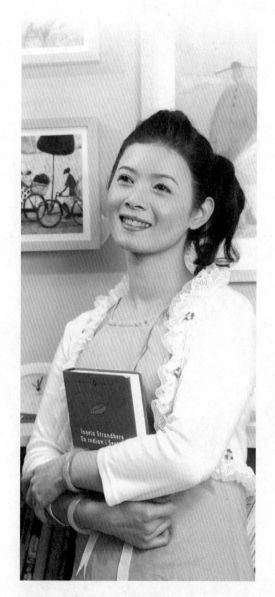

一般说来，红色使人激动、兴奋，能鼓舞人们的斗志；黄色明快、灿烂，使人感到温暖；绿色清新、宁静，给人以希望；蓝色给人的感觉是明静、凉爽；白色显得干净、明快；粉红和嫩绿则预示着春天，使人充满活力。

因此，可以在胎教中让准妈妈处于某些特殊的色彩环境里，来刺激准妈妈体内的激素发生变化，从而取得较好的胎教效果。

准妈妈如何布置环境色彩

1 家是准妈妈实施胎教的主要环境，因此，居室的色彩设计就必须着重考虑。总的指导思想为：安静、幽雅、舒适、整洁。准妈妈在妊娠早期妊娠反应比较严重，造成准妈妈食欲缺乏、全身乏力，这个时期也容易引起准妈妈心情烦躁，影响胎宝宝的健康。因此，对准妈妈来讲，居室的主色调应该以冷色调为主，如：浅蓝色、淡绿色等。在主色调的背景上，不妨布置一些暖色调，如黄色、粉红色等。

2 如果准妈妈是在紧张、安静、技术要求高、神经经常保持警觉状态的环境中工作，那么，家中不妨用粉红色、橘黄色、黄褐色来装饰。这些颜色都会给人一种健康、活泼、鲜艳、悦目、充满希望的感觉。

贴心提示　准妈妈在布置居室、选购日常生活用品时，可有意识地选择让自己感觉舒适的颜色。建议准妈妈不要过多地接触红色、黑色、紫色等刺激性较强的色彩，以免产生烦躁、恐惧等不良的心理，影响胎宝宝的生长发育。

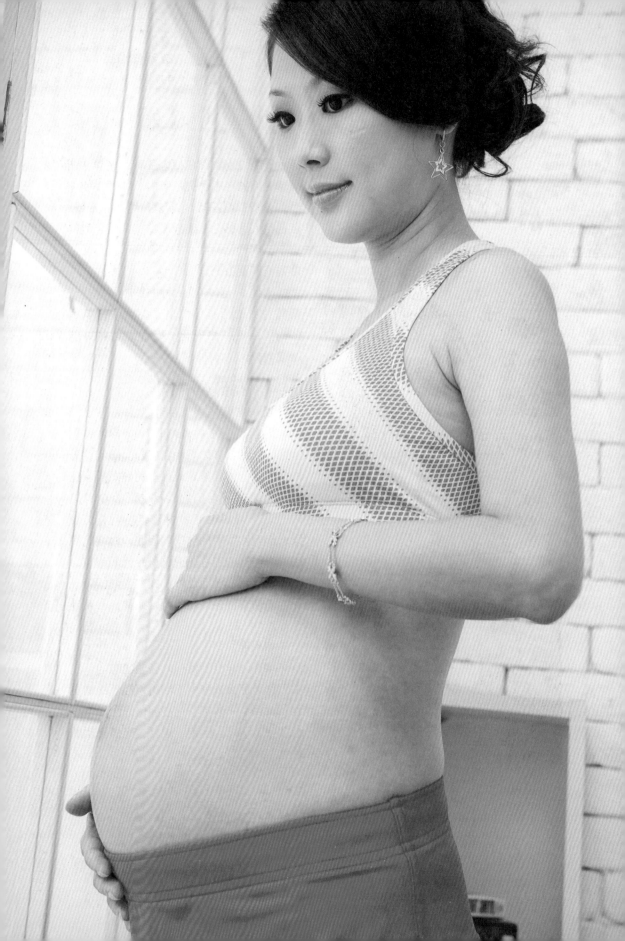

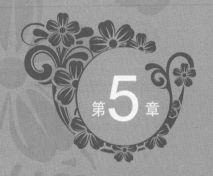

孕5月指导

第**5**章

胎宝宝	身长20~30厘米，体重200~350克。心脏发育成熟，可听到胎心音。全身长出胎毛。长出指甲。皮下脂肪长出，皮肤变成不透明。骨骼快速发育，手臂与腿成比例。有胎便出现。在子宫内活动更频繁，且可听到准妈妈的心跳声音。声带及味蕾也已长成
准妈妈	体重迅速增加，会比原来体重增加3.5~6千克。腹部明显凸出。子宫增大如成年人头部般大小。子宫底高度16~20厘米，羊水量约400毫升
	乳房及乳头的肿胀越来越明显，有的甚至会痛。子宫膨大造成下腹部疼痛。分泌物增多、尿频、腰酸背痛、便秘、痔疮、下肢水肿、静脉曲张等不适更加明显

母体变化与保健

第三次产检要注意什么

准妈妈已经进行了两次产检，跟自己的妇科医生应该也逐渐熟悉起来，以后产检会更加轻车熟路。但是，随着宝宝的成长，准妈妈的负担日渐沉重，所以，产检时最好有准爸爸陪伴，而且事先要作好充分的准备。

第三次产检内容

第三次产检时，除了体重、血压、宫高与腹围、水肿情况、尿常规等每次产检都要检查的项目外，还有可能进行血常规检查。

另外，准妈妈还要作产前筛查。通过产前筛查可以查出怀有患先天愚型、神经管畸形、18三体综合征胎儿的可能性。

第三次产检要注意什么

1 出门之前准备好零钱、卫生纸、围产保健本等。

2 检查时要把这一段时间以来，自己身体有无任何不适的情况告诉医生，特别是还有没有呕吐的现象，有无头痛、眼花、水肿、阴道流血或腹痛等症状，准妈妈可以事先仔细回忆并作好记录。

3 在进行产前检查的同时，准妈妈或家人还应进行自我监测，以便随时了解胎宝宝的生长情况，保证胎宝宝的正常发育。孕期自我监测的方法很多，常用的方法有：测胎动、听胎心及检查子宫底的高度等，如果发现异常，准妈妈可以及时到医院作进一步的检查。

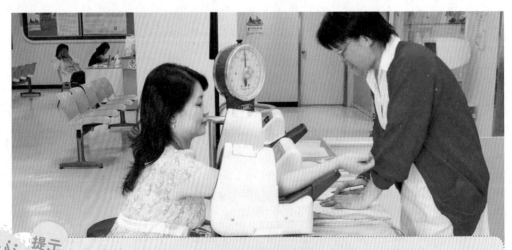

贴心提示　　产前检查如果发现怀有不健康的胎宝宝迹象，就需要进一步确诊。如B超检查或羊水细胞染色体核型分析确诊。如果经过医生仔细的诊断，或经多位专家会诊，明确怀有先天愚型胎儿，应该考虑终止妊娠，从而避免生下残疾孩子，给家庭造成重大的悲剧。

需要进行唐氏儿筛查吗

唐氏儿筛查是一种通过抽取准妈妈的血清，检测母体血清中甲型胎儿蛋白和绒毛膜促性腺激素的浓度，并结合准妈妈的预产期、年龄、体重和采血时的孕周等，计算生出唐氏儿的危险系数的检测方法。

唐氏综合征的表现

患有此症的宝宝俗称痴呆儿。通常表现为智力低下，发育迟缓。患儿眼距增宽、眼裂狭小，双眼外侧往上斜，鼻梁扁平，外耳及头围比正常儿童小，运动和语言能力发育明显落后，很晚才学会坐、站、走和讲话等。

唐氏儿筛查意义重大

随着环境污染及不良生活习惯的影响，即使没有任何异常家族史的正常孕妇仍有可能生出唐氏儿。据统计，按目前的出生率，我国平均每20分钟就有一例唐氏儿出生，这种疾病目前仍缺乏有效的治疗手段，这无疑给家庭和社会造成了沉重的负担。因此，重视产前筛查的意义重大。

哪些夫妻生育"唐氏儿"的潜在危险高

1 准妈妈妊娠前患过流感、风疹或服用致畸药物，如四环素等。

2 受孕时夫妻一方染色体异常，或一方长期在放射性、污染环境下工作。

3 准妈妈有习惯性流产史，以及出现过早产或死胎现象。

把握检查时间

唐氏综合征检查时间控制得非常严格，一般是在孕期的15~20周之间，无论是提前或是错后，都会影响检查结果的准确性。如果错过了时间段，无法再补检，只能进行羊膜穿刺检查。

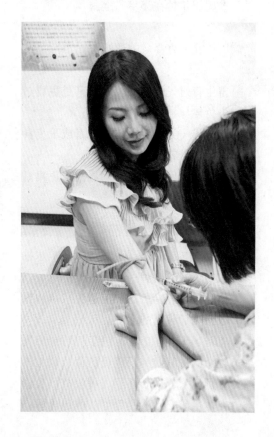

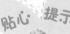 贴心提示

唐氏筛查得到的不是绝对值而是可能性，即生育唐氏儿的危险性大小，因此，经过筛查定为低危也不是说绝对保证胎宝宝百分之百健康。

哪些准妈妈需要作羊膜腔穿刺

　　羊膜腔穿刺是在腹部超声波的引导下，利用特殊的长针，经过准妈妈腹部进入羊膜腔，抽取少量的羊水来作为检查标本进行羊水细胞和生物化学方面的检查。

　　羊膜腔穿刺可以确诊胎宝宝是否有染色体异常、神经管缺陷以及某些能在羊水中反映出来的遗传性代谢疾病。

哪些准妈妈需作羊膜腔穿刺

1 准妈妈年龄在35岁以上。

2 唐氏儿筛查高危的准妈妈。

3 曾生育过先天性缺陷儿尤其是生育过染色体异常患儿的准妈妈。

4 准父母一方是染色体异常者或平衡异位的携带者。

5 孕期血清甲胎蛋白值明显高于正常妊娠者的准妈妈。

作羊膜腔穿刺注意事项

1 掌握时机。在怀孕16~18周是羊水抽取的最好时机。

2 作完羊膜腔穿刺后，应避免从事粗重或会增加腹压的活动。

3 有2%~3%的准妈妈在穿刺后会出现轻微的子宫收缩及阴道流血，通常不需要特别治疗，对于怀孕过程没有不良影响，在休息或安胎治疗后可以得到缓解。

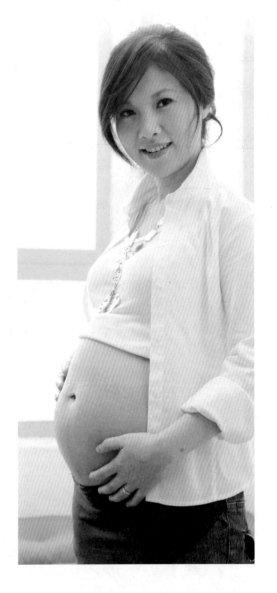

贴心提示　　准妈妈需作羊膜腔穿刺检查时，应到条件相对好的大医院进行。严格掌握适应证，并且配合超声波检查，在严密消毒下由有经验的医生操作，这些都是很有必要的。

如何判断羊水指标是否正常

羊水是维系胎宝宝生存的要素之一。准妈妈羊水出现异常会对胎宝宝造成影响，因此，要学会判断并且防止羊水异常的出现。

羊水的形成

羊水的98%是水，另外含有少量无机盐类、有机物和脱落的胎宝宝细胞等。

在胎宝宝的不同发育阶段，羊水的来源也各不相同。在妊娠的头3个月，羊水主要来自胚胎的血浆成分。之后，随着胚胎的器官开始成熟发育，其他诸如宝宝的代谢产物等，也都成了羊水的来源。

羊水的正常指标

羊水量的多少因人而异，通常随着妊娠周数增长而逐渐增加，12周时有50毫升，怀孕中期大约400毫升，直到妊娠36~38周达到最大量的1000毫升左右，过了预产期则显著减少。

临床上以"羊水指数"作为参考值。以肚脐为中心画一个十字，将准妈妈的肚子分成四个象限，分别测量其中羊水的深度，四个数字加起来即为羊水指数。

一般定义：羊水指数在8~18厘米的范围之内属于正常状态，超过24厘米为羊水过多，低于6厘米则属羊水过少。羊水过多过少都不好，应积极找到原因，配合医生对症治疗。

羊水过多或过少的预防

1 羊水过多时，要注意休息，少吃盐，并在医生的指导下服用健脾利水、温阳化气的中药。

2 羊水过少的准妈妈要加强产检，孕37周后至孕40周前计划分娩，降低羊水过少给胎宝宝带来的伤害。

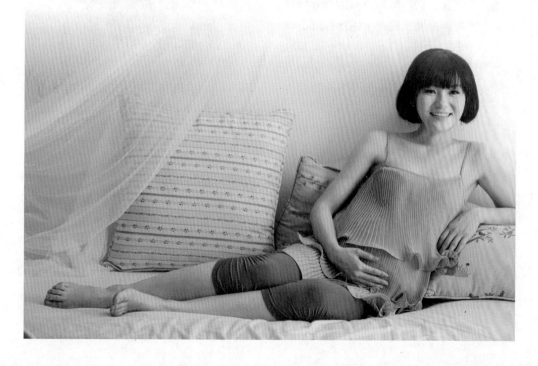

准妈妈乳头内陷怎么办

准妈妈乳头凹陷入乳晕皮面之下，不凸出于乳晕平面，导致局部呈大小口状时，称为乳头内陷。对于准妈妈来说，乳头内陷妨碍哺乳功能，且局部难以清洗，下陷的部位易藏污纳垢，常引起局部感染，乳腺导管又与凹陷处相通，炎症会向乳腺内扩散而引起乳腺炎，所以，准妈妈应该予以纠正。

如何纠正乳头内陷

1 牵拉法：用一手托住乳房，另一手的拇指和中指、食指抓住乳头向外牵拉，每日2次，每次重复10~20次。经常牵拉乳头，可以使乳头凸出、周围皮肤支撑力增大，起到"定型"作用。

2 挤压法：将两拇指相对地放在乳头左右两侧，缓缓下压并由乳头向两侧拉开，牵拉乳晕皮肤及皮下组织，使乳头向外凸出，重复多次。随后将两拇指分别在乳头上下侧，由乳头向上下纵形拉开。每日2次，每次5分钟。

3 负压吸引法：每日应用吸奶器吸引乳头数次，利用其负压促使乳头膨出。

乳头内陷的准妈妈要注意哪些问题

1 内衣、文胸适当，不可过紧，特别是对于乳房较大的准妈妈，以免加重乳头内陷的程度。

2 贴身内衣应为棉制品，并经常换洗、日光照射。乳头如有发红、裂口的迹象时，应及时就医。

3 罹患乳头内陷的准妈妈分娩后，应特别关照乳头的保健和卫生。乳头有轻度凹陷者，适当增加婴儿的吸吮次数，同时注重保护乳头，注意哺乳后清洗，谨防感染。一旦发生乳头红肿，应及时去医院诊治，防止形成乳腺炎。

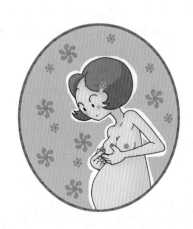

贴心提示

乳头内陷的准妈妈，应该于怀孕5~6个月时就开始纠正。

胎动有怎样的规律

胎动是胎宝宝正常的生理活动，妊娠18~20周的准妈妈便可以感知胎宝宝的胎动。

不同孕期胎动的规律

孕期	胎动位置	胎动感觉
16~20周	下腹中央，比较靠近肚脐眼	孕16~20周是刚刚开始能够感知到胎动的时期。这个时候的胎宝宝运动量不是很大，动作也不激烈，准妈妈通常觉得这个时候的胎动像鱼在游泳，或是"咕噜咕噜"吐泡泡，跟胀气、肠胃蠕动或肚子饿的感觉有点儿像，没有经验的准妈妈常常会分不清
20~35周	靠近胃部，向两侧扩大	这个时候的胎宝宝正处于活泼的时期，而且因为长得还不是很大，子宫内可供活动的空间比较大，所以，这是宝宝胎动最激烈的一段时间。准妈妈可以感觉到胎宝宝拳打脚踢、翻滚等各种大动作，甚至还可以看到肚皮上突出小手小脚的形状
临近分娩	遍布整个腹部	临近分娩，胎宝宝几乎撑满整个子宫，所以，宫内可供活动的空间越来越小，施展不开，而且胎头下降。准妈妈会感觉胎动减少了一些，没有以前那么频繁、激烈

不同时间及状况的胎动规律

每个胎宝宝都有自己的生物钟，昼夜之间胎动次数也不尽相同，一般早晨活动最少，中午以后逐渐增加。晚6~10点胎动活跃。大多数胎宝宝是在妈妈吃完饭后胎动比较频繁，因为那时妈妈体内血糖含量增加，宝宝也吃饱喝足有力气了，于是，就开始伸展拳脚了。

而当准妈妈饿了的时候，体内血糖含量下降，宝宝没劲了，也就比较老实，这也是胎宝宝的一种自我保护行为。

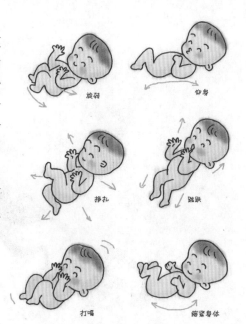

旋转　　仰身

挣扎　　跳跃

打嗝　　缩紧身体

准妈妈如何在家监测胎动

胎动反映了胎宝宝在妈妈子宫内的安危状态。如果胎动出现异常，则很可能是胎宝宝出现宫内缺氧。因此，依靠准妈妈的自我监控，每天掌握胎动变化的情况，可以随时了解胎宝宝在子宫内是否安然无恙。

监测胎动的方法

每个胎宝宝的活动量不同，有的好动，有的喜静。不同的准妈妈可能自觉胎动次数和时间会有所不同。细心的准妈妈经过一段时间，就会掌握胎宝宝的运动规律，然后可以根据胎宝宝的胎动规律来监测胎动。

1 每日测量胎动次数：准妈妈自怀孕的第28周起，每天可以监测胎动，选择宝宝胎动最频繁的时间段，采用左侧卧姿势。

2 计算平均时间内的胎动次数：准妈妈每天分别在早上、中午、晚上各利用一个小时的时间测量胎动。然后将3个小时的胎动次数相加乘以4，即为12小时的胎动次数。如果12小时的胎动次数大于30次，为正常；如果12小时的胎动次数少于20次，属于胎动减少，就应该仔细查找原因，必要时到医院进行胎心监测。

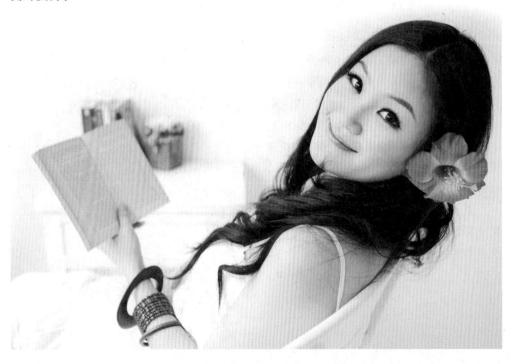

发现胎动异常怎么办

一般医生建议，准妈妈应该以 24 小时作为一个周期，来观察胎宝宝的胎动是否正常。因此，如果一天内，发现胎宝宝的胎动规律明显异于平时，就应该查找原因，及时到医院就诊。

几种胎动异常的原因及处理办法

异常现象	可能原因	处理办法
胎动减少	准妈妈血糖过低、发热	1.注意休息，注意随气温变化增减衣物，避免感冒 2.尽量避免到人多的地方去 3.经常开窗通风，保持室内的空气流通，适当进行锻炼 4.多喝水、多吃新鲜的蔬菜和水果 5.胎动次数<10次
胎动突然加剧，随后慢慢减少	缺氧、受到外界刺激、高血压、受到外界撞击，以及外界噪声的刺激	1.有妊娠期高血压综合征的准妈妈，应该定时到医院作检查，并注意休息，不要过度劳累 2.无论是走路还是乘公共汽车，尽量和他人保持距离，不到嘈杂的环境中去，防止外力冲撞和刺激 3.保持良好的心态，放松心情，控制情绪
急促胎动后，突然停止	脐带绕颈	1.一旦出现异常胎动的情况，要立即就诊 2.坚持每天数胎动，有不良感觉时，马上去医院检查
胎动突然加快	准妈妈受剧烈的外伤所致	准妈妈应少去人多的地方，以免被撞到，还要减少大运动量的活动

贴心 提示

胎动不能完全作为监测胎宝宝的可靠指标，除非有非常显著的变化。所以，准妈妈千万不可因为胎动的细微异常就惊慌失措。

饮食营养跟进

准妈妈最适合吃哪些坚果

坚果中富含蛋白质、脂肪、碳水化合物以及维生素、各种矿物质、膳食纤维等营养成分。吃坚果对改善脑部营养很有益处，对胎宝宝也能起到补脑的作用，特别适合准妈妈食用。

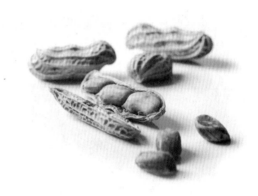

最适合准妈妈吃的坚果

1 花生：花生富含蛋白质，而且易被人体吸收。花生仁的红皮还有补血的功效。花生可以与红枣、莲子等一起做成粥或甜汤，也可以做成菜肴，比如宫保鸡丁。为了补血，不要把花生仁的红色种皮剥掉。

2 核桃：补脑、健脑是核桃的第一大功效，另外，其含有的磷脂具有增长细胞活力的作用，能增强机体抵抗力，并可促进造血和伤口愈合。另外，核桃仁还有镇咳平喘的作用。尤其是经历冬季的准妈妈，可以把核桃作为首选的零食。

3 杏仁：杏仁有降气、止咳、平喘、润肠通便的功效。对于预防孕期便秘很有好处。但是杏仁有小毒，一次不宜多食。

4 瓜子：准妈妈多吃南瓜子可以防治肾结石病；多吃西瓜子润肠、健胃；而多吃葵花子能起到降低胆固醇的作用。

5 松子：松子含有丰富的维生素A和维生素E，以及人体必需的脂肪酸、油酸、亚油酸和亚麻酸，它不但具有益寿养颜、祛病强身之功效，还具有防癌、抗癌之作用。准妈妈可以直接生吃，或者做成美味的松仁玉米来吃。

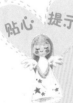

贴心提示

坚果对准妈妈和胎宝宝虽然有诸多好处，但凡事要有度，过犹不及。由于坚果类食物油性大，准妈妈消化功能在孕期会减弱，如果食用过多的坚果，就会"败胃"，引起消化不良，甚至出现"脂肪泻"，反而适得其反。因此，准妈妈每天吃坚果达到50克就可以了，不要吃太多。

准妈妈可以吃冷饮吗

炎炎夏日，来上一杯冷饮或者一根冰激凌，是再美不过的事情了。可是，对于有着孕育责任的准妈妈来说，不管你多么爱吃这些东西，也要忍痛戒掉了。

准妈妈多吃冷饮的危害

1 准妈妈在怀孕期，胃肠对冷热的刺激非常敏感，多吃冷饮会使胃肠血管突然收缩，胃液分泌减少，消化功能降低，从而引起食欲缺乏、消化不良、腹泻，甚至引起胃部痉挛，出现剧烈腹痛现象。影响准妈妈对营养的吸收，从而导致营养跟不上，影响胎宝宝的生长发育。

2 准妈妈的鼻、咽、气管等呼吸道黏膜往往充血并有水肿，如果贪食冷饮，充血的血管突然收缩，血流减少，可致局部抵抗力降低，使潜伏在咽喉、气管、鼻腔、口腔里的细菌与病毒乘虚而入，引起咽喉痛哑、咳嗽、头痛等，严重时还能引起上呼吸道感染或诱发扁桃体炎等。

3 冷饮通常脂肪含量偏高，准妈妈在怀孕期间，激素水平发生了改变，代谢异常。再去吃脂肪含量高的冷饮极易引发高血脂、脂肪肝等疾病。

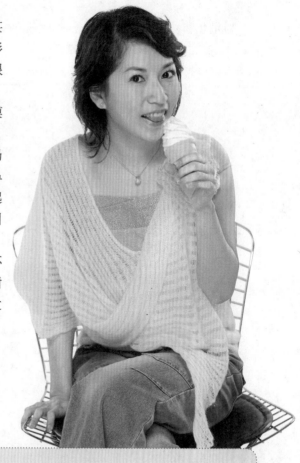

贴心提示

在闷热的季节里，准妈妈可以适当吃一些瓜果，既可以解渴又能解暑，冬瓜、菜瓜、香瓜、黄瓜等均可食用。对于夏季胃口不好的准妈妈来说，不妨将一些水果入菜来增强食欲，除了西红柿，菠萝、柠檬、柳橙都适合作为烹煮食物的原料。

如何吃能帮准妈妈消除妊娠水肿

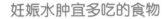

准妈妈在妊娠中晚期常会出现下肢水肿，用手指按压下肢皮肤时会出现凹陷。轻度的下肢水肿多属于生理性妊娠水肿。如果准妈妈注意饮食，就有助于消除水肿。

妊娠水肿不宜吃的食物

1 过咸的食物：发生水肿时要吃清淡的食物，不要吃过咸的食物，尤其是咸菜。

2 难消化和易胀气的食物：吃油炸的糯米糕、白薯、洋葱、土豆等难消化和易胀气的食物，会引起腹胀，使血液回流不畅，加重水肿。

妊娠水肿宜多吃的食物

1 含蛋白质高的食物：增加饮食中蛋白质的摄入，可以提高血浆中白蛋白的含量，改变胶体渗透压，能将组织里的水分带回到血液中。准妈妈每天一定要保证食入肉、鱼、蛋、奶等食物，特别是鲤鱼和鲫鱼，准妈妈可以多吃，不但消除水肿效果好，还有利于胎宝宝大脑发育。

2 水果：水果中含有人体必需的多种维生素和微量元素，它们可以提高机体的抵抗力，加强新陈代谢，还具有解毒利尿等作用。

3 冬瓜：冬瓜具有清热泻火、利水渗湿、清热解暑的功效，可提供丰富的营养素和无机盐，既可养胎排毒，又可利水消肿，准妈妈可以常吃。

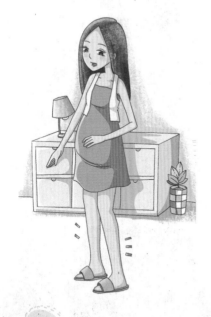

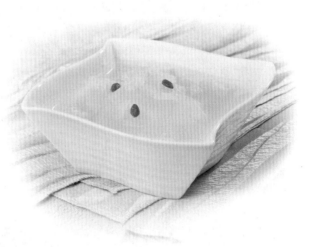

贴心 提示

准妈妈如果单纯只是脚部轻度水肿，没有高血压、蛋白尿等其他不适现象，可不必作特殊治疗，一般在宝宝出生后水肿会自行消失。但是，准妈妈如果除四肢和面部水肿，还出现少气懒言、食欲缺乏、腰痛、大便溏薄、舌质淡、苔白等症状，多为病态水肿，需要及时治疗。

日常起居与运动

准妈妈身材变丰满，如何选择孕妇装

大部分的准妈妈在怀孕4~5个月时，就要开始选购孕妇装了。选购孕妇装应以不妨碍胎儿的生长发育为前提，以宽大舒适、透气性良好、吸汗力强、防暑保暖与穿脱方便为原则，结合个人喜好选择衣服的颜色与款式。

款式要宽松

准妈妈选择孕妇装时要选择宽松的款式，千万不要选择修身式的。宽松的胸腹部、袖口会让准妈妈感到舒适。衣服最好是开前襟或者是肩部开扣的，便于穿脱。在宽松的原则上，准妈妈可以根据个人爱好选择不同款式。

以天然面料为佳

选择质地柔软、透气性强、易吸汗、性能好的衣料，因为怀孕期间皮肤非常敏感，如果经常接触人造纤维的面料，容易引起过敏。纯棉面料的吸湿性、透气性都比较好，穿着也舒服，是孕妇装的首选，亚麻面料也是不错的选择。夏天的时候还可以选择泡泡纱面料的，这种面料不但有很好的透气性，还能巧妙地掩盖住身体的臃肿。

颜色鲜艳柔和

色彩鲜艳的衣服穿起来能调节孕妇的情绪，利于准妈妈和胎宝宝的身心健康。孕妇装多以赏心悦目的柔和性色彩为主，如浅灰色、粉红、苹果绿等。

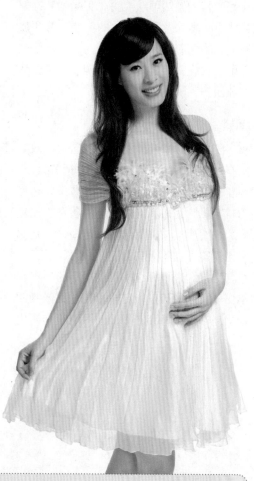

贴心 提示

准妈妈也可选择调节式的孕妇装。因为在以后的几个月内，准妈妈的体形还会发生较大的变化，所以，最好选择可调节性的衣裤，这样就不需要准备很多孕妇装，节省开支。

脚形变化，如何选择舒适合脚的鞋子

准妈妈身体变化很大，体形越来越笨重，脚部负担也越来越重。这时，一双舒适合脚的鞋子对准妈妈来说非常重要。

鞋跟不宜高

准妈妈选购鞋子要注意鞋跟的高度，理想的鞋跟高度为 15~30 毫米，鞋后跟高度比前掌高大约一寸，应避免穿平底鞋。平跟的鞋子虽然可以接受，但是随着准妈妈体重的增加及重心变化的影响，穿平底鞋时脚跟先着地，脚掌后着地，不能维持足弓吸收震荡，容易引起肌肉及韧带的疲劳和损伤。

面料柔软舒适

准妈妈站立过久或行走较远时，双脚常有不同程度的水肿，鞋底、鞋帮若太硬，不利于下肢血液循环。春秋季节可以选择布料鞋，因为布料的透气性、吸汗性比较好，也更为柔软，可弯曲性更高，行走起来比较省力。冬天穿保暖性好的鞋子，皮革鞋为首选，最好选择柔软轻薄的牛皮、羊皮鞋。这些鞋有一定的弹性，可随脚的形状进行变化，穿着舒适，可减轻准妈妈的身体负担。

鞋子要宽松

最好选择圆头的鞋子，鞋的尺码需依脚长而定，并且略比脚大 1 厘米左右，为脚的胀大留出空间。

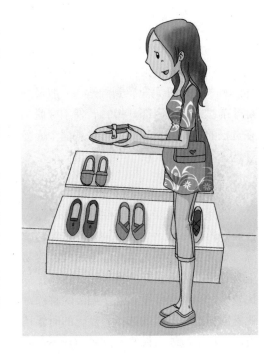

贴心提示

准妈妈本身末梢血液循环较差，而长靴又是包裹小腿和脚部的设计，一般比较紧，透气性也不好，这会更加阻碍脚部血液循环，引发冻疮。如果要穿，最好选择踝部和腿部比较宽松的长靴。

准妈妈眼睛干涩时怎么办

怀孕期间，准妈妈的泪液分泌会减少，同时泪液中的黏液成分增多，这些变化会让准妈妈经常性地感觉到眼睛干干的、不舒服。感到眼睛干涩的时候，准妈妈可用适量的舒润型眼药水，缓解这些症状。但在眼药水的选择上却要谨慎。

准妈妈如何选择眼药水

1 不要选含氯霉素的眼药水，因为氯霉素具有严重的骨髓抑制作用，使用后可能导致新生儿产生严重的不良反应。

2 不要用含四环素的眼药水，四环素容易导致胎宝宝畸形。

缓解眼睛干涩的其他方法

1 注意保护眼睛，避免用眼过度引起眼睛疲劳，避免强光、高温刺激。眼疲劳者要注意饮食和营养的平衡，平时多吃些粗粮、杂粮、红绿蔬菜、薯类、豆类、水果等含有维生素、蛋白质和纤维素的食物。不要长时间用眼，看书、看电视、电脑或手机屏幕不可时间过长。

2 多吃一些含维生素A丰富的食物，如胡萝卜及绿色或黄色蔬菜、红枣等，这是预防眼干的食补良方。

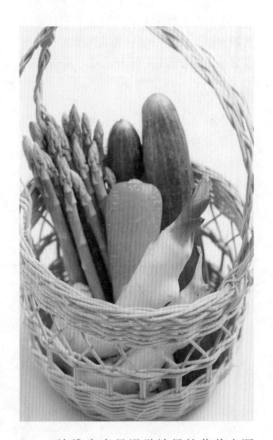

3 B族维生素是视觉神经的营养来源之一，维生素 B_1 不足，眼睛容易疲劳；维生素 B_2 不足，容易引起角膜炎。可以多吃些芝麻、大豆、鲜奶、小麦胚芽等食物。

贴心提示

孕期准妈妈最好不要佩戴隐形眼镜，改用普通眼镜，以免增加眼部的干涩感和异物感。

准妈妈怎样护理乳房

准妈妈从妊娠中期开始，就应注意乳房的护理，为产后哺喂婴儿作准备。孕期作好乳房的护理是保证母乳喂养的关键。

清洁乳房

1 选择适当的文胸，从怀孕到分娩，大部分准妈妈的胸部可能会晋升2~3个罩杯，尺寸可能会增加15~20厘米以上，所以，文胸要随着胸部的改变适时地更换。要能完全包住乳房，不挤压乳头，过于压迫乳头会妨碍乳腺的发育。

2 有乳汁溢出者，可于文胸内垫个棉垫；并于洗澡时以温水轻轻地清洗乳头。

3 每天坚持用温皂水和清水清洗乳头和乳晕，除去乳痂，每次清洗后在乳头和乳晕表面涂上一层油脂，或经常用干毛巾擦洗乳头，增加皮肤表皮的坚韧性，使娇嫩的乳头经得起宝宝吸吮。

孕9月后按摩乳房

由于刺激乳头可能会引起宫缩，因此，一般在怀孕9个月以后进行乳房按摩会比较安全。按摩过程中可以软化乳房，使乳腺管畅通，有利于乳汁分泌。另外，刺激乳头和乳晕，还可使乳头的皮肤变得强韧，将来宝宝也比较容易吸吮。准妈妈可以用手掌侧面轻按乳房，露出乳头，并围绕乳房均匀按摩。

准妈妈每天睡前都坚持进行2~3分钟的按摩，对防止胸部下垂，促进产后乳汁分泌与恢复，都有很好的效果。

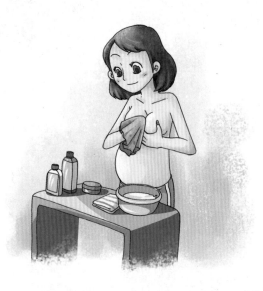

贴心 提示

按摩的力度以不感觉疼痛为宜。在按摩过程中，如果子宫出现频繁收缩，要马上停止按摩。一旦出现异常症状，应及时就诊。

准妈妈口腔异味重，如何消除

怀孕后，内分泌会发生很大的变化，雌激素和孕激素水平升高，加上准妈妈体温偏高，这就导致口腔容易产生比较浓重的特殊气味，不太好闻。这虽然对身体丝毫无害，但却会影响准妈妈的心情。如何去除口腔异味呢？准妈妈可以试试以下方法。

时常漱口、喝水

准妈妈可以时常漱口，也可以准备一些降火的饮料，或茶水、果汁等，以除去口腔中的异味，并且同时注意饮食前后的口腔卫生。

清洁舌苔

当口腔出现怪味时，在刷牙后可以顺便清洁一下舌苔，并彻底清除残留在舌头上的食物，这样有助于消除口腔内的异味，并可恢复舌头味蕾对于味道的正确感觉，而不至于对食物口味越吃越重。

定期检查牙齿

当准妈妈有牙龈出血、发炎的症状时，再加上少量多餐的关系，很容易造成牙周炎或龋齿。这些存在于牙齿与牙龈表面的细菌，会释放出某些不好闻的气味，引起口臭。而被卡在牙齿之间或舌头四周的食物腐败之后，有时也会引起一些不好闻的气味。因此，准妈妈要定期检查牙齿，消除牙齿病变。

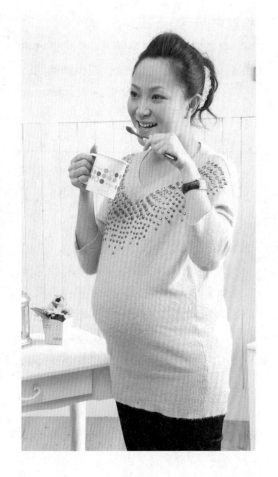

贴心 提示

很多疾病也会引发味觉改变或口臭，如上呼吸道、喉咙、鼻孔、支气管、肺部发生感染的时候都会有此现象，而患有糖尿病、肝或肾有问题的准妈妈，也会有口味改变的问题。如果准妈妈有特殊疾病史，或发生口臭及味觉显著改变的情形，应由医生诊治以作诊断鉴别。

怎样计算预产期

由于每一位准妈妈都难以准确地判断受孕的时间，所以，医学上规定，以末次月经的第一天起计算预产期，整个孕期为280天，10个妊娠月（每个妊娠月为28天）。计算预产期，主要的方法有以下几种：

根据末次月经计算

将最后一次月经来潮的月份减掉3（不足者加上9），日数加上7，即为预产期。例如，最后一次月经为1月1日开始，预产期则为当年的10月8日。

根据受精日计算

若知道受精日，从这天开始经过38周(266天)即为预产期。使用基础体温者知道排卵日，则可计算出受精日。

根据B超检查推算

医生做B超时测得胎囊大小与胎宝宝头至臀部的长度，以及胎头两侧顶骨间径数值，据此值即可推算出怀孕周数与预产期。对于最后一次月经开始日不确定的准妈妈而言，这是较准确的方法。

从孕吐开始的时间推算

孕吐一般出现在怀孕6周末，就是末次月经后42天，由此向后推算至280天即为预产期。（准确性差）

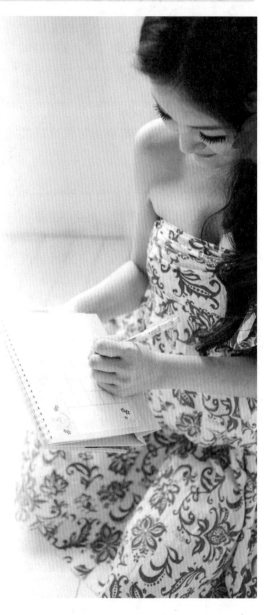

贴心提示

由于每位准妈妈的月经周期长短不一，所以，推测的预产期与实际预产期有1~2周的出入也是正常的，而且，预产期不是精确的分娩日期。据统计，只有5%左右的准妈妈在预产期那一天分娩。但是预产期可以提醒准妈妈胎宝宝安全出生的时间范围，以便提前做好分娩的准备。

成功胎教与情绪调节

抚摩胎教如何做

抚摩胎教是指通过轻轻抚摩、触压准妈妈的腹部，让腹中的胎宝宝感觉到父母的存在并作出反应。把父母对宝宝的关爱传达给他，在宝宝出生前就建立良好的亲子关系。

抚摩胎教的好处

抚摩胎教可以锻炼胎宝宝皮肤的触觉，促进胎宝宝的智力发育和运动神经的发育。经常受到抚摩的胎宝宝，对外界环境的反应也比较机敏，出生后翻身、抓握、爬行、坐立、行走运动方面的能力，要比一般婴儿超前发育。

5月抚摩胎教方法

触压拍打式抚摩胎教可以从孕 4 个月后，在抚摩的基础上进行。具体做法如下：

1 准妈妈平卧，放松腹部。

2 用手在腹部从上至下、从左至右来回抚摩，并用手指轻轻按下再抬起。

3 轻轻地做一些按压和拍打的动作，给胎宝宝以触觉的刺激。

抚摩胎教要注意的问题

1 进行抚摩胎教时，动作宜轻，时间不宜过长。开始时每次5分钟，等胎宝宝作出反应后，每次5~10分钟。

2 在按压、拍打胎宝宝时，动作一定要轻柔。准妈妈还应随时注意胎宝宝的反应，如果感觉到胎宝宝用力挣扎或蹬腿，表明他不喜欢，应立即停止。

3 有不规则的子宫收缩、腹痛、先兆流产、先兆早产或曾有过流产、早产、产前出血等不良产史的准妈妈，不宜进行抚摩胎教，可用其他胎教方法替代。

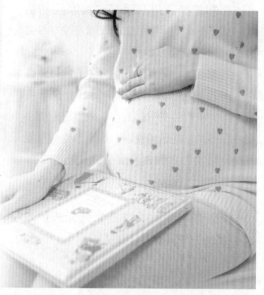

贴心提示　　刚开始时，胎宝宝一般不会作出反应，准妈妈不要灰心，一定要坚持长久地有规律地去做。一般需要几个星期的时间，胎宝宝会有所反应，如身体轻轻蠕动、手脚转动等。

如何利用按摩缓解情绪

准妈妈因为生理引起的心理因素，情绪波动很大，很容易紧张、焦躁不安。有的准妈妈会乱发脾气，有的易怒，有些人则郁郁寡欢，这些情绪对腹内的胎宝宝都会产生不良的影响。

准爸爸除了要了解准妈妈的多种变化之外，还应该把理解付之于行动，身体力行地帮助准妈妈对付这些不良的妊娠反应，让准妈妈觉得，怀孕真的不是她一个人在奋斗。在对于妊娠纹、下肢水肿等不良妊娠反应时，准爸爸可以做的有很多，按摩就是帮助准妈妈缓解这些症状的好方法之一。

准爸爸如何帮助准妈妈按摩

1 头部按摩：用双手轻轻按摩头和脑后，3~5次。用手掌轻按太阳穴，3~5次，可缓解头痛，松弛神经。

2 腿部按摩：把双手放在大腿的内外侧，一边按压一边从臀部向脚踝处进行按摩，将手掌紧贴在小腿上，从跟腱起沿着小腿后侧按摩，直到膝盖以上10厘米处，反复多次，可消除水肿，预防小腿抽筋。

按摩的注意事项

1 在开始按摩前，准爸爸应先去掉戒指、手镯或手表，并搓暖双手。

2 各个部位一般按摩15分钟就行了，按摩的力度要稳定，不要时重时轻。

3 按摩要选择舒适的、能躺开的地方，比如床上。

4 在开始时，要轻轻按摩，逐渐增加力量，但要保证让准妈妈感到舒服，而且动作一定要慢。

5 准妈妈处于饥饿或吃饱的状态时不要按摩。

6 如果准妈妈出现妊娠并发症或者其他疾病时都不宜进行按摩。

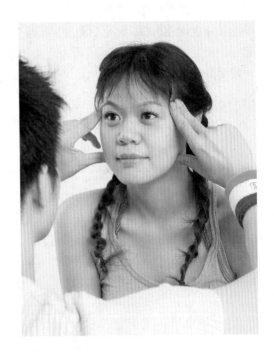

贴心 提示

准爸爸在按摩时可以在手上涂些润肤油，以减轻皮肤的粗糙感，让准妈妈感到更舒适。

如何根据胎动规律进行母婴互动

准妈妈怀孕5个月以后，就能明显地感觉到胎动了。如果用手触摸腹部，胎宝宝就会在抚摩的地方踢几下。这时，准妈妈就可以跟胎宝宝做亲子游戏，积极互动了。

准妈妈和胎宝宝的游戏互动方法

1 准妈妈仰躺在床上，全身尽量放松，在腹部松弛的情况下来回抚摩胎宝宝，具体做法是：用一个手指轻轻按一下再抬起。有的胎宝宝能立即作出反应，有的则要过一阵，甚至几天再做时才有反应。

2 当胎宝宝有了反应，用小手或小脚给予还击时，准妈妈可在被踢或被推的部位轻轻地拍两下，一会儿胎宝宝就会在里面再次还击。这时，准妈妈应改变一下拍的位置，改拍的位置距离原拍打的位置不要太远，胎宝宝会很快向改变的位置再次还击。

3 准爸爸可以用手轻抚准妈妈的腹部同宝宝细语，告诉宝宝这是爸爸在抚摩，并同准妈妈交换感受，这样能使准爸爸更早地与未见面的胎宝宝建立联系，加深全家人的感情。

4 与胎宝宝"玩耍"时，如果能够和着轻快的乐曲，效果会更好。

5 与胎宝宝做游戏应该定时，比较理想的时间是在傍晚胎动频繁时，也可以在夜晚10点左右。但不可太晚，以免胎宝宝兴奋起来，手舞足蹈，使准妈妈久久不能入睡。每次的时间也不可过长，5~10分钟为宜。

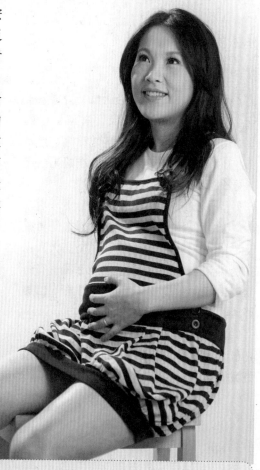

贴心提示

很多准妈妈在摸胎宝宝时，是很自然地用顺时针或者逆时针的手势转圈抚摩。如果一直这样打圈的话就可能造成宝宝被引导得脐带绕颈，尤其在孕晚期更要注意。

怎样进行形象意念胎教法

意念是胎教的一种重要手段。意念从某种意义上来说就是想象力。想象力每个人都有，准妈妈可以运用这种力量，将美好的愿望、祝愿传递给胎宝宝，在胎宝宝生长发育过程中起作用。

因为准妈妈与胎宝宝有心理和生理上的联系，准妈妈的想象通过意念构成胎教的重要部分，并转化、渗透到胎宝宝的身心之中。另外，准妈妈在构想时，情绪达到最佳状态，能促进良性激素的分泌，使胎宝宝面部结构及皮肤发育良好。

形象意念胎教的方法

1 准妈妈以舒服的姿势让整个身体放松下来，自由地深呼吸，想象自己的整个身体都是新鲜的。慢慢地呼气，把紧张、压力与不快统统吐出去，准妈妈会进入更放松的状态。

2 待自己纷繁的思绪完全沉静下来后，准妈妈开始想象胎宝宝，想如是男孩子定是体魄伟岸、气宇轩昂、高高大大；如是女孩子，身材苗条、体型标准、有一张天使般的脸庞……尽可能想象一切美好、健康、积极的因素。

这种想象能够提高准妈妈的自信心，并最大限度地激发胎宝宝的潜能，对克服妊娠抑郁症也很有效果。

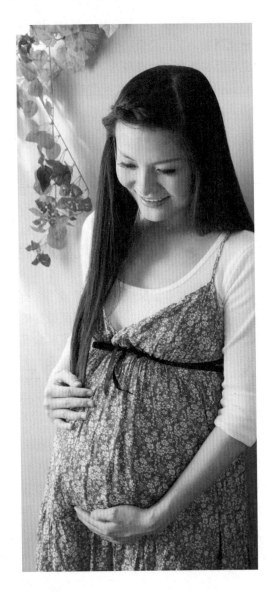

贴心提示　运用意念时走神是一种常见的现象，这时切忌急躁紧张，不要强迫自己集中注意力。一旦发觉自己走神，可以对胎宝宝说"对不起，妈妈开小差了，小宝宝不要学妈妈，要学会集中注意力"，然后，不慌不忙、有意无意地将意念收回来。

进行音乐胎教要注意什么

高雅、优美悦耳的音乐能促进胎宝宝神经系统和感觉器官的发育，刺激胎宝宝的大脑，更好地开发智力。优美动听的音乐，还能够促进准妈妈分泌出一系列有益健康的激素，以此促进胎宝宝的生长发育。

进行音乐胎教的方法

1 欣赏胎教音乐：选择胎教音乐，在距离准妈妈1~2米的地方播放。准妈妈在每天多次的音乐欣赏中，会产生许多美好的联想，如同进入美妙无比的境界，而这种感受可通过准妈妈的神经体液传导给胎宝宝。

2 哼抒情歌曲：准妈妈每天哼唱几首歌，最好是抒情歌曲，也可以是摇篮曲。唱时应心情愉快，富有感情，通过歌声的和谐振动，使胎宝宝有一种"世界是美好的"的感觉，准妈妈自身也能获得感情、感觉上的满足。

如何选择胎教音乐

1 作为胎教音乐，要求在频率、节奏、力度和频响范围等方面，应尽可能与宫内胎音合拍，不是准妈妈自己听一听音乐是否好听，而是看它是否经过了医学、声学的测试。准妈妈在选购胎教音乐时应慎重，最好请专业人员帮助选购。

2 贝多芬的《田园》、约翰·施特劳斯的《维也纳森林的故事》、约纳森的《杜鹃圆舞曲》、罗伯特·舒曼的《梦幻曲》、瓦尔第的小提琴协奏曲《四季》、勃拉姆斯的《摇篮曲》、柴可夫斯基的《B小调第一钢琴协奏曲》这些世界名曲，都是不错的胎教音乐。

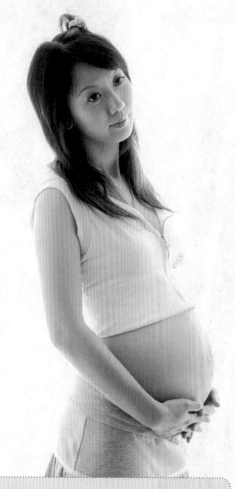

贴心提示

准妈妈在胎动时进行音乐胎教效果更好。胎动时，说明胎宝宝是意识清醒的，此时跟胎宝宝进行各种互动和胎教，都是最好的时机，能取得更好的效果。

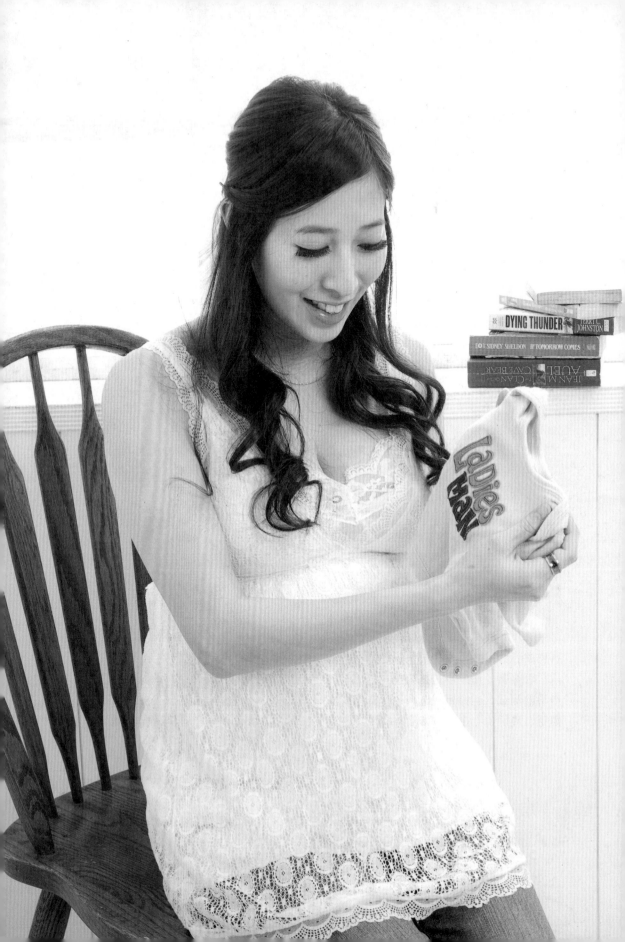

第 **6** 章

孕6月指导

胎宝宝	身长25~35厘米，体重600~800克。头发渐渐长出，眉毛、睫毛已长成。皮下脂肪渐渐增加，但皮肤还很薄且多皱，并且为皮脂腺分泌物(胎脂)和胎毛所覆盖
	肾脏功能已形成，已有排尿功能。大脑皮质继续发育，此时期已可记忆准妈妈的心跳声音。嗅觉神经已发育，故可感受到并模糊闻到准妈妈的味道。胎宝宝浮动于羊水中，容易变动其位置
	胎宝宝活动强壮有力，双脚会出现踢子宫壁的动作，使准妈妈感觉到强烈胎动
准妈妈	体重增加4.5~9千克。子宫增大，腹部明显凸出。子宫底高度20~24厘米，羊水量约500毫升。子宫高度已到肚脐之上，有时会因其压迫到膀胱，导致准妈妈出现尿频现象。有少量稀薄乳汁分泌

母体变化与保健

第四次产检要注意什么

这次产检与前几次的内容差不多，检查的内容包括：体重的测量、腹围的测量、子宫底的测量、血压的测量及尿常规化验等。医生会根据准妈妈身体各项指标的变化，来判断准妈妈的身体是否健康、胎宝宝的生长发育是否正常。

特别检查项目

1 超声波全面检查：此阶段，胎宝宝的发育已经完成，身体不大不小，正适合对胎宝宝进行一次全面的检查。过了这个阶段以后，胎宝宝将会占据整个子宫，不太容易看到他的全貌。

2 胎宝宝心脏共鸣检查：如果准爸爸、准妈妈的直系亲属中有人患有心脏病，或者以前妊娠的胎宝宝心脏有异常，或者由于用药而担心的话，就应该进行此项检查。

本月产检注意事项

1 在用餐完2小时之后再接受检查，以保证各项指标不受胃内食物的影响。

2 在检查时，准妈妈应该告诉医生这一段时间以来，身体是否出现不适，如水肿、体重突然增加、头痛、胃痛、恶心、尿量及次数减少等。如果有龋齿，医生会建议准妈妈在这个时期治疗最为合适。

3 这一阶段的准妈妈，子宫底高度为18~21厘米，或脐上一横指，在尿常规的化验中，如果蛋白的排出量超过0.5克/24小时，则属异常。如果超过5克/24小时，则提示有重度异常。

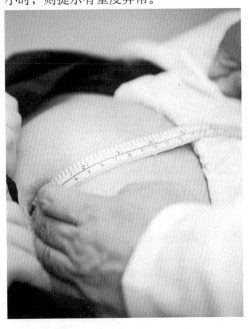

贴心 提示

准妈妈如果发现自己有先兆流产的迹象，应尽快到医院检查，以明确病因和胎宝宝的状况，但要尽量减少不必要的阴道检查，以减少对子宫的刺激。

准妈妈如何防治小腿抽筋

很多准妈妈都会有小腿抽筋的现象，据统计，大概有50%的准妈妈偶尔会突然出现小腿抽筋。

准妈妈小腿抽筋一般都是由孕期缺钙导致的。整个孕期，准妈妈对钙的需求量增加，并且会随着胎宝宝的生长发育不断增加，因此，不少准妈妈孕早期小腿抽筋通常不明显，可到了孕中期和孕晚期，则会不断地加重。

此外，如果准妈妈受寒了或者休息不好，也会出现小腿抽筋的现象。

防治小腿抽筋的方法

1 在饮食上多吃含钙质的食物如牛奶、孕妇奶粉、鱼骨、五谷、果蔬、奶类、肉类食物，并合理搭配。适当进行户外活动，接受日光照射。必要时可在医生的指导下加服钙剂和维生素D。

2 若天气较冷则要注意腿部的保暖，临睡前可以用温水泡脚，睡觉时可以用热水袋来暖被褥，将腿部垫高可以防止抽筋的发生。

3 避免长时间地站立和走路，每走或者站一会儿要坐下休息一下，以减轻双脚的负担，避免双脚过度劳累。平时走路可以有意识地让脚后跟先着地，小腿伸直时脚趾弯曲些不往前伸，能够减少发作。

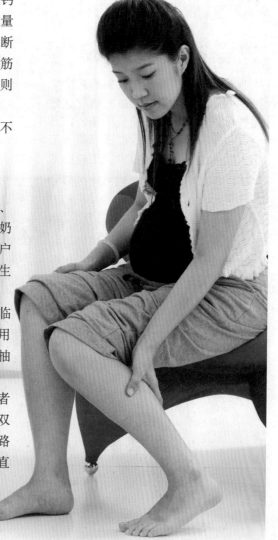

贴心·提示

一旦抽筋发生，准妈妈应该立即站在地面上蹬直患肢；或是坐着，将患肢蹬在地上，蹬直；或请身边的亲友将患肢拉直。总之，使小腿蹬直、肌肉绷紧，再加上局部按摩小腿肌肉，即可以缓解疼痛甚至使疼痛立即消失。

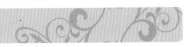

准妈妈容易发生昏厥怎么办

　　不少准妈妈在睡醒、久坐、久蹲之后要起身站立时，会突然一阵眩晕，状况轻微者可能只会短暂地晕个几秒钟就恢复了，但严重者则可能会严重眩晕而失去知觉，导致摔倒，可能造成脑部或身体受伤。

准妈妈容易发生昏厥的原因和应对办法

准妈妈容易发生昏厥的原因	表现症状	应对办法
供血不足，血压偏低。准妈妈常常会发生供血不足、大脑缺血的情况，妊娠的早、中期，由于胎盘形成，血压会有一定程度的下降。血压下降，流至大脑的血流量就会减少，造成脑血供应不足，使脑缺血、缺氧，从而引起头晕	一般在突然站立或乘坐电梯时会晕倒	准妈妈要避免久蹲久坐后突然站立。这种一时性的脑供血不足，一般孕 7 月时即可恢复正常
进食过少，血糖偏低。运输到脑组织的糖就相对减少，而脑组织不能进行无氧糖酵解，随之发生缺血反应。导致脑活动受影响，出现低血糖昏厥	有时发作性头晕，伴有心悸、乏力、冷汗，一般多在进食少的情况下发生	早餐应多吃牛奶、鸡蛋等食物，随身带些奶糖，一旦头晕发作时，马上吃糖，可使头晕得以缓解
体位不妥，压迫血管。这类准妈妈的头晕属于仰卧综合征，是妊娠晚期由于子宫增大压迫下腔静脉导致心脑供血减少引起的	一般在仰卧或躺坐于沙发中看电视时容易头晕昏厥	避免仰卧或半躺坐位，即可防止头晕发生。如发生头晕，应马上侧卧

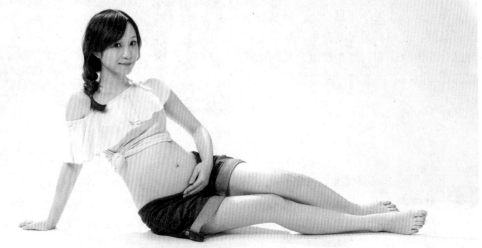

准妈妈应如何预防尿路感染

由于女性特殊的生理特点和怀孕期间的身体变化，孕期很容易发生尿路感染，发生率高达7%~10%。严重的尿路感染对准妈妈和胎宝宝的危害很大，准妈妈要注意预防尿路感染。

预防尿路感染的方法

1 准妈妈要养成多饮水的习惯，饮水多、排尿多，尿液可以不断冲刷泌尿道，使细菌不易生长繁殖。

2 要特别注意外阴部清洁，每次排尿后必须吸干外阴部残留的尿液，否则细菌很容易繁殖。

3 饮食宜清淡，可吃冬瓜、西瓜、青菜等清热利湿的食物，也可用莲子肉、赤豆、绿豆等煮汤喝，既有利于减少尿路感染的发生，还可以保胎、养胎。

4 裤子要宽松，太紧的裤子会束压外阴部，使得细菌容易侵入尿道。最好每天换一次内裤，内裤要用纯棉制品，煮沸消毒，并经日晒最好。

5 保持大便通畅，以减少对输尿管的压迫。无论大、小便，都要用流动水(最好是温开水)从前向后冲洗阴部，然后用煮沸过的干净毛巾从前向后擦干净。

6 睡觉时应采取侧卧位，以减轻对输尿管的压迫，使尿流通畅。

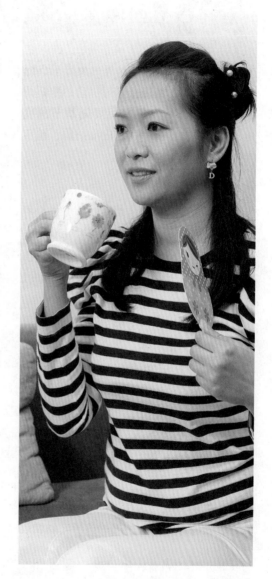

贴心提示

准妈妈最好每月都去医院作一次尿液检查，如果确诊患了尿路感染，一定要尽量在早期彻底治愈，不要任病情继续发展。治疗时准妈妈一定要跟医生说明怀孕的情况，以便医生选择使用对胎宝宝无害的药物。

饮食营养跟进

不同季节如何保证饮食健康

季节的变化导致自然界气象万千，时时影响着人体的生理、病理机能，准妈妈更容易受到影响。准妈妈要随季节的变化，适时调节饮食，以适应准妈妈、胎宝宝生理性、代谢性的需要。

春季

中医认为，春季对应着肝脏，此时肝气旺盛，而酸味入肝。春季食酸味食物会让本来就偏旺的肝气更旺。肝旺就会损伤脾脏的功能，因此，春季要少吃一些酸性的食物。

由于甘味入脾，因此，甜味的食物就可以补脾脏，可多吃一些大枣、山药等补脾食物，补充气血，解除肌肉的紧张。

夏季

夏天，暑湿之气使人食欲降低、消化减弱。因此，在膳食调配上，准妈妈宜少食辛甘燥烈食品，以免过分伤阴；多食甘酸清润之品，如绿豆、西瓜等，可多吃豆制品。此外，准妈妈在饮食上要经常变换花样，改变传统的、常规的做法，以增进食欲。

秋季

秋季干燥，养生重在润肺，适合平补，准妈妈可以多吃芝麻、核桃、糯米、蜂蜜、甘蔗等，起到滋阴、润肺、养血的作用。还要适当多吃些酸味的水果，如石榴、葡萄等。

冬季

冬天，气候寒冷，准妈妈可热食，但不宜过量食用燥热之物，以免导致内伏的阳气郁而化热。此时，准妈妈口味可稍重些，多食一些脂肪，如鱼、火锅、炖肉。因此季节绿叶蔬菜较少，准妈妈应注意摄取一定量的蔬菜，如胡萝卜、油菜、菠菜、绿豆芽等，避免发生维生素的缺乏。

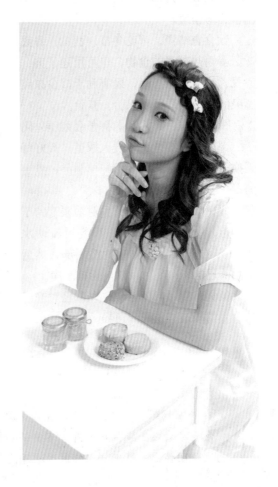

节假日准妈妈应注意哪些饮食问题

准妈妈在节假日里不能像其他人那样狂欢，在饮食上尤其要多加注意。

不要暴饮暴食

人们日常的作息规律常被打乱，有时候起床晚了连早餐也不吃了。睡醒后，处于十几个小时的空腹状态，紧接着就是集中在午餐吃，甚至暴饮暴食，这样会增加肠胃的负担。过饱会导致急性胃肠炎、急性胰腺炎、胆囊炎等多种消化系统疾病的发生。节假日的时候食物往往有油腻、过咸或不易消化的特点。如果平时患有糖尿病、高血压、消化不良等病症的准妈妈，在节假日期间应保持平时之忌口。

储存食物防变质

节前，不少家庭往往会大量采购食物，准妈妈一定要考虑冰箱的大小、就餐人数和室外气温的变化，谨防食物变质。任何在室温下保存2小时以上的食物或长时间暴露在空气中的食物，食用前一定要慎重。如果怀疑生鲜水果和蔬菜农药洗不干净，一定要坚持煮食、烹调或者削皮后食用。

节假日期间家里食品的量会比较多，剩下的饭菜回锅时未能煮透，也容易引起食物中毒。以肉类为例，如果烹调温度达不到100℃，就不能杀死其中的寄生虫和病菌。

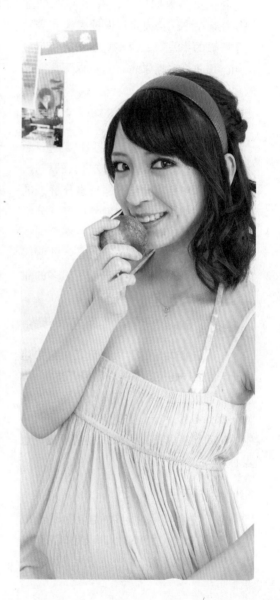

贴心 提示

如果在饭店就餐，剩余菜品带回家时也要注意生、熟食品分开存放，对生鲜食品如鱼类、肉类应和其他加工过的熟食分开包装。回家后，食品应包装或妥善盖好后储存，不要将热食物放入冰箱，这样会使冰箱内温度升高。

如何通过调整饮食预防妊娠糖尿病

临床资料数据显示，有 2%~3% 的准妈妈在怀孕期间会发生妊娠糖尿病，多发生于妊娠的中晚期，且多见于肥胖和高龄产妇。预防妊娠糖尿病，可从以下几方面做起：

避免摄入过多的糖

少吃含糖高的食物，包括饮料、蛋糕、冰激凌、巧克力和水果等。吃进去的糖分，主要靠胰腺中胰岛分泌的胰岛素分解，准妈妈在孕期如果吃进去的糖分过多，分泌的胰岛素不足以分解糖分的话，多余的糖就会积蓄在体内，久而久之就会患糖尿病。所以说，孕期准妈妈若吃了过多的甜食，会增大患妊娠糖尿病的风险。

少食多餐

一次进食大量的食物会造成血糖快速上升，若准妈妈空腹太久，容易产生酮体，所以，建议少量多餐，将每天应摄取的食物分成 5~6 餐。特别要避免晚餐与隔天早餐的时间相距过长，所以，睡前要补充点点心。

脂肪供给要适量

由于主食碳水化合物类食物供给减少，脂肪进食要适量增加，以维持每天的供热量。并可适量进食一些坚果，增加供给脂肪。

补充维生素和矿物质

多吃一些蔬菜补充维生素，经常吃一些含铁和含钙高的食物，如牛奶、鱼、虾皮、蛋黄以补充矿物质。

多摄取高纤维食物

多摄取高纤维食物，如以糙米或五谷米饭取代白米饭，增加新鲜蔬菜、水果的摄取量等，这些做法可以帮助控制血糖。

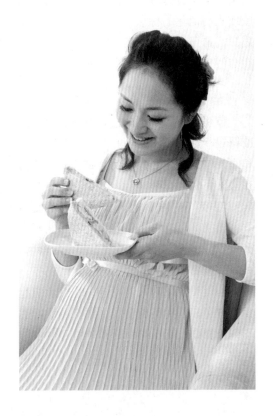

贴心 提示

要注意运动，准妈妈千万不要懒惰，每天最好的运动就是散步。饭后要走走，把多余的糖分变成能量释放出去，就不会存在血管中，这也是预防糖尿病的好方式。

日常起居与运动

准妈妈身体逐渐变笨重，日常姿势有哪些要求

随着怀孕周数的增加，准妈妈肚子逐渐向前凸出，身体重心发生变化。准妈妈必须保持正确的姿势，充分注意日常的动作，才能充分保证自己与胎宝宝的安全。

站立的姿势

准妈妈站立时，两腿平行，两脚稍微分开，把重心压在脚心附近，不容易疲劳。

行走的姿势

抬头，伸直脖子，挺直后背，绷紧臀部，使身体重心稍微前移，使较大的腹部抬起来，保持全身平衡行走。

坐姿

保持背挺直，背紧贴靠背，椅子的靠背可以支撑腰背部，也可以在腰背部放一个小靠垫，双腿不要交叉，将两脚放在小凳子上，有利于血液循环。

上下楼梯的姿势

准妈妈上下楼梯时，不要弯腰或是过于挺胸腆肚，只要伸直背就行。要手扶楼梯栏杆，不要被隆起的大肚子遮住视线，要使眼睛看清楚楼梯台阶，将脚的全部放在楼梯台阶上，一步一步地慢慢上下，不要使用脚尖踩楼梯台阶，这样容易摔跤。

下蹲拿放东西的姿势

将放在地上的东西拿起时，注意不要压迫肚子。应该采用屈膝、安全下蹲、单腿跪下的姿势，把要拿的东西紧紧靠住身体，伸直双膝拿起。拿棉被等大件物品时，要蹲下身体压在一条腿上，然后再站起来。

睡姿

在妊娠中期以后，由于肚子大起来，这时候，侧卧位比较舒服。当腿脚疲劳或水肿，有静脉曲张时，把叠成两折的坐垫放在腿下，把腿垫高，这样的睡眠效果会更好。

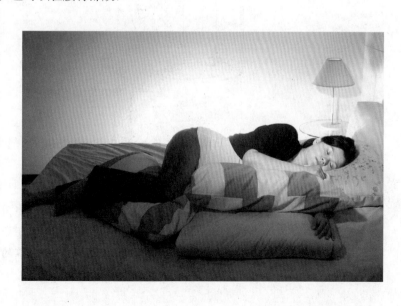

准妈妈如何注意嘴唇卫生

嘴唇卫生对孕育着宝宝的准妈妈而言，是非常重要的，而这里潜伏着看不见的危险。

空气中不仅有大量的尘埃，而且其中还混杂不少的有毒物质，如铅、氮、硫等元素。它们落在孕妇身上、脸上的同时，也会落在嘴唇上。如果准妈妈经常在没有清洁嘴唇的情况下喝水、吃东西，或时不时地总去舔嘴唇，它们就容易进入准妈妈的体内。它们一旦进入准妈妈的体内，要比其他人更为有害，因为身体里还有个对有害物质十分敏感的胎宝宝，会使胎宝宝因此而无辜受害，引起一些不应该发生的结局，如引起胎宝宝组织器官畸形等。

准妈妈如何做好嘴唇卫生

1 出门前先涂上能阻挡有害物质的护唇膏。如果要喝水或吃东西，一定要记得先用清洁湿巾擦拭干净嘴唇。风沙天气时尽量不要出门，出门时一定要戴口罩，口罩要及时清洗，最好备用两个以上的口罩。

2 准妈妈在室内相对来说更安全些，不过空气里同样会有灰尘，因此，勤洗手的同时别忘了给嘴唇做卫生。

3 在秋冬季节，不少准妈妈都嘴唇干裂，严重者还会感染、肿胀，造成危害。准妈妈要多吃新鲜蔬菜，如黄豆芽、油菜、小白菜、白萝卜等。出门尽可能戴口罩，以保持嘴唇的温度和湿度，预防嘴唇干裂。

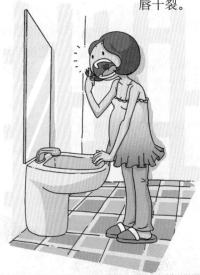

贴心 提示

感觉嘴唇干燥时，准妈妈要改掉不良的舔唇习惯。当用舌头舔嘴唇时，由于外界空气干燥，唾液带来的水分不仅会很快蒸发，还会带走唇部本来就很少的水分，造成越干越舔、越舔越干的恶性循环，严重的甚至会使嘴角处的皮肤出现色素沉着，留下一圈红色，十分难看。

如何打造利于睡眠的卧室环境

随着胎宝宝一天天长大，准妈妈的身体也变得越来越沉重，休息好对准妈妈来说也越来越重要。这时候，重新打造一个有利于准妈妈睡眠的卧室环境是很有必要的。

温度

居室中最好保持一定的温度，即20~22℃。温度太高，使人头昏脑涨或烦躁不安；温度太低，则容易感冒。

湿度

居室中最好保持一定的湿度。湿度太低，使人口干舌燥、鼻干流血；湿度太高，使被褥发潮，人体关节酸痛。所以，室内太干时，可在暖气上放盆水，在炉上放水壶或洒水；室内太湿，可以放置去除潮湿的木炭或打开门窗通风。

声音

噪声不利于准妈妈的健康和胎宝宝的发育，它会使准妈妈心烦意乱，会使胎宝宝不安，甚至脑功能发育受挫。但是，过于寂静会使准妈妈感到孤独、寂寞，使胎宝宝失去听觉刺激，所以，二者均不可取。家中可以经常播放一些有益的胎教音乐。

灯光

灯光则应以柔和为原则。为了出入方便而又不影响睡觉的气氛，床头最好安一盏起夜灯，这样既能满足照明的需要，又不会过于亮眼，刺激视觉，影响睡眠。

颜色

卧室的色调要以宁静、和谐为主旋律。色彩宜淡雅一些，太浓的色彩也难以取得满意的效果，如果房间偏暗、光线不足，最好选用浅暖色调。

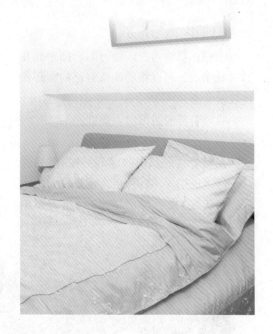

贴心 提示

居室中的一切物品设施要便于准妈妈的日常起居，消除不安全的因素。把日常用品、衣服、书籍放在准妈妈随手可得之处，不需爬高爬低。各样物品的摆放要整齐稳当，以免准妈妈碰着磕着，光滑的地面要有防滑设备如铺上垫子，以免摔跤。

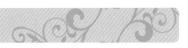

准妈妈怎样锻炼骨盆底肌肉

骨盆底肌肉承载着准妈妈的尿道、膀胱、子宫和直肠。增强骨盆底的肌肉力量，可以减轻压力性尿失禁，缩短第二产程的时间。

骨盆底肌肉练习还能促进准妈妈直肠和阴道区域的血液循环，预防痔疮，加快会阴侧切或会阴撕裂愈合。如果准妈妈在产后经常坚持进行骨盆底肌肉练习，不仅有助于准妈妈对膀胱的控制，而且会增强准妈妈阴道的弹性，让准妈妈产后的性生活更加幸福。

骨盆底肌肉练习方法

1 平躺，双膝弯曲。练习时，把手放在肚子上，可以帮助确认自己的腹部保持放松状态。

2 收缩臀部的肌肉向上提肛。

3 保持骨盆底肌肉收缩5秒钟，然后慢慢地放松，5~10秒后，重复收缩。

4 每天做3次，每次练习3~4组，每组10次。

骨盆底肌肉练习注意事项

1 在开始锻炼之前，要排空尿液。如有必要的话，可以垫上护垫接住遗漏的尿液。

2 运动的全程，照常呼吸，保持身体其他部位的放松。

3 准妈妈可以将洗干净的一个手指放入阴道，如果在练习的过程中，手指能感觉到受挤压的话，就表明锻炼的方法正确。

4 随着骨盆底肌肉的不断增强，准妈妈可以逐渐增加每天练习的次数，并延长每次收紧骨盆底肌肉的时间。

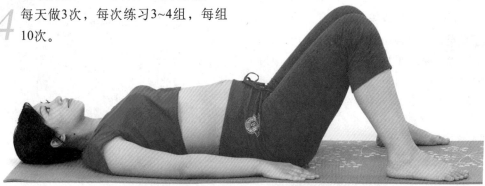

贴心提示 准妈妈最好在刚怀孕时，就开始盆底肌肉运动，产后也应该继续进行。如果准妈妈还没有开始作骨盆底肌肉练习，建议从现在就开始进行，并且要一直坚持下去，成为伴随准妈妈一生的好习惯。

成功胎教与情绪调节

如何帮助胎宝宝做运动

在妊娠第7周时，胎宝宝便开始做眯眼、吞咽、握拳、抬手、伸腿、转身等动作，32周时就已能睁开眼睛、打哈欠，还能做用力蹬腿及把手放到嘴里的动作，这表明胎宝宝有了一定的运动能力。如果帮助胎宝宝在子宫里作运动训练，会有助于他出生后运动能力的发展。

帮宝宝做运动的方法

1 抚摩法：准妈妈仰卧在床上，头部不要太高，全身尽量放松；双手捧住肚子里的胎宝宝，从上到下、从左到右来回做抚摩的动作。以上动作反复10次后，用食指或中指轻轻点触胎宝宝，并注意观察胎宝宝的反应。刚开始，胎宝宝可能并不出现明显的反应，但经过一段时间，待手法娴熟后，胎宝宝便能出现较明显的回应。不过，每个胎宝宝的反应速度和程度可能会有很大差别。

2 轻压、慢推法：准妈妈可用手指做轻压胎宝宝随后放松的动作，到妊娠后期，还可采用轻缓推动胎宝宝的动作。一开始或许胎宝宝因受压、受推不太习惯，一旦胎宝宝熟悉了准妈妈的手法后，也

就会接受这种爱抚，主动地配合运动。这时，如果再加上准妈妈轻柔的说话声，效果会更好。

帮宝宝做运动的注意事项

1 准妈妈手法要有规律，动作注意轻柔，时间不宜过长，每次以5~10分钟为宜。

2 最好在晚上9~10点时开始练习，这时胎宝宝的活动较为频繁。

3 运动练习要循序渐进，一开始以每周3次为宜，逐渐根据具体情况增加次数。

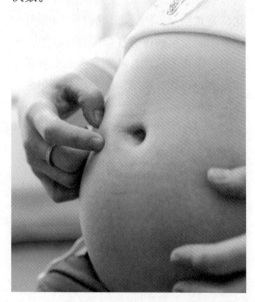

贴心 提示

如果胎宝宝出现拳打脚踢的反应，表示不舒服了，应该立即停止给宝宝做运动。

在情感上接受即将到来的胎宝宝

胎宝宝喜欢的是轻松、温馨、平和、愉快和幸福的内外环境，胎宝宝在准妈妈的肚子里如果感受到家人的疼爱和生活的美好，会让胎宝宝在潜意识中对生活充满希望和热爱，会体会到生活中的快乐，形成外向、乐观、积极、果断的性格。这对宝宝日后的身心成长是很重要的基础。

帮助胎宝宝创造这一环境，准父母首先要在情感上接受胎宝宝，并且为胎宝宝的即将到来感到欣喜。

准妈妈要常常告诉准爸爸说："这一定是个漂亮、聪明的宝宝，眼睛会像你，嘴巴会像我，肯定会很漂亮。"因为胎宝宝是你们爱的结晶，是生命的延续。

准父母一起为胎宝宝美化环境、注意营养、加强锻炼，以爱关注胎宝宝的变化，迎接胎宝宝的到来。这是一种极好的胎教，胎宝宝通过感官会得到健康的、积极的、乐观的信息，胎宝宝会感受到温暖和安全，这样，胎宝宝的心理发育也会变得温和、善良。

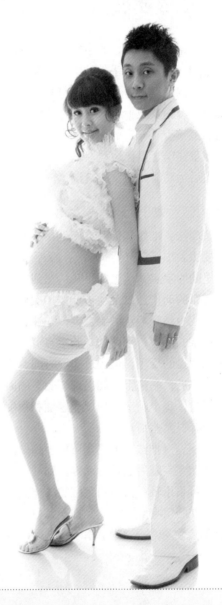

贴心 提示

准妈妈如果遇到情绪不佳的时候，要向准爸爸或者朋友说出你的忧虑，明确地告诉他们你的感觉。准妈妈需要准爸爸和朋友的精神支持和安慰。准爸爸要保证每天有足够的时间和准妈妈在一起，并保持亲昵的交流。如果身体允许，可以考虑一起外出度假，尽力使你们的关系更加亲密。

准爸爸如何当好准妈妈的"开心果"

怀孕后，准妈妈随机体代谢的变化引起情绪波动，容易处于一种紧张、焦虑、不安的情绪中，所以，孕期的准妈妈更渴望得到无微不至的心理关怀。那么，准爸爸如何帮助准妈妈缓解孕期心理状况，做好准妈妈孕期的"开心果"呢?

给准妈妈和胎宝宝讲故事

如果准爸爸在准妈妈睡觉之前能给她讲一个故事的话，可以分散、缓解准妈妈的不适感，同时还可以培养给孩子讲故事的能力。

给家里来次清洁

给家里来次清洁，不是简单地将垃圾堆到一边，而是认真地将家里的每个角落都打扫一下，如清洁炉具、灶台、床底等。

一起做运动

准爸爸可以空出一些时间来陪伴准妈妈运动，不要担心准妈妈不灵活，准妈妈的快乐只是在于准爸爸能够跟自己一起分享，所以，准爸爸能够陪伴准妈妈的时间越多就越好。

继续献殷勤

给准妈妈写一封信，告诉她20项你爱她的原因等；在信封上写上你自己的特有地址然后附上一些小礼品等。浪漫和傻气两者的结合肯定能够给她带来无限的温暖。

帮助准妈妈剪指甲

剪指甲不属于极具创意的方法。事实上，这种方法也最能够给准妈妈提供一种安全感，即使多几次也不为过。准妈妈看到准爸爸能够为自己做这种女性才做的事情会很开心。

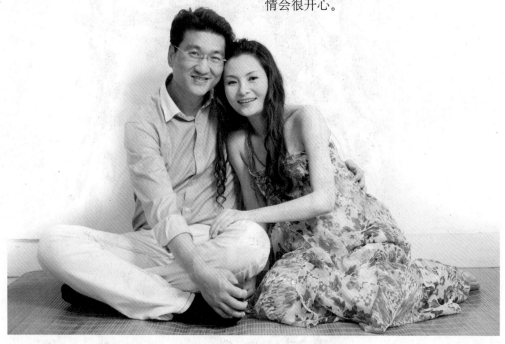

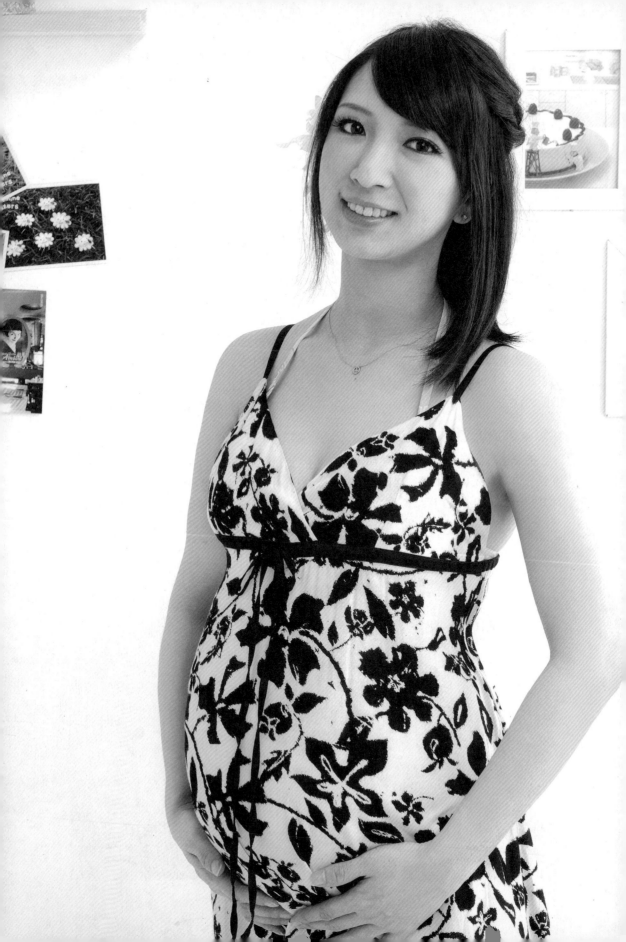

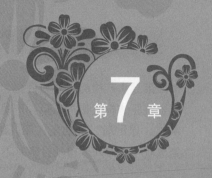

第 **7** 章

孕7月指导

胎宝宝	身长35~40厘米，体重1000~1200克。胎宝宝活动非常频繁，胎位仍会改变，有睡眠与活动交替的现象，对外界声音有反应
	脑部发育完全，开始有记忆、思考、感情等能力，是进行胎教的最好时机。味觉已发育成熟，能辨别甜与苦味。视觉神经渐渐发育，但仍看不见任何东西。眼睛已经可以睁开，手脚可自由伸展摆动
准妈妈	体重增加6~11千克。子宫高度已增大至肚脐到横膈膜之中间点处。子宫底高度21~26厘米，羊水量 600~800毫升
	因子宫增大，下肢静脉被压迫，下肢、外阴部静脉曲张会更明显，胎动感受更强烈

母体变化与保健

第五次产检要注意什么

第五次产检的主要项目是：复查乙型肝炎抗原、梅毒血清试验、产科检查、血常规、尿常规、肝功能、胎儿B超等。各家医院不同时间产检项目略有不同。

乙肝筛查是重点

此阶段最重要的是抽血检查乙型肝炎，目的是要检视准妈妈本身是否带抗原或已患上乙型肝炎。

梅毒血清试验

要再次确认准妈妈前次所作的梅毒反应，是呈阳性还是阴性反应，这样才能在宝宝未出生前，立即为准妈妈作彻底治疗。

筛查妊娠糖尿病

筛查前空腹12小时，将50克葡萄糖粉溶于200毫升水中，5分钟内喝完。喝第一口时开始计时，1小时后抽血查血糖，血糖值≥7.8mmol为糖筛查异常。

葡萄糖耐量试验(OGTT)方法：先空腹抽血查血糖，将葡萄糖粉75克溶于200毫升水中，5分钟内喝完，喝第一口时开始计时，1小时、2小时、3小时后抽血查血糖。

本月产检注意事项

1 若准妈妈的乙型肝炎表面抗原呈阳性反应，一定要告知儿科医师，才能在准妈妈生下宝宝24小时内，除了乙肝疫苗外为新生儿注射免疫球蛋白，以免新生儿遭受感染。

2 作葡萄糖耐量试验，在试验前需要准妈妈空腹12小时，检查前3日正常进食。

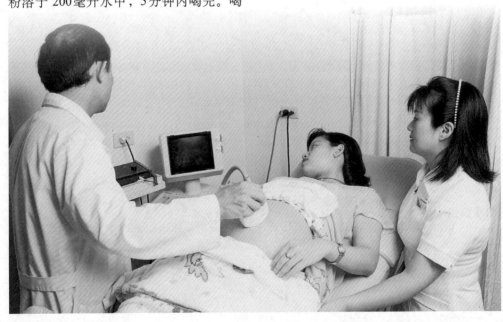

胎宝宝脐带绕颈要紧吗

脐带的一端连于胎宝宝的腹壁脐轮处，另一端附着于胎盘。在空间并不大的子宫内，胎宝宝借助脐带悬浮于羊水中，胎宝宝会翻滚打转，经常活动。有的胎宝宝动作比较轻柔，有的胎宝宝特别喜爱运动，动作幅度较大时有可能会发生脐带缠绕。

脐带绕颈的危害

脐带绕颈的发生率比较高，如脐带绕颈松弛，准妈妈可不必担心，其实，胎宝宝是非常聪明的，当他感到不适时，会采取主动方式摆脱窘境。脐带缠绕较紧时，他就会向别的方向运动，寻找舒适的位置，左动动、右动动，当他转回来时，脐带缠绕就自然解除了。

当然，如果脐带绕颈圈数较多，胎宝宝自己运动出来的机会就会少一些。如果脐带绕颈过紧，会使脐血管受压，导致血循环受阻或胎宝宝颈静脉受压，使胎宝宝脑组织缺血、缺氧，造成宫内窘迫甚至死胎、死产或新生儿窒息。

如何照顾脐带绕颈的胎宝宝

1 坚持数胎动，发现胎动过多或过少时，及时去医院检查。因为若脐带缠绕过紧，会导致胎宝宝缺氧，而胎宝宝缺氧最早期的表现是胎动异常，即胎动会明显减少或异常增加。

2 坚持作好产前检查，及时发现并处理胎宝宝可能出现的危险状况。

3 要注意的就是减少震动，保持睡眠左侧卧位。

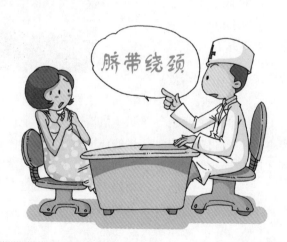

脐带绕颈

妈咪　宝贝

有些准妈妈认为脐带绕颈的胎宝宝都需要剖宫产，其实是不一定的，在分娩过程中，如果脐带绕颈不紧，脐带有足够的长度，则不需要剖宫产。只有绕颈圈数多且紧，脐带相对过短，胎头不下降或胎心有明显异常时，才考虑是否需要手术。

如何自我辨别妊娠期糖尿病

妊娠期糖尿病是怀孕期间体内不能产生足够水平的胰岛素而使血糖升高的现象。妊娠期糖尿病一般容易发生在孕期的第28周左右，因为此时胚胎开始生长，大量激素可以抵抗胰岛素的分泌。这种形式的糖尿病在大龄准妈妈中更普遍，大多数在分娩后就消失。

自我辨别妊娠期糖尿病

妊娠期糖尿病最明显的症状是"三多一少"，即：吃得多、喝得多、尿得多，但体重减轻，还伴有呕吐。这种呕吐可能出现剧吐，即严重的恶心、呕吐加重，甚至会引起脱水及电解质紊乱。

妊娠期糖尿病另一个常见的症状是疲乏无力。这是因为摄入的葡萄糖不能充分利用，而分解代谢又增快，体力得不到补充。

此外，患妊娠糖尿病的准妈妈妊娠期间还会出现外阴瘙痒，即外阴念珠菌感染，症状重时出现酮症酸中毒伴昏迷。

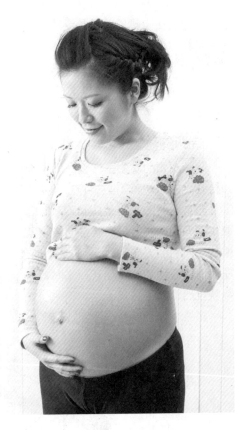

患妊娠期糖尿病，准妈妈不用过于担心

对于高度怀疑糖尿病的准妈妈，应该接受糖筛查。确认患上了妊娠期糖尿病，准妈妈也不用过于担心，只要在医生的指导下控制好血糖，对于胎宝宝和母体都是没有危险的。

但如果血糖得不到好的控制，对准妈妈和胎宝宝都有很大的危害。主要表现在母体血糖过高，会通过胎盘进入胎宝宝周围的环境中，对于母体和胎宝宝均有潜在的危险。对于妊娠期糖尿病不进行控制的准妈妈，会有生出过大宝宝的风险，也会发展成孕期高血压。

贴心提示

高龄、有家族糖尿病遗传史或者有过不好的生产经验的，如流产、胎死腹中、羊水过多、早产、胎儿先天畸形、产下巨婴等状况的准妈妈，更容易患妊娠期糖尿病。

准妈妈如何防早产（一）

早产是指在满 28 孕周至 37 孕周之间（196~258 天）的分娩，占分娩数的 5%~15%。所以，准妈妈正确预防早产十分重要。

预防感染

感染是引发早产的第一因素，预防早产，首要是防感染。不管呼吸系统、肠道等全身性感染，还是阴道炎、宫颈炎等生殖道感染，一旦波及羊膜，很容易引起胎膜早破，导致早产。所以，准妈妈一要少吃生冷食物、隔夜饭或外出就餐，避免急性肠胃炎和腹泻；二要多喝水，防感冒；三要穿棉质、宽松的内衣裤，一天一换，每天用温开水清洗外阴。准妈妈一旦出现外阴瘙痒、白带增多等问题，及早到医院作检查。

32周后禁性生活

妊娠中期，健康的准妈妈还是可以享受性爱的，但到达 32 周后，请切记禁止性生活。这既是为了防止感染妇科炎症，也是避免腹压过大或刺激太强引起宫缩，进而引发早产。

关注子宫收缩

容易发生早产的准妈妈应该尝试学习以手去感觉下腹部子宫的收缩，如果每小时子宫收缩超过 4~5 次，表示子宫收缩的次数增加，子宫变得不稳定，有发生早产的可能性，需要卧床休息或进一步处理。若卧床休息无法改善，应尽快与医护人员联络或至医院就诊。

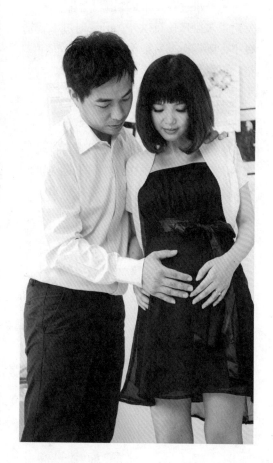

贴心提示

准妈妈要保证营养全面，多喝牛奶、吃动物肝脏等，必要时补充铁、钙等制剂，防止铁、铜等微量元素缺乏引起早产。多吃膳食纤维丰富的新鲜蔬菜、水果，防止便秘，以免排便困难诱发早产。

准妈妈如何防早产 (二)

羊水过多易早产

如果爱吃甜食、不爱活动，就很有可能羊水过多。羊水过多，导致子宫张力过大，容易早产。准妈妈除了做孕期检查外，一旦准妈妈感觉呼吸困难、乏力、心慌时，要及早到医院做 B 超查查羊水多少。一旦准妈妈羊水过多，准妈妈除了积极治疗原发病，多卧床休息以外，必要时可以在妊娠中、晚期时采取抽羊水治疗，减少羊水量，以免造成准妈妈长期呼吸不适，甚至引起胎儿宫内缺氧、早产等。

双胎、多胎、胎位不正易早产

怀双胞胎、多胞胎的准妈妈，都是早产的高危人群。除了注意休息、避免剧烈活动以外，这类准妈妈即便没有什么不舒服的，也最好到妊娠 36 周提前入院。

胎位不正的准妈妈也要当心早产，建议无不适症状者妊娠 38 周入院待产。不过，臀位、横位这两种胎位不正的准妈妈，如果不存在脐带绕颈的问题，妊娠 30 周左右可以在医生的指导下试试"膝胸卧位"，纠正胎位不正。

宫颈内口松弛易早产

准妈妈如果曾发生过反复流产等，最好在孕前检查时进行常规超声检查或宫颈扩张试验。孕中期溢液特别多的准妈妈也要及时进行超声检查，测定宫颈长度及内口宽度，以便及时发现宫颈内口松弛，及早治疗。对于宫颈内口松弛的准妈妈来说，随着妊娠月份增加，胎囊重量可能超过宫颈口的承受力，易导致颈管扩张、胎囊破水，这是反复早产甚至自然流产的较常见的原因之一。建议准妈妈妊娠 14~16 周进行宫颈口缝合手术，就能解除这一早产、流产的隐患。

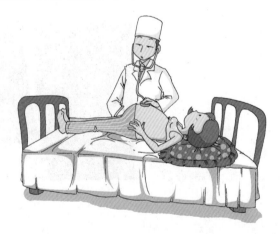

贴心提示

准妈妈一旦出现下腹坠胀、疼痛、阴道有血性分泌物等早产征兆时，应卧床休息，及早就医。

饮食营养跟进

妊娠中期如何补铁

进入本月之后，随着胎宝宝不断生长发育的需要，以及准妈妈自身血容量的不断增加，对矿物质铁的需求量日渐增加。为了避免出现缺铁性贫血，准妈妈应注意及时补充铁质。

多吃富铁食物

适当多吃瘦肉、家禽、动物肝及血(鸭血、猪血)、蛋类等富铁食物。豆制品含铁量也较多，肠道的吸收率也较高，要注意摄取。主食多吃面食，面食较大米含铁多，肠道吸收也比大米好。

多吃有助于铁吸收的食物

水果和蔬菜不仅能够补铁，所含的维生素 C 还可以促进铁在肠道的吸收。因此，在吃富铁食物的同时，准妈妈最好一同多吃一些水果和蔬菜，也有很好的补铁作用。

正确选择补铁剂

如果准妈妈贫血比较严重，就需要在专业医生的指导下服用补铁剂了。准妈妈最好选择硫酸亚铁、碳酸亚铁、富马酸铁、葡萄糖酸亚铁，这些铁剂属二价铁，容易被人体吸收。铁剂对胃肠道有刺激作用，常引起恶心、呕吐、腹痛等，应在饭后服用为宜。不良反应严重者可停服数天后，再由小剂量开始，直至所需剂量。若仍不能耐受，可改用注射铁剂。

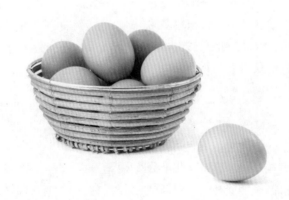

贴心提示

铁剂一般在十二指肠被吸收。当机体不缺铁时，铁的吸收停止，过多的铁从肠道排出，所以，口服铁剂一般不会引起过量中毒。注射铁剂时则要注意用量。

失眠的准妈妈可以吃哪些助眠食物

不少准妈妈都会出现失眠的症状，要多加注意饮食的调养。有些食物能缓和紧绷的肌肉，平稳紧张的情绪，让人获得平静，准妈妈常吃这些食物有助于提高睡眠质量，摆脱失眠的困扰。

多吃能够合成松果体素的食物

人的睡眠质量与大脑中一种叫松果体素的物质密切相关。夜晚，黑暗会刺激人体合成和分泌松果体素，它会经血液循环而作用于睡眠中枢使人体产生浓浓的睡意。天亮时，松果体受光线刺激就会减少，使人从睡眠状态中醒来。因此，准妈妈多吃能合成松果体素的燕麦、甜玉米、西红柿、香蕉等食物将有助于睡眠。

多吃含铜食物

矿物质铜和人体神经系统的正常活动有密切关系。当人体缺少铜时，会使神经系统的抑制过程失调，致使内分泌系统处于兴奋状态，从而导致失眠。含铜较多的食物有乌贼、鱿鱼、蛤蜊、蚶子、虾、蟹、动物肝肾、蚕豆、豌豆和玉米等。

多吃葵花子

葵花子含多种氨基酸和维生素，可调节脑细胞的新陈代谢，改善脑细胞的抑制机能。睡前吃些葵花子，可促进消化液分泌，有利于消食化滞、镇静安神、促进睡眠。

睡前喝一杯牛奶

牛奶中含有两种催眠物质，其中一种是能够促进睡眠的以血清素合成的色氨酸，另外一种则是具有类似麻醉镇静作用的天然吗啡类的物质。睡前喝一杯加糖的牛奶可以让准妈妈睡得更熟。

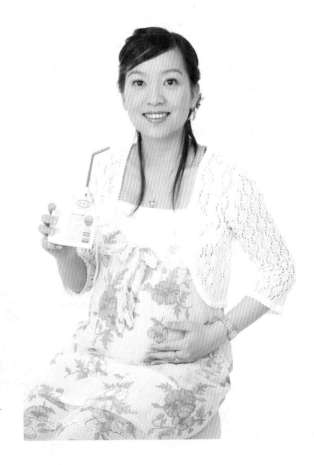

贴心 提示

晚餐如果丰盛油腻，或进食一堆高脂肪的食物，会加重肠、胃、肝、胆和胰的工作负担，刺激神经中枢，让它一直处于工作状态，导致失眠。

便秘准妈妈可以吃哪些通便食物

怀孕以后胃酸分泌减少，胃肠道平滑肌张力降低，蠕动减弱，同时，由于腹壁肌肉张力减弱，大肠对水分的吸收增加，所以，准妈妈更容易发生便秘。为预防便秘的发生，准妈妈应进行适度的运动，并注意多吃通便的食物。

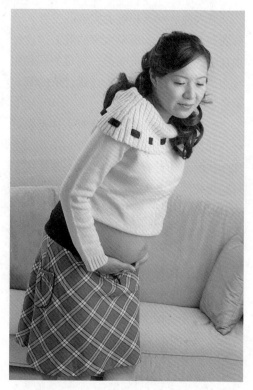

土豆

土豆是营养非常全面且易消化的食物，有助于胎宝宝的发育。同时，土豆所含的粗纤维可促进胃肠蠕动和加速胆固醇在肠道内的代谢，具有降低胆固醇和通便的作用，对改善孕期便秘很有裨益。

玉米

玉米是粗粮中的保健佳品。其膳食纤维含量很高，能刺激胃肠蠕动，加速粪便排泄，对妊娠便秘大有好处。当然，其还具有利尿、降压、增强新陈代谢、细致皮肤等功效。

黄豆

黄豆含有非常优质的蛋白质和丰富的膳食纤维，有利于胎宝宝的发育，并促进准妈妈的新陈代谢。同时，丰富优质的膳食纤维能通肠利便，有利于改善便秘。

芋头

芋头是一种很好的碱性食物。它有保护消化系统、增强免疫功能的作用。准妈妈常吃芋头，可以促进肠胃蠕动，帮助母体吸收和消化蛋白质等营养物质，还能清除血管壁上的脂肪沉淀物，对孕期便秘、肥胖等都有很好的食疗作用。

贴心提示

有便秘问题的准妈妈千万不要随便用泻药、蓖麻油、番泻叶等有刺激性的药物，这些药物可能会引起腹部绞痛，容易引起子宫收缩，严重时甚至会导致流产早产。

准妈妈不宜喝过量、过浓的茶

有人说，喝茶影响胎宝宝的发育，会导致胎宝宝畸形，影响宝宝的智力，这种说法是片面的。少量喝茶，对准妈妈和胎宝宝是有好处的，但是喝过量过浓的茶，就会影响胎宝宝的健康。

茶叶中所含的多种成分对人体都有好处，如茶多酚具有收敛、解毒、杀菌、生津的作用，还具有很强的抗自由基作用，可延缓人体衰老进程；茶素可以降低血脂，增强血管韧性，对牙齿也有保护作用；茶中的一些微量元素还有解除原子辐射的能力。

各种茶所含的成分不同，绿茶含锌量极为丰富，而红茶的浸出液中含锌量则甚微。锌元素对胎宝宝的正常生长发育起着极其重要的作用。因此，喜欢喝茶的准妈妈可以适量喝点儿绿茶，特别是淡绿茶，对加强心肾功能、促进血液循环、帮助消化、预防妊娠水肿、促进胎宝宝的生长发育，是大有好处的。

但是，任何事物发挥好作用，都有一定的限量，过犹不及。准妈妈如果喝过量、过浓的茶，就会对胎宝宝产生危害。

茶叶中含有咖啡因，咖啡因具有兴奋作用，咖啡因会刺激胎宝宝，增加胎动，甚至危害胎宝宝的生长发育，准妈妈若每天喝5杯红茶就可能使新生儿体重减轻。茶叶中含有鞣酸，鞣酸可与食物中的铁元素结合成为一种不能被机体吸收的复合物。准妈妈如果过多地饮用浓茶就有引起妊娠贫血的可能，胎宝宝也可能出现先天性缺铁性贫血。

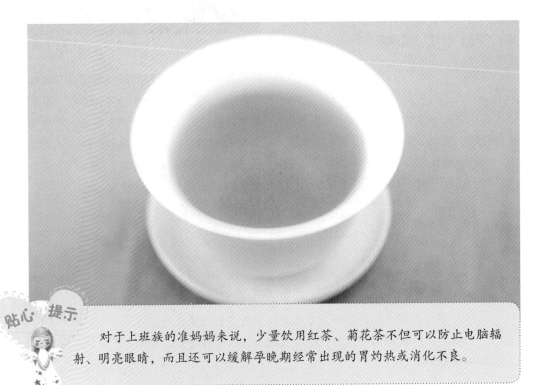

贴心提示

对于上班族的准妈妈来说，少量饮用红茶、菊花茶不但可以防止电脑辐射、明亮眼睛，而且还可以缓解孕晚期经常出现的胃灼热或消化不良。

日常起居与运动

准妈妈采取什么样的睡姿更健康

随着准妈妈肚子越来越大，这个时候，需要巧妙地调整睡姿来缓解睡眠不适。

左侧卧位是最佳睡眠姿势

左侧卧位可减轻妊娠子宫对下腔静脉的压迫，增加回到心脏的血流量，可使肾脏血流量增多，尿量增加；另外子宫大多向右旋转，左侧卧位可改善子宫血管的扭曲，改善胎宝宝的脑组织的血液供给，有利于胎宝宝的生长发育。准妈妈睡觉时上面的腿向前弯曲接触到床，这样腹部也能贴到床面，感觉稳定、舒适。不过，准妈妈若是一直坚持左侧睡，时间长了容易压迫左腿发麻并疼痛难忍，无法入睡，可偶尔变换一下睡姿，选择右侧卧位，这样准妈妈可以舒服些，避免外力的直接作用。

准妈妈不宜仰睡

仰卧时，增大的子宫压迫位于脊柱前的下腔静脉，阻碍下半身的血液回流到心脏，而出现低血压，准妈妈会感觉头晕、心慌、恶心、憋气等症状，且面色苍白、四肢无力、出冷汗等。供应子宫、胎盘的血流量也相应减少。仰卧时增大的子宫还会压迫骨盆入口处的输尿管，影响排尿量，使准妈妈下肢水肿加剧，加重痔疮症状。

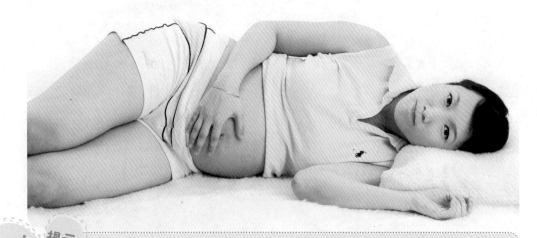

贴心提示

准妈妈在睡觉时恰当地利用靠枕，也可减轻睡眠不适。如腹部稍有隆起时，身边放一个长型抱枕，以方便倚靠，将抱枕夹在两腿之间会更舒服。腿部水肿时，侧卧后在脚下放一个松软的枕头，稍微抬高双脚，可以改善脚部的血液循环。

准妈妈打鼾怎么办

一般人觉得打鼾很正常，是睡得香、睡得甜的表现，其实不然，准妈妈打鼾有可能是病态的表现。如果准妈妈入睡时不仅鼾声很大（一般超过 60 分贝），而且不均匀，总是打着打着就停止了呼吸，或呼吸停止达十几秒钟后被憋醒，急速地喘气，一夜反复多次发作，早晨起来感觉头昏脑涨，好像整夜没睡一样，这是不正常的。这类打鼾往往会带来严重的后果，故称为恶性打鼾。

大约有 10%的准妈妈会在孕期发生恶性打鼾。对于准妈妈而言，恶性打鼾的危害较为严重，容易导致机体缺氧以及二氧化碳排除不及时，严重威胁母婴的健康。

准妈妈如何预防打鼾

对于准妈妈打鼾，尤其是恶性打鼾，要将预防摆在第一位。

1 肥胖是引起打鼾的重要原因之一。在饮食上，准妈妈必须注意膳食结构合理均衡，一日三餐有所节制。

2 睡觉尽量不要采取仰卧体位。仰卧时肥厚的喉部肌肉和舌根，很容易后坠而堵住气道，导致打鼾。

3 适度运动。适度地运动，可以帮助准妈妈减少肥胖的可能，同时，还能使身体机能得到一定程度的恢复，有助于生产。

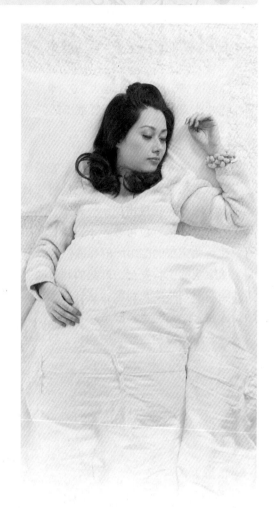

如果通过上述方法，准妈妈打鼾的问题仍然没有得到解决，应及时到医院进行诊治。

贴心 提示

如果准妈妈入睡后鼾声较轻而且均匀，或偶尔出现打鼾（如疲劳、饮酒后的打鼾），这类打鼾被称为良性打鼾，对身体健康影响不大，则不必担心。

孕期如何防蚊虫叮咬

准妈妈呼气量比非妊娠妇女大，呼出的潮湿气体与二氧化碳对蚊子具有相当大的吸引力。其次，准妈妈腹部温度相对于非妊娠妇女高，皮肤表面所散发的挥发性物质就较多，这种化学信号很容易被吸血蚊子嗅到而成为叮咬的目标。而怀孕之前准妈妈可以直接用药水灭蚊，现在不能使用灭蚊药了，那准妈妈该怎么灭蚊，防止蚊虫叮咬呢？

适合准妈妈的防蚊虫方法

1 挂蚊帐：在准妈妈卧室里用蚊帐是最安全保险的方法。既能避蚊又防风，还可吸附飘落的尘埃，过滤空气。

2 电蚊拍：通过电能在网面上形成一层电网，击中蚊子后电流通过蚊子身体，将蚊子烧死。

3 捕蚊灯：捕蚊灯是利用蚊子的趋光性及对特殊波长的敏感性，诱使蚊子接触网面，通过高压电瞬间将蚊子烧焦。捕蚊灯最好摆放在高于膝盖的地方，且离地面不要超过180厘米。使用捕蚊灯时，其他室内的光源要统统关掉，以免影响捕蚊效果。

4 在室内安装橘红色的灯泡，蚊子害怕橘红色的光线，用色彩达到驱蚊效果。

5 人工捕杀法：每天天黑之前以及早晨起床后，蚊子喜欢粘在纱门与纱窗上，利用这一机会可以有效地捕杀蚊子。

蚊虫叮咬伤处理方法

1 用大蒜或薄荷叶挤出汁擦在被咬处，这些天然的东西不会给准妈妈带来伤害。

2 用肥皂水或盐水涂抹在蚊子叮咬后的地方，可以有效治疗蚊子叮咬后带来的痒痛。

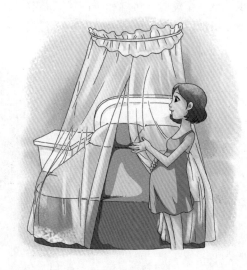

贴心提示

普通蚊香里含有超细微粒，据研究，一盘蚊香燃烧释放出的微粒相当于4~6包香烟的量。超细微粒一旦被吸进肺里，短期内可能引发哮喘，出现呼吸困难、头痛、眼睛痛、窒息、反胃等现象，因此，准妈妈最好不要用普通蚊香。

如何布置一间舒适的婴儿房（一）

再过 3 个月，准父母盼了 10 个月的宝宝就到来了，准父母可以为宝宝布置房间，迎接宝宝的到来了。

1 婴儿居室应选择向阳、通风、清洁、安静的房间。新生儿体温调节中枢尚未发育成熟，体温变化易受外界环境的影响，故选择能使新生儿保持正常体温又耗氧代谢最低的环境很重要。

2 婴儿房的温度以18~22℃为宜，湿度最好保持在50%左右。夏季，婴儿房要凉爽通风，也要避免风扇及窗口直吹，必要时可用空调降温。冬季可以借助空调、取暖器等设备来维持相对舒适的温度。空气干燥时，可以在室内挂湿毛巾，或使用加湿器等保持室内一定的湿度。

3 婴儿居室的装修、装饰，要简洁、明快，可吊挂一个鲜艳的大彩球及一幅大挂图，以刺激宝宝的视觉，为以后的认物打基础，但不要将居室搞得杂乱无章，使婴儿的眼睛产生疲劳。

4 布置房间不可避免地要使用家具和油漆，准父母们最好选用可信赖的环保产品。婴儿的抵抗力弱，油漆散发的甲醛等气体特别容易致病，这一点一定要倍加关注。另外，给宝宝选用家具时，尽量不要选择边缘有锐利棱角的产品，避免给宝宝造成意外的伤害。

5 婴儿房的灯光要柔和，因为刚出生的婴儿视力还没有发育完全，太强烈的灯光对婴儿的眼睛有刺激。可以使用度数低一点儿的灯泡或有专用柔光罩的灯具。

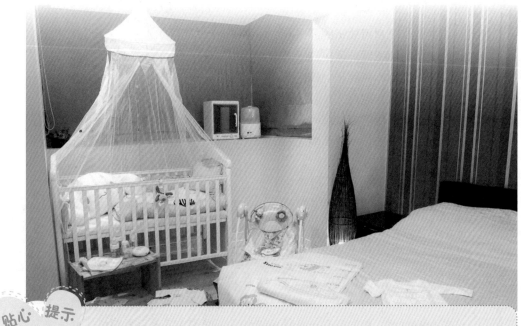

贴心提示

宝宝的居室最好不铺地毯，因地毯不易清洗、清洁，易藏污纳垢，不仅是致病源还可能是过敏源。

如何布置一间舒适的婴儿房（二）

婴儿床的选择

1 设计完善、坚固，经得起好动的宝宝的"折腾"。

2 有护栏，护栏的高度要高于婴儿身长的2/3。栅栏尽量选择圆柱形的，两个栅栏之间的距离不要超过6厘米，防止宝宝把头从中间伸出来。

3 高度能自由调节，以适合不同月龄的宝宝的需要，能避免宝宝自己爬出床发生危险。

4 表面没有凸出物和缺口，以免钩住宝宝的衣服，或者卡住孩子的手指和身体的其他部位；没有尖锐的边角，让宝宝接触绝对没有危险；没有可分离的小零件，以防宝宝吞食。

5 栏杆、油漆等材料无毒性，不会有重金属（如铅、钾、镉、铬、汞等）成分。

被褥的选择

宝宝的被子最好根据他的身长而特制，尺寸大了盖起来沉重，妈妈抱起时，也会很不方便。在婴儿会翻身后，被子太长，还容易裹住婴儿使他窒息。被子比宝宝的身长长20~30厘米是比较恰当的。此外，宝宝小被子的准备要注意从薄到厚准备，盖被从薄到厚，依次为薄毛巾毯、厚毛巾毯、空调薄被、棉绒毯、秋被、羊绒被。应该各个季节最好备上两套，避免夜间出现意外状况而手忙脚乱。

床垫的选择

床垫最好买较硬的，因为在儿童的发育过程中，过早地使用太软的弹簧床垫，会造成脊椎变形。材料以传统的棉质被褥或以棕为填充物的床垫为佳。

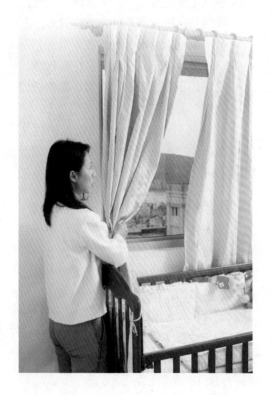

贴心·提示 选择被褥的时候，准妈妈还要观察被褥的设计，要没有过长的线和带子，以免会勒住宝宝身体的某些部位；没有装饰性的小物件，以免宝宝吞食。

成功胎教与情绪调节

准爸爸也会患孕期抑郁症吗

孕期抑郁症可不是准妈妈的专属，有些准爸爸也会患上孕期抑郁症。

准爸爸怎么会患孕期抑郁症

1 准妈妈的情绪长期处于非常不稳定的状态，让准爸爸觉得自己怎样做都不对而感到无所适从，引起准爸爸的不安。

2 准妈妈孕期感到不适，或有健康、安危上的顾虑，准爸爸看在眼里，急在心里，却无计可施，因而会很有罪恶感。

3 准妈妈更牵挂腹中的宝宝，准爸爸也会吃宝宝的醋。

4 准妈妈中止或减少与准爸爸的性生活，让准爸爸处于性真空状态，进而引起心理上的焦虑。

准爸爸患孕期抑郁症怎么办

1 准爸爸可以拿出纸笔，和准妈妈一起列出从怀孕到产后对宝宝照顾的所有可能面对且必须解决的问题。只要夫妻之间有了更多的共识，准爸爸的心理压力自然就不会那么大了。

2 参与胎教，每天与胎宝宝说说话，把手放在准妈妈的腹部感受小生命的脉动，会产生"我要当爸爸了"的自豪感和责任感。

3 准妈妈要多与丈夫交流，重视准爸爸情绪上的变化，顾及准爸爸的感受。准爸爸有时候也像小孩子，会和尚未出世的小宝宝争宠。

4 夫妻若出于安全性的考虑自觉中止或减少性生活，准妈妈要给予准爸爸另一种爱抚，或者耐心倾听准爸爸的声音。

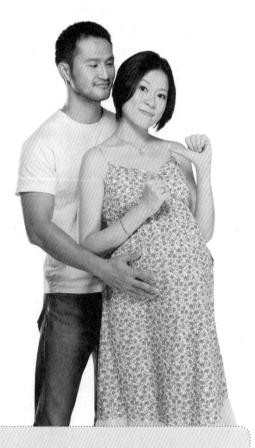

贴心提示

准妈妈孕期比较敏感，易怒易躁，千万不要主观臆断，简单下结论怀疑准爸爸，影响家庭和谐。

如何教胎宝宝认识颜色和图形

这个月，胎宝宝的感官都已发育成熟，视觉、听觉、触觉等都已具备，这时，正是准妈妈教宝宝认识颜色和图形的大好时机。

教胎宝宝认识图形

1 准妈妈用彩色硬纸剪成几个不同颜色的长方形、正方形、三角形、圆形等图形。

2 告诉胎宝宝每个图形的名称，以及不同的图形各有哪些特征，如正方形的4个边一样长，4个角相等且都是直角。

3 举一反三，多次向胎宝宝强调。胎宝宝一边听妈妈介绍这些图形及特点，一边受母体脑电波的刺激，就会初步记得这几个形状的特点，达到胎教的目的。

教胎宝宝认识颜色

1 要充分认识到不同颜色对母体和胎宝宝可能产生的影响。准妈妈可以这样教胎宝宝："宝宝你看，这是红色，红色是暖色调，能振奋人的精神，如果穿红色的衣服，看起来十分有活力对不对？宝宝喜欢这种颜色吗？"

2 带胎宝宝多感受大自然天然的颜色，看小草和树的时候可以告诉胎宝宝，这是绿色的，代表生命力的绿色。欣赏花

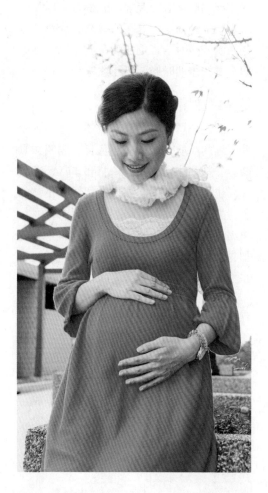

儿的时候，也可以为胎宝宝指出那些绚丽的颜色，让他跟自己一起欣赏到美丽的景色。

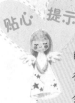
贴心提示

准妈妈尽量多教胎宝宝认识自己看起来觉得"好看"的颜色。不同的颜色会对人的心理产生不同的效应，通过对人心理的不同影响左右人的情绪和行为。"好看"的颜色会使人的身体感到舒适，情绪得到均衡，人的行为也会变得灵活、协调，变得机敏和富有创造性。

怎样给胎宝宝讲童话故事

准妈妈常对胎宝宝讲故事，可以使胎宝宝有一种安全与温暖的感觉，会令其神经系统变得对语言更加敏锐。但是，准妈妈在讲故事的时候，要注意方法。

选择好故事

准妈妈所选择的故事应该注重体现一些美好的品质，如勇敢、善良、聪明、勤劳等，故事中所蕴藏的情感要丰富，并且结局也要是美好的。如果准妈妈有足够的创造力，还可以以周围常见的事物为题材，自编童话故事讲给胎宝宝听，胎宝宝会更加喜欢妈妈编的故事的。故事要避免过于暴力的主题和太过激情、悲伤的内容。

具体描述

准妈妈可以将作品中的人、事、物详细、清楚地描述出来，例如，太阳的颜色、家的形状、主人公穿的衣服等，使胎宝宝融入到故事描绘的世界中。在念故事前，最好先将故事的内容在脑海中形成影像，以便对胎宝宝传达更生动的故事形象。

声音富有感染力

准妈妈的音调要有起伏变化，想象胎宝宝正在准妈妈的身边聆听你讲的故事。根据故事情节的变化,变化多种音调。

设定"说故事时间"

选定故事内容之后，设定每天的"说故事时间"，最好是准爸爸和准妈妈两个人每天对胎宝宝各念一次，借说故事的机会与胎宝宝沟通、互动。

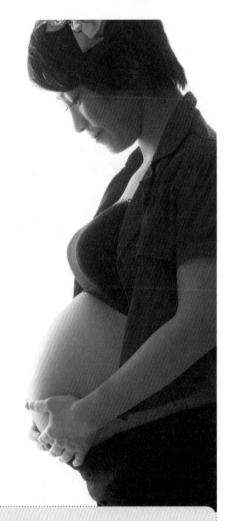

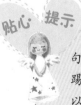

贴心 提示

在练习了"说故事时间"一个月之后，不妨试试看是否有些特别的字或句子可以引起胎宝宝的特定反应。胎宝宝听到某一特定的字或句子时是否会踢脚？故事的某一段是否会使胎宝宝感到平静？借着胎宝宝的不同反应，可以和他形成良好的互动、沟通。

爱美也是一种胎教吗

胎教是贯穿于整个孕期的始终的行为，准妈妈生活本身也就是一种胎教。在怀孕期间，准妈妈也可以打扮得很漂亮。事实上，美容、穿衣也是胎教，准妈妈完全有必要精心打扮自己。

美丽是每一位女性所追求的，娇好的容颜会给准妈妈带来许多欢乐。怀孕了，就更应精心打扮。这一方面是自娱的一种方式，对自己容颜、服装的关心会使准妈妈忘掉妊娠中身体的不适应；另一方面，收拾得漂亮使准妈妈显得气色很好，自己看了，心里会舒服，别人看了，赞美准妈妈美丽，准妈妈也一定会很高兴的。

爱美使人保持自信、乐观、心情舒畅，准妈妈的美会使胎宝宝在潜移默化中受到熏陶。因此，美容、打扮无论对准妈妈自己还是对胎宝宝都是很有意义的。

准妈妈如何美容

1 美与不美，准妈妈本人的气质很关键，所以，准妈妈要有良好的道德修养和高雅的情趣，知识广博、举止文雅，具有内在的美。

2 选择颜色明快、合适得体的孕妇装束。

3 怀孕后，不少准妈妈脸色会失去以往的红润，可以选择使用一些温和无刺激的化妆品化个淡妆，给人以爽朗明快的感觉。但是，千万不要浓妆艳抹，这样会损害敏感的皮肤。

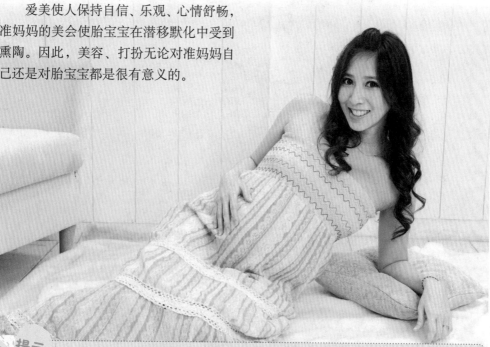

贴心提示

有的准妈妈不能接受自己的变化，情绪很不好，还有的准妈妈觉得反正身材臃肿了，干脆也不用注重自己的仪表，其实大可不必这样。怀孕几乎是每一位女性都要经历的，怀孕后的女性有一种特别的美，而且大多数准妈妈分娩后不久就会像以前一样体态轻盈，而且还会增添几分女性的成熟美。

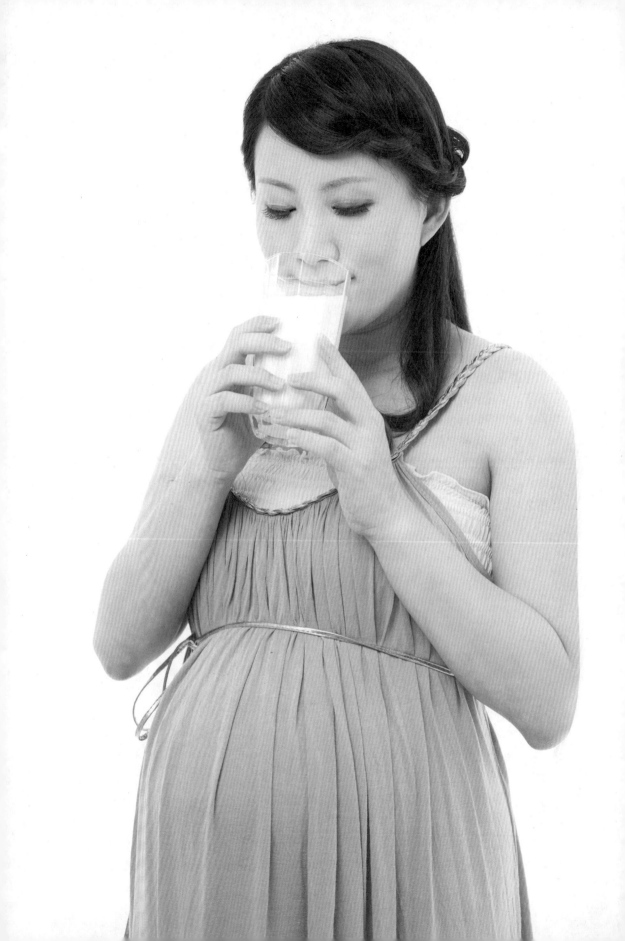

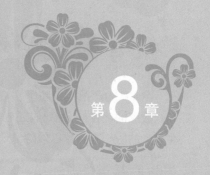

第**8**章

孕8月指导

胎宝宝	身长38~43厘米，体重1500~1800克。皮肤已无皱纹，指甲长出，皮肤长满胎毛。胎宝宝的活动力变强，运动强而有力，在外面都可察见。从这个时候起，大多数胎宝宝头部向下(正常胎位)
	骨骼系统发育完成，但很柔软，体重迅速增加。肌肉系统、神经系统功能也渐趋发育完整。听觉神经更加发达，且出现动作响应与身体反应
准妈妈	体重增加7~12千克。子宫底高度25~30厘米，羊水量600~800毫升。胸口及胃部因为子宫压迫而有心悸、恶心、腹胀等现象。傍晚易有下肢水肿现象。早晨起床手指发麻
	乳房及下腹部会出现红色线条(筋脉性妊娠纹)，这是肌肉弹性纤维断裂所致，这个叫做妊娠线，生产后会逐渐淡化为银白色的线条。乳头、下腹及外阴部的颜色变深

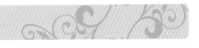

母体变化与保健

孕8月产检都要注意什么

孕8月的产前检查除了常规地完成前几次检查的项目外，准妈妈还应作好心理、生理上的防护准备，以预防早产。

孕8月产检重点项目

1 由于大部分的先兆子痫，会在孕期28周以后发生，所以，孕后期准妈妈的重点检查项目有血压、尿蛋白、尿糖、心电图、肝胆B超等。

2 孕28周以后，医生还要陆续为准妈妈检查是否有水肿现象。因为此时准妈妈的子宫已大到一定程度，有可能会压迫到静脉回流，所以，静脉回流不好的准妈妈，此阶段较易出现下肢水肿现象。

3 进入孕8月，医生还可以通过胎心监护和脐血流图，观察胎宝宝的情况，如是否缺氧等。

孕8月特殊产检——尿蛋白检查

孕20周后，准妈妈一般每隔2周就应去医院化验1次尿蛋白，测量血压，检查有无水肿等。一旦发现准妈妈出现水肿、蛋白尿、高血压其中两种症状，就可能是妊娠高血压综合征。准妈妈定期检查蛋白尿可及时发现高血压综合征，以便及时采取措施，保证母婴健康。

孕8月产检还可能需要注意的事情

在孕8月的产前检查中，医生可能会要求准妈妈注意无痛性阴道流血。因为妊娠晚期的无痛性阴道流血是前置胎盘的典型症状，前置胎盘是孕晚期出血的重要原因之一，也是围产期危及母儿生命的严重并发症。

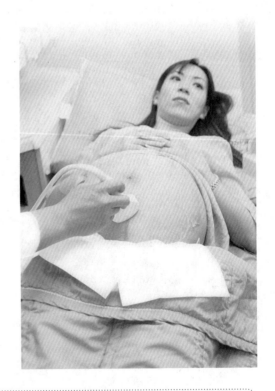

贴心提示

水肿是准妈妈常见的现象，准妈妈可以自检，方法是：将大拇指压在小腿胫骨处，压下后皮肤会明显地凹下去，如果凹陷不会很快地恢复，即表示有水肿现象。

假性宫缩与真宫缩有什么区别

分娩前几个月，宫缩就已经开始了。刚开始时，准妈妈几乎没什么感觉，只有用手去摸肚子时，才会感受到腹部一阵阵发硬，没有疼痛的感觉。这一般是假宫缩，临产前会出现真宫缩。

假宫缩和真宫缩的区别

分娩前数周，由于子宫肌肉较敏感，会出现不规则的子宫收缩。这种宫缩无规律性，无周期性，持续时间短，力量弱，也不会有疼痛感，且不能使子宫颈张开，这就是假性宫缩。

临产的子宫收缩，是有规则性的，初期间隔时间大约是 10 分钟一次，准妈妈会感到腹部阵痛，随后阵痛的持续时间逐渐延长，至 40~60 秒。程度也随之加重，间隔时间缩短，约 3~5 分钟。当子宫收缩出现腹痛时，会感到下腹部很硬，这就是真宫缩了。

真宫缩是分娩的先兆

只有伴有疼痛的宫缩，才是分娩的先兆，疼痛的强弱也因人而异，有的在腹部，有的在腰部。不强烈的宫缩可以没有感觉或者与来月经时的小腹疼痛一样，准妈妈不必紧张。

当宫缩像浪潮一样涌来，阵阵疼痛向下腹扩散，或有腰酸是正常分娩的征兆，这种宫缩是为宝宝出生作准备的。

当假宫缩频繁时怎么办

假宫缩一般不会很频繁，但也有的时候假宫缩会越来越频繁。若每小时宫缩次数在 10 次左右，就可以算做比较频繁了，

准妈妈应及时去医院，在医生的指导下服用一些抑制宫缩的药物，以预防早产的发生。

另外，准妈妈要注意休息，尤其不能刺激腹部。若宫缩伴有较强烈的腹痛，甚至痛到坐立不安，工作和生活受到影响，那就需要去医院接受治疗了。

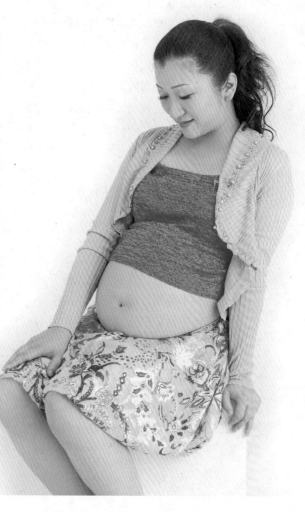

如何防止外力导致的异常宫缩

孕 8 月准妈妈一般不会出现真宫缩，假宫缩也不多，但容易受外力的影响而出现异常宫缩，异常宫缩会对分娩造成影响，准妈妈要尽量避免。为防止发生外力引起的异常宫缩，准妈妈需要在日常生活中多加注意：

1 避免外力撞击腹部。准妈妈跌倒或腹部不慎受到撞击时，不但会压迫到子宫内的胎宝宝，也会因疼痛、惊吓导致子宫内血液供给变少，引起宫缩。严重的撞击甚至还会造成胎盘早期剥离，危及准妈妈与胎宝宝的生命，这时应及时就医。

2 不要提重物。在孕晚期，提搬重物——拿重物或搬运物品时，会在腰及下腹部用力，引起腹部的压迫及子宫的充血，引起宫缩。这时，准妈妈要及时躺下休息，保持安静，会很有效。

3 避免过于疲劳。身体处于长期的摇晃状态，从事激烈的运动，常会不自觉地出现宫缩。疲倦时躺下休息，保持安静，会很有效。

4 放松心情。准妈妈长期处于过度紧张与疲劳的环境下也较容易出现频繁的宫缩。压力积攒后也容易出现腹部变硬，最好能做到不要积存压力、身心放松。

5 谨慎性生活。剧烈的性交动作及射精容易引发子宫收缩，男上女下的姿势也会压迫腹中的胎宝宝。一定要注意，出现异常要及时停下来。

6 防止着凉。空调使下肢和腰部过于寒冷，也容易引起宫缩。防止着凉也很重要，准妈妈在家也应该穿上袜子、盖上毯子。

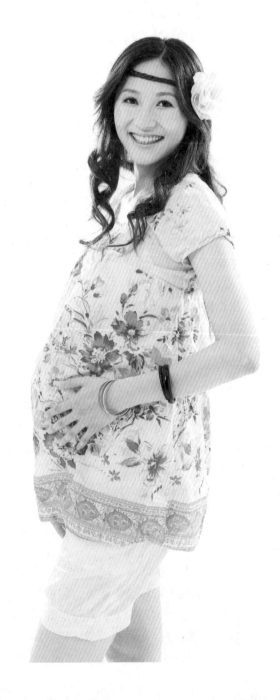

准妈妈如何应对胃灼热

大约有一半以上的准妈妈会在孕晚期感觉胃灼热，大部分在生产后就可恢复正常。

胃灼热的症状和原因

孕晚期，随着胎宝宝不断长大，准妈妈腹部的空间越来越小，胃部会被挤压，胃酸被推回食道，导致胃部返酸，准妈妈会有烧灼的感觉，这就是胃灼热，会随着准妈妈弯腰、坐着或躺卧而加剧。胃灼热的发生率也会随着妊娠周数而增加。

胃灼热的应对

1 遵从少食多餐的原则，不要让胃部过度膨胀，这样也能减少胃酸的逆流。还要注意避免一切能够加剧胃酸逆流或会对胃部产生刺激的食物，如油炸食物、咖啡、浓茶、辛辣食物。多吃含维生素 C 的蔬果，对缓解胃灼热症状有所帮助，如胡萝卜、甘蓝、青椒、猕猴桃等。

2 白天应尽量少食多餐，使胃部不要过度膨胀，即可减少胃酸的返流。睡前 2 小时不要进食，饭后 0.5~1 小时内避免卧床。

3 放慢吃饭的速度，细嚼慢咽。不要在吃饭时，大量喝水或饮料，以免胃胀，吃东西后嚼块口香糖，可刺激唾液分泌，有助于中和胃酸。

4 睡觉时尽量将头部垫高，防止胃酸发生返流。平时穿着宽松舒服的衣服，不要让过紧的衣服勒着腰和腹部。

5 若准妈妈怀疑自己有溃疡、食道狭窄或出血等并发症，作一次内视镜检查是极为必要的。

6 胃灼热很严重，已经影响到日常的活动和饮食时，可以服用一些中和胃酸的药物来缓解，不过，一定要在医生的指导下使用。

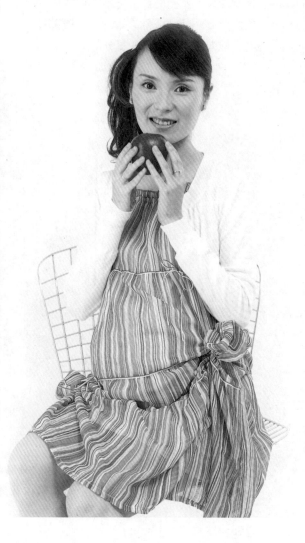

准妈妈怎样防治腰背痛

进入怀孕后期，准妈妈除了行动会有些不便外，常常会遇到腰酸背痛的情况，50%~70%的准妈妈都是如此。

准妈妈腰背痛的原因

准妈妈孕晚期腰背痛的原因有很多，比如怀孕期间激素变化，使关节变松；妈妈的身体重心发生改变，随胎宝宝成长逐渐往前挪，加重腰椎、尾椎的负担，使肌肉承受太多不当的拉扯；准妈妈体内多余的水分流至骨盆部位静脉时，使腰部神经与脊椎未能得到充足的氧分等。

准妈妈腰背痛如何应对

1 变动姿势时，最好能用双手支撑，减轻腰部的负荷。要特别注意不要立即站起来，避免受伤。要捡起东西的时候尽量弯曲膝盖蹲下来而不是弯腰去捡。

2 不要站立太久、长时间走路或提重物，长时间需要站立或走路的准妈妈可使用托腹带。

3 要减轻腰部的负担，建议准妈妈在站立时，不要穿有跟的鞋，以减轻脊柱的负担。

4 多休息。抬起脚对背部也是有好处的。尽量不要爬楼梯。

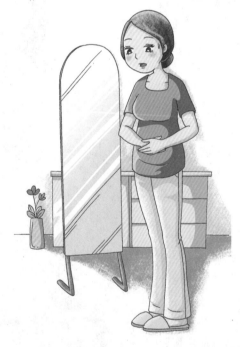

贴心提示　有很多准妈妈认为自己感觉舒服的姿势就是最放松的姿势，其实，一旦维持一个姿势超过 20 分钟，肌肉就会开始紧绷。这里提醒所有的准妈妈，无论是什么姿势，维持太久都不好。

如何发现并且及时纠正胎位不正

胎宝宝正常的分娩位置是胎头朝下先露出，如果不是这种位置，则为胎位不正。胎位不正的胎宝宝不易随着准妈妈的用力娩出，也不能自我调整位置以适应产道的变化，这将给分娩带来程度不同的困难和危险。因此，孕晚期要注意观察胎位情况，予以及时纠正。

胎位不正有哪些情况

正常的胎位称为枕前位，除此外，其余的胎位均为异常胎位。常见的胎位不正有：胎宝宝臀部在骨盆入口处的臀位，胎体纵轴与母体纵轴垂直的横位，或斜位、枕后位、颜面位等。

横位如未及时处理，会导致脐带脱垂，胎死宫内，甚至有子宫破裂的危险；臀位有破水后脐带脱垂的可能，分娩过程中有后出头的危险，会造成胎儿宫内窒息，甚至死亡。若出现这两种胎位，准妈妈均应考虑剖宫产。

胎位不正如何纠正

在孕28周之前，胎位可能会通过胎宝宝自身的活动转正，如果到孕30周之后胎位还没有转正，就可以通过一些练习来尝试调整胎位。常用的纠正方法有：

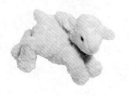

膝胸卧位

准备前，准妈妈需要排空大小便，换上宽松、舒适的衣服。将小腿与头和上肢紧贴床面，在床上呈跪拜样子，但要胸部贴紧床面，臀部抬高，使大腿与床面垂直，保持15分钟，然后再侧卧30分钟。每天早、晚各做一次，连续做7天。患有心脏病、高血压的准妈妈忌用此方法。

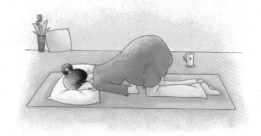

桥式卧位

准备前，准妈妈仍需要排空大小便，换上宽松、舒适的衣服。先用棉被或棉垫将臀部垫高30~35厘米，准妈妈仰卧，将腰置于垫上。每天只做1次，每次10~15分钟，持续1周。

此外，准妈妈可以进行适当的运动，如散步、揉腹、转腰等轻柔的活动。

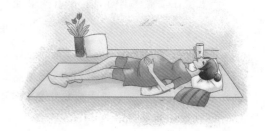

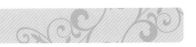

孕晚期如何避免发生便秘

怀孕后半期，渐长的胎宝宝压迫肠胃消化道，造成肠子的蠕动减慢，加上运动量相对减少、体内激素的改变等因素，准妈妈更容易发生便秘。轻度的便秘会让准妈妈腹痛、腹胀，严重的便秘可能导致早产，因此，准妈妈应该多加预防。

适当进行一些活动

适量活动可以促进肠管运动增强，缩短食物通过肠道的时间，并能增加排便量。活动的最佳方式是每天去户外散步，身体健康的准妈妈每天可散步0.5~1小时。

特别提示：散步时，应尽量选择空气新鲜、人流量不多的时间和地点。在一天中，早晨、傍晚和晚上空气污染较严重，其中晚上7点和早晨7点左右为污染高峰时间，这时，空气最不新鲜，不宜散步。上午10点左右和下午13~14点空气最为新鲜，建议准妈妈此时出门散步。

养成良好的排便习惯

准妈妈要养成每日定时排便1次的习惯，最好在每天早晨起床后就立即排便，一旦有便意要及时如厕。另外，使用坐式马桶可以更好地减轻下腹部血液的淤滞和痔疮的发生。

用硬板凳替换柔软的沙发

当人坐在硬板凳上时，臀部有两个坐骨结节支撑，这样血液循环受到的阻碍较小，能减少便秘和痔疮的发生。

尽量取左侧卧位

准妈妈睡觉时可以在两膝盖之间夹一个枕头，以减轻子宫对直肠的压迫，让大便能顺利地排下来。

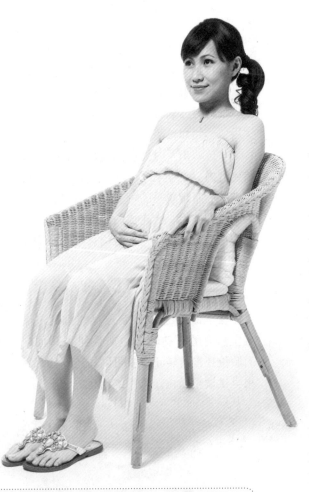

贴心提示

若是便秘现象持续超过3周以上，则应该及早就医。尤其当发现个人大便习惯改变，如经常便秘改变成经常腹泻，此时千万不要置之不理，忽略身体发出的警讯。

胎宝宝的头部什么时间开始入盆

随着胎宝宝越来越接近预产期，他出生时的先露部位（通常为头部）会下降进入到盆腔，这就是入盆。

胎宝宝一般在37~38周入盆

胎宝宝的入盆时间因人而异，早的在 33 或 34 周就能入盆，晚的可能会在 37~38 周入盆，还有的可能直到开始生产前都不会入盆。不过，即使胎宝宝早早入盆，也不意味着准妈妈就会提前生产。

什么因素决定着胎宝宝的入盆时间

与准妈妈平时的姿势有关：如果准妈妈长时间都坐着，那胎宝宝很可能会呈枕后位姿势躺着，即胎宝宝的脑后部朝向准妈妈的脊椎骨，那样会很难入盆，而且这种体位也不是有效分娩的最佳姿势。准妈妈要注意坐下时一定要向前倾斜着，让膝盖低于臀部，帮助宝宝扭转姿势，并顺利入盆。

准妈妈是经产妇：如果准妈妈曾经生过孩子，腹部肌肉可能会变得松弛，胎宝宝活动和改变姿势就容易多了，不容易在分娩前入盆。

胎宝宝个头比较大：如果胎宝宝长得比较大，他可能直到宫缩开始后才会下降入盆。

准妈妈的骨盆形状：有时候骨盆入口狭窄，这种情况下胎宝宝的先露部位可能要花很长时间才能入盆。但是一旦宝宝入盆了，生产通常会很快，因为那时骨盆出口相对来讲就大了。

入盆后准妈妈会有什么感觉

胎头入盆的时候，由于胎头下降，压迫到了膀胱，准妈妈会觉得尿意频繁，还会感到骨盆和耻骨联合处酸疼不适，不规则宫缩的次数也在增多。这些都表明胎宝宝在逐渐下降。

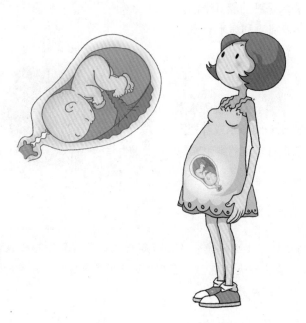

饮食营养跟进

准妈妈宜吃的消暑食物有哪些

炎炎夏日，准妈妈该如何缓解燥热呢？我们建议准妈妈用一些常温的消暑食物：

绿茶

准妈妈可以适量喝点儿淡绿茶消暑，淡绿茶对加强心肾功能、促进血液循环、帮助消化、预防妊娠水肿、促进宝宝生长发育，是大有好处的。

特别提示：由于绿茶中含有鞣酸，会妨碍铁的吸收，因此，准妈妈最好在饭后1小时再饮用淡绿茶。

蔬菜汤

夏天解暑的汤有海米冬瓜汤、西红柿蛋汤等。冬瓜含有充足的水分，具有清热、利尿、止渴除烦、祛湿解暑等功效，是准妈妈的消肿佳品；海米是钙的较好来源。孕晚期的准妈妈可多吃冬瓜和海米，既可去除孕期水肿，又可补充钙质。

果汁

将芒果、橙子、苹果、猕猴桃等水果榨汁，然后加入酸奶或者纯净水或者蜂蜜皆可。这几种水果都含有丰富的维生素C，短暂搅拌还能保留较多的维生素，除果皮外，纤维素也基本保存了下来。果汁口味鲜美香浓，是准妈妈夏季解渴、美肤养颜的佳饮。

瓜果

在闷热的夏季，准妈妈补充水分和盐是极为重要的。单纯补充水分只能解渴却不能解暑；过多地摄入盐，可以抵抗中暑又不能解渴。而瓜类食物，如西瓜、冬瓜、香瓜、黄瓜等，含有丰富的水分和电解质，既可以解渴又能解暑。

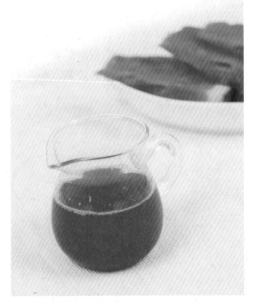

贴心提示　准妈妈最好不要吃冰镇食物，否则可能伤及脾胃，影响吸收和消化功能，时间久了会出现大便不畅、下身分泌物增多等现象，严重的还可能导致阴道炎，影响正常生产。

如何控制热量摄入，避免生出超重宝宝

一般新生儿的正常体重为 3~3.3 千克，若超过 4 千克则为巨大儿。

巨大儿不利生产和健康

巨大儿会使得准妈妈难产，增加产后出血的发生率，对于新生的宝宝而言，容易发生低血糖、红细胞增多等并发症，日后糖尿病、高血压、高血脂等疾病的患病率也会增加。

巨大儿与营养过剩关系密切

巨大儿的发生与遗传因素有一定的联系，排除遗传因素后，与孕期营养过剩密切相关，热量过剩或太胖的准妈妈更容易生出巨大儿。

控制热量，避免巨大儿

对于巨大儿的控制，关键在于将营养和热量控制在合理范围：

合理饮食：孕晚期处于胎宝宝骨骼发育、皮下脂肪积贮、体重增加的阶段，准妈妈除摄取适当的碳水化合物、蛋白质类食物外，还可适当增加脂肪性食物。膳食品种要多样化，尽可能食用天然的食品，少食高盐、高糖及刺激性食物，注意不要过多吃高糖的水果。

此外，还需多食肝、骨头汤和海带、紫菜、虾皮及鱼等海产品，从中摄入一些钙、铁、磷等微量元素。每天最好喝600毫升的牛奶，补充优质的蛋白质和钙，鸡蛋一天最好别超过两个。

食欲过旺的准妈妈可适当选择黄瓜和西红柿满足自己的食欲，既填饱了肚子，又补充水分和维生素，还可帮助腹中胎宝宝减肥，保持正常的出生体重。

适度参加活动：准妈妈不要整天坐着或躺着，同时适当补充营养，减少高热量、高脂肪、高糖分食品的摄入，保持自身体重和胎宝宝体重的匀速增长。

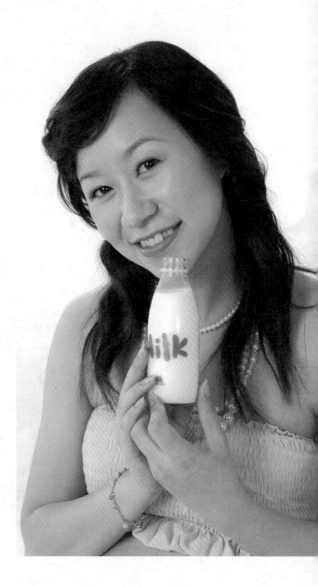

少食多餐保健康

少食多餐是准妈妈整个孕期都比较合理的膳食准则，不仅可以保证营养全面，也是避免营养过剩的好方式，能较好地保证准妈妈和胎宝宝的健康。那么，准妈妈如何才能更好地达到少食多餐的效果呢？

制订膳食制度

把全天的食物定质、定量、定时间地分配，三餐定时、定量、定点，最理想的吃饭时间为早餐7~8点，午餐12点，晚餐6~7点，吃饭时间最好控制在30~60分钟。吃饭的时候最好固定在一个气氛完美温馨的地点，且尽量不被外界干扰而影响或打断用餐。

饮食有节

要考虑胃肠道的实际消化能力，食物适量，喜欢吃的食物不要一次吃得太多，否则会影响食物中的营养素被充分地消化、吸收和利用。

少食多餐

准妈妈由于胎宝宝对胃肠系统的挤压，有时影响进食量，准妈妈可以采用多餐制，1日可以安排5~6餐。通常早餐应占全天总热量的25%~30%，午餐占40%，晚餐占30%~35%。准妈妈可将1日总热量的20%~30%用于加餐。三餐都不宜被疏忽或合并，尤其是早餐。

特别提示：加餐可以安排牛奶、点心等食品。其实，只要准妈妈不是很胖，或者胎宝宝不是很大，不妨饿了就吃。

养成良好的饮食习惯

专心进餐，细嚼慢咽，不要边看书边进食等。特别注意，不宜在进食期间与他人发生争执，这样会严重影响进食情绪，影响到消化液的分泌，也就影响了对食物的消化和吸收，还可能影响到日后宝宝的行为习惯。

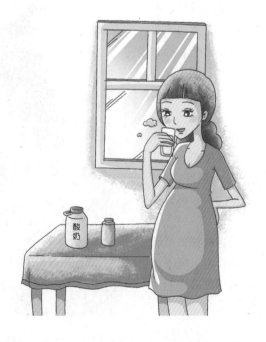

血压高的准妈妈怎么吃

高血压的准妈妈不能随便吃降压药。药物可能会对胎宝宝产生很大的危害，准妈妈应在饮食上特别注意，通过食疗方法来稳定孕期血压是最安全、最优先选择的方法。高血压准妈妈在饮食上需要注意的事情有：

限盐

主要是限制钠的摄入量，食盐中的钠具有贮留水分、加重水肿、收缩血管、升高血压的作用。每日的食盐量应控制在3~5克(包括食盐和高盐食物，如咸肉、咸菜等)。小苏打、发酵粉、味精、酱油等也含有钠，要适当限制食用。

限水

包括茶水、汤汁，轻度患者可以自己掌握，尽量减少水分的摄入，中度患者每天饮水量不超过 1200毫升，重度患者可按头一天尿量加上500毫升水来计算饮水量。

补充维生素C和维生素E

维生素C和维生素E能抑制血中脂质过氧化的作用，降低妊高征的反应。

注意补充钙、硒、锌

钙能使血压稳定或有所下降；硒可明显改善平均动脉压、尿蛋白、水肿症状，血液黏稠度也会降低，从而使妊高征的发病率下降；锌能够增强身体的免疫力。

注意补充蛋白质

重度妊高征患者因尿中蛋白丢失过多，常有低蛋白血症。因此，应及时摄入含优质蛋白的食物，如牛奶、鱼虾、鸡蛋等，以保证胎宝宝的正常发育。每日补充的蛋白质最高可达 100 克。

多吃芹菜、鱼肉、鸭肉、黄鳝等利于降压的食物

这些食物都是防治高血压的良好食物，准妈妈可变换品种地做着吃。

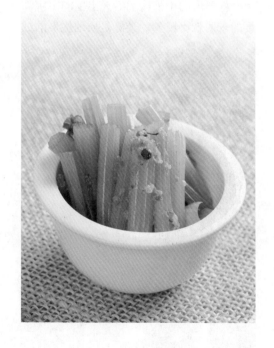

贴心 提示

孕期有高血压的准妈妈不宜长时间仰卧睡觉，这样会加重病情，最合理的睡眠姿势是左侧卧位。

日常起居与运动

需要提前准备哪些宝宝用品

离宝宝的预产期越来越近了，准爸爸、准妈妈从现在开始就可以为宝宝准备必需品了。宝宝的用品比较繁杂，有的东西用一段时间就派不上用场了，最好是找过来人一起去买。下面我们列出一些宝宝的必备品，供准妈妈参考：

衣物

在夏天出生的宝宝，衣物比较简单，只要选择全棉的连衫连裤即可，最多再加上一件薄薄的小棉袄；冬天出生的宝宝需要的东西就比较多，最好是质地优良的绒

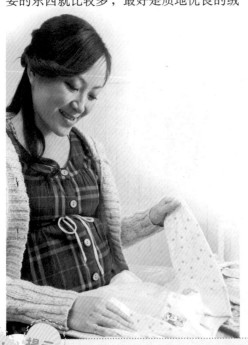

布连衫裤、棉袄、全棉的袜子等。

一般可准备：内衣2~3套；外套、毛衣、棉衣各2件；袜子3双；软帽2顶；尿布20~30块或纸尿裤若干包。

床和床上用品

婴儿床1张，最好买可移动的、栅栏较高的小床；被子2床，不要太厚，规格为1米×1米；夹被或毛毯1条；毛巾被1条；褥子2床；小棉垫3~5块，规格为30厘米×25厘米。

盥洗用品

澡盆1个；小盆2个，分别用来洗脸和洗屁屁；大浴巾1条；小毛巾3条；婴儿洗浴用品1套；水温表1支。

喂养用品

奶锅1个；奶瓶2~3个；奶嘴3个；奶嘴护罩3个；奶瓶刷1个；锅1个，用来煮奶瓶和奶嘴用；水果刀1把；小勺1个；小碗1个。

建议准妈妈少买些小奶瓶，小奶瓶主要是给新生宝宝用的，过2个月后小奶瓶就只能用来喝水、喂钙粉等。大奶瓶可以多一点儿，一直用到宝宝三四岁是没问题的。

贴心 提示

奶瓶、尿布等消耗品，宝宝出生前必须准备好，而婴儿床、婴儿车等单价高，但使用期限长的用品，准妈妈可考虑向亲朋好友请求援助。

哪些窍门可以帮助消除腿部水肿

据统计，约有75%的准妈妈在怀孕期间会出现水肿现象，并且越接近生产日越严重，如果又碰上天热，则会更加明显。水肿不会对胎宝宝产生不良的影响，产后会自愈，但孕期会给准妈妈带来一些不便，准妈妈在起居上可以多加防范。

保持侧卧睡眠姿势，并保证充分的休息

这可以最大限度地减少早晨的水肿，建议准妈妈在睡前(或午休时)把双腿抬高15~20分钟，加速血液回流，减轻静脉内压，缓解孕期水肿。

注意保暖，不要穿过紧的衣服

当患有水肿时，必须保证血液循环畅通、气息顺畅，所以，不能穿过紧的衣服。

避免久坐久站，经常改换坐立姿势

准妈妈步行时间不要太久；坐着时应放个小凳子搁脚，促进腿部的血液循环通畅，每1.5小时就要站起来走一走；站立一段时间之后就应适当坐下休息。

适当运动

散步、游泳等都有利于小腿肌肉的收缩，使静脉血顺利地返回心脏，减轻水肿。平时可以做简单的腿部运动：晚上仰卧于床上，双腿高高竖起，靠在墙上，保持5~10分钟，这可以消除紧张过度，促进血液循环。

选择一双合脚的鞋

腿部水肿时可能辐射到脚部，平时的鞋会变得不合脚，准妈妈穿着太小的鞋会加重水肿，因此，如果发生水肿，应考虑再去选一双合脚的鞋。

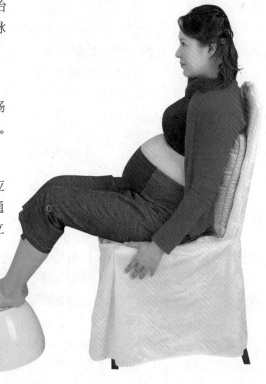

贴心提示

孕期水肿一般属于生理性正常现象，但也有一些疾病如妊娠高血压综合征、肾脏病或其他肝脏方面的疾病也会引起水肿，这属于病理性水肿。准妈妈一旦出现心悸、气短、四肢无力、尿少等并发症时，一定要尽快去医院检查。

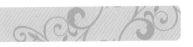

孕晚期可以进行性生活吗

孕晚期是胎宝宝发育的最后关键阶段，胎宝宝生长迅速，子宫增大很明显，对任何外来的刺激都非常敏感，而且此时胎膜里的羊水量也日渐增多，张力随之加大，在性生活中稍有不慎，即可导致胎膜早破，致使羊水大量地流出，直接引起胎儿宫内缺氧，引起早产，不利于胎宝宝的安全。

染。感染不但威胁生产安全，也影响着胎宝宝的安全，可使胎儿早产，即使不早产，胎宝宝在子宫内也可能受到准妈妈感染疾病的影响，身心发育受到影响。

孕28~32周间，性生活次数应减少，强度减弱

此时刚刚进入孕晚期，偶尔的性生活也应注意体位，控制性生活的频率及时间，动作不宜粗暴，避免给予机械性的强刺激。最好采用准爸爸从背后抱住准妈妈的后侧位，这样不会压迫腹部，也可使准妈妈的运动量减少。

孕32周后则应禁止性生活

在孕32周以后，准妈妈的腹部突然膨胀起来，身体懒得动弹，性欲减退，此阶段胎宝宝生长迅速，对任何外来的刺激都非常敏感，应停止性生活，以免发生意外。尤其是临产前4周或前3周必须禁止性生活，此时子宫口逐渐张开，性交会使羊水感染的可能性更大。

特别提示：调查显示，分娩前3天有过性生活的准妈妈，20% 会发生严重感

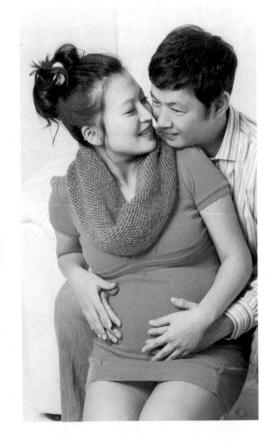

贴心 提示

对于准爸爸来说，目前是应该忍耐的时期，只限于温柔地拥抱和亲吻，禁止具有强烈刺激的行为。子宫在孕晚期容易收缩，同时，也要避免给予机械性的强刺激。

如何练习拉梅兹呼吸法

怀孕7个月以后，准妈妈可以勤加练习拉梅兹呼吸法，它可以帮助准妈妈分娩更顺利。

拉梅兹呼吸法的基本姿势

在毯子或在床上练习，室内可以播放一些舒缓的胎教音乐，准妈妈可以选择盘腿而坐，首先让自己的身体完全放松，眼睛注视着同一点。

阶段 1——胸部呼吸法，用于分娩开始（宫颈开3厘米）

鼻子深吸一口气，随着子宫收缩开始吸气、吐气，反复进行，直到阵痛停止才恢复正常呼吸。

阶段 2——嘻嘻轻浅呼吸法，用于胎宝宝正下来时（宫颈开7厘米以前）

用嘴吸入一小口空气，保持轻浅呼吸，让吸入及吐出的气量相等。完全用嘴呼吸，保持呼吸高位在喉咙，就像发出"嘻嘻"的声音。子宫收缩强烈时，需要加快呼吸，反之就减慢。注意呼出的量需与吸入的量相同。

阶段 3——喘息呼吸法，用于产程最激烈时（子宫开7~10厘米）

先将空气排出后，深吸一口气，接着快速做4~6次的短呼气，就像在吹气球，比嘻嘻轻浅式呼吸还要更浅，也可以根据子宫收缩的程度调解速度。

阶段 4——哈气运动，用于胎宝宝娩出时（此时不用力）

阵痛开始，准妈妈先深吸一口气，接着短而有力地哈气，浅吐1、2、3、4，接着大大地吐出所有的气，就像在吹一样很费劲儿的东西，直到不想用力为止。

阶段 5——用力推，用于娩出胎宝宝（宫颈全开）

长长吸一口气，然后憋气，马上用力。下巴前缩，略抬头，用力使肺部的空气压向下腹部，完全放松骨盆的肌肉。需要换气时，保持原有的姿势，马上把气呼出，同时马上吸满一口气，继续憋气和用力，直到宝宝娩出。

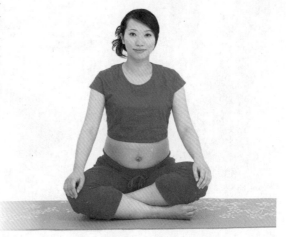

适合孕8月准妈妈运动的孕妇体操

孕妇体操是专门为准妈妈设计的有氧运动，有利于准妈妈顺利分娩和产后的恢复，对胎宝宝的健康发育十分有利。下面我们给准妈妈推荐几款适合本月进行的孕妇体操：

脚腕的运动

准妈妈保持仰卧，然后左右摇摆、转动脚腕10次，再前后活动脚腕，充分伸展、收缩跟腱10次。在日常生活中，准妈妈站立、坐在椅子上时也可以随时随地锻炼脚腕，使脚腕关节变得柔韧有力。

脚部运动

把一条腿搭在另一条腿上，然后放下来，重复10次，每抬1次高度增加一些，然后换另一条腿，重复10次；然后两腿交叉向内侧夹紧，紧闭肛门，抬高阴道，然后放松。重复10次后，把下面的腿搭到上面的腿上，再重复10次，有助于消除妊娠后期的脚部水肿。

压腿运动

盘腿坐在垫子上，挺直背部，两手轻轻放在膝盖上，每呼吸一次，手就按压一次，反复进行。按压时，要用手腕向下按压膝盖，一点点地加力，让膝盖尽量接近床面，可锻炼骨盆肌肉。

以上孕妇体操简单易操作，可缓解腰腿疼痛，为胎宝宝顺利通过产道作好准备，不过练习时一定要注意：

1 保持良好的心态：准妈妈运动时要保持良好的情绪，把快乐和健康带给胎宝宝。

2 要根据自己的身体状况决定锻炼量：在整个孕期，准妈妈最好持之以恒，坚持每天做孕妇体操。不过切记动作要轻柔，运动量以不感到疲劳为宜，微微出汗时就可停止；早晨不要做操，肚子发胀、生病等身体不舒服的时候，可酌减体操的种类、次数、强度等，不要太累。

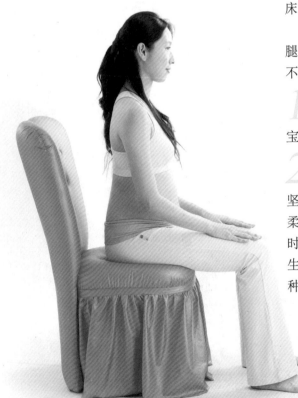

缩肛运动对准妈妈有哪些好处

缩肛运动是收缩肛门周围肌肉的运动，缩肛运动的方法比较简单，不受时间、环境的限制，站立、蹲位、躺卧均可进行，坐车、行走、劳动时也可以做。每日可进行数回，每回进行 2~3 分钟即可，大便后进行效果更好。

缩肛运动可防治肛门周围疾病

收缩肛门的动作可以锻炼肛门附近的提肛肌、肛门括约肌，增强其功能，并且可以促进肛门周围血液循环，防止静脉淤积，从而可治疗和预防肛门周围的疾病。

缩肛运动可防治便秘和痔疮

准妈妈比较容易便秘，到孕后期还容易得痔疮，练习缩肛运动则有助于帮准妈妈预防、缓解便秘、痔疮。

缩肛运动可缩短产程

练习缩肛运动还有助于锻炼会阴部的肌肉，帮助准妈妈缩短产程，让分娩更顺利。

缩肛运动有利于产后恢复

产后的新妈妈也可以练习缩肛运动来防止便秘、痔疮，同时，还有助于阴道恢复，让性生活更加美好。

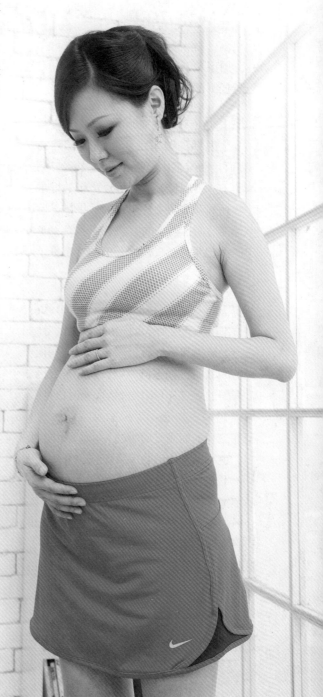

成功胎教与情绪调节

准爸爸怎样给胎宝宝唱歌

　　胎宝宝不仅喜欢准妈妈的声音，对准爸爸低沉浑厚的声音更是情有独钟。

准爸爸的歌声可令胎宝宝精神安定

　　孕晚期的胎宝宝能听到子宫外的声响，而且胎宝宝比较听得清楚父亲的声音，因为羊水传递低音域的男性声音的效果会比传递高音域的女性声音的效果好。胎宝宝经常聆听准爸爸的歌声，必然会精神安定，为出生后形成豁达开朗的性格打下心理基础。

准爸爸要带感情地多为胎宝宝唱歌

　　准爸爸可在每天固定的时间里，比如自己上班前和下班后，轻声哼唱一些优美抒情的歌曲，如摇篮曲等。最好是自己非常喜爱的，这样可唱出感情，并且也应该像准妈妈一样充分想象胎宝宝的可爱样子，这样的歌声是动听的，可以感染准妈妈，也可以传达给胎宝宝。

　　准爸爸除唱歌外，还可经常同腹中的胎宝宝说说话，这样宝宝诞生后往往很快会对准爸爸的声音产生反应，因为爸爸的声音深深烙印在了宝宝的脑海中。同时，这种胎教也有助于建立爸爸和宝宝之间的亲子关系。

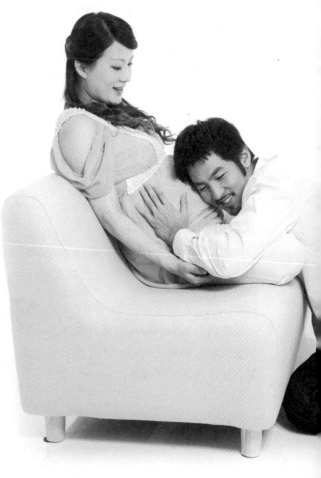

贴心 提示

　　准爸爸有时间时，可和准妈妈一起哼唱，让胎宝宝能经常聆听爸爸、妈妈的歌声，让母与子心音谐振，令胎教效果更好。

孕晚期不可错过阅读胎教

胎宝宝的心智在孕晚期是最成熟的，这个时候他的求知欲也最旺盛，因此，准妈妈保持旺盛的求知欲很重要，最好能和胎宝宝一起多读一些书，定时讲书中的故事给胎宝宝听。

孕8月至生产前时施行阅读胎教

胎宝宝的意识萌芽大约发生在怀孕第7~8个月的时候，此时，胎宝宝的脑神经已经发育到几乎与新生儿相当的水平。此时，胎宝宝的脑外层的脑皮质也很发达，因此，可以确定胎宝宝具有思考、感受、记忆事物的可能性，也具备接受阅读胎教的可能性，不应错过。

如何施行阅读胎教效果更好

阅读材料的选择：好的阅读材料应该是能够让准妈妈感到身心愉悦的，比如儿童故事、童谣、童诗等，故事要避免暴力、太过激情和悲伤，同时阅读题材应广泛。

描述要清楚、细致：准妈妈要将作品中的人、事、物想象出来，并详细、清楚地描述出来，如太阳的颜色、主人公穿的衣服等，让胎宝宝融入到故事描绘的世界中。

坚持施行：选定阅读材料之后，设定每天的阅读时间，最好是准爸爸、准妈妈每天各念一次给胎宝宝听，借阅读的机会与胎宝宝多沟通、互动。

保持平和的心态：为了让准妈妈的感觉与思考能和胎宝宝达到最充分的交流，准妈妈应该保持平静的心境并保证注意力的集中。

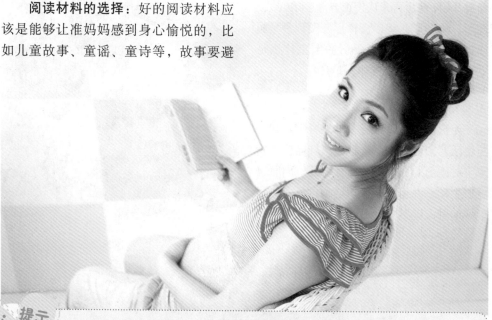

贴心提示

如果没有太多的时间，要保证视觉化效果。视觉化是指将鲜明的图画、单字、影像印在脑海中，比如选取一页图画内容详细地描述给胎宝宝听，这样能增强信息传递效果。

和胎宝宝一起认图形

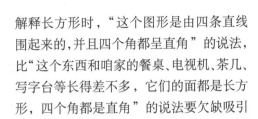

此时，胎宝宝的感官都已发育成熟，视觉、听觉、触觉等都已具备，可以对胎宝宝进行图形教育。方法是准妈妈和胎宝宝一起认图形，准妈妈将图形视觉化后传递给胎宝宝。

准妈妈可以自己动手先制作出各种形状的图形

准妈妈可以用鲜艳的彩色硬纸，剪成几个不同颜色的正方形、长方形、三角形、圆形等图片，边制作边感受图形的样子。这种直观的感受能迅速传达给胎宝宝，也能给准妈妈时间酝酿接下来的进一步认识。

图形的认识要循序渐进

一开始先认识平面图形，从简单的三角形开始，然后再来认识正方形、长方形、圆形、半圆形、扇形、梯形、菱形等平面图形。学完之后，再告诉胎宝宝什么是立方体、长方体、锥体、球体等。

将图形与生活紧密结合

无论教什么，最重要的是将学习内容与生活紧密地联系在一起，这样能使得胎宝宝对图形的认识更加具有意义，同时也更加生动。说到底，认识这个世界是为了更好地融入世界中，可以想象，对胎宝宝

解释长方形时，"这个图形是由四条直线围起来的，并且四个角都呈直角"的说法，比"这个东西和咱家的餐桌、电视机、茶几、写字台等长得差不多，它们的面都是长方形，四个角都是直角"的说法要欠缺吸引力得多。

在学习图形时，最系统的教具可以说是积木，最好把日常生活用品和积木联系在一起，穿插着教给胎宝宝。

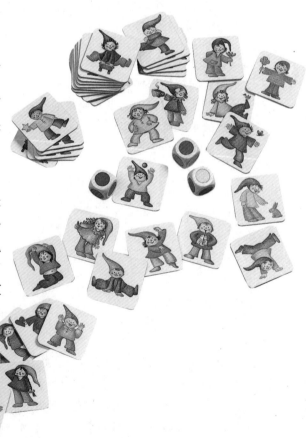

如何让胎宝宝参与到家庭生活中来

给胎宝宝施行胎教的目的其实也是为了让胎宝宝日后能更好地适应生活，本着这样的目的来看，任何一项胎教其实都可以考虑让胎宝宝参与到生活中来，这样能够帮助他以后更好地适应社会环境。

说话和游戏是特别好的参与方式

胎宝宝可以听到母体内外的各种声音，并且已经具有了记忆能力，这些胎宝宝期留下的记忆可能会对他产生深远的影响。多与胎宝宝互动，能培养起更有利于胎宝宝适应环境的能力和性格。

参与时要自然融入

在与胎宝宝做胎教游戏或说话的时候，要培养胎宝宝的参与意识，要让胎宝宝感觉到自己是不可或缺的家庭一分子，得到尊重并获得平等的权利。训练和启发胎宝宝的思维，这对促进胎宝宝的智力和能力发展都是极为有益的。

具体实施方法

胎教时的谈话和想象内容可以是生活中的方方面面，但内容一定要积极正面。准妈妈可以在做家务的时候与胎宝宝进行交流，告诉他正在进行的是什么样的工作，对于整个家有什么好处，诸如让家里美观、让家人心情愉快等，可以是自己的所感所想。

另外，一边干活，一边与胎宝宝交流，也是让胎宝宝参与到日常生活中来的表现之一。在交流时，可以告诉胎宝宝，做家务需要一定的时间和精力，但是仍然会带来愉悦感。这是因为，作为家庭的一分子，用自己的努力让家人高兴本来就是一件很有意义的事情。这样能够培养胎宝宝对家庭的责任感和荣誉感。

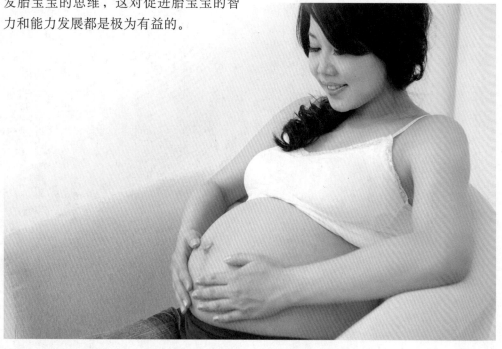

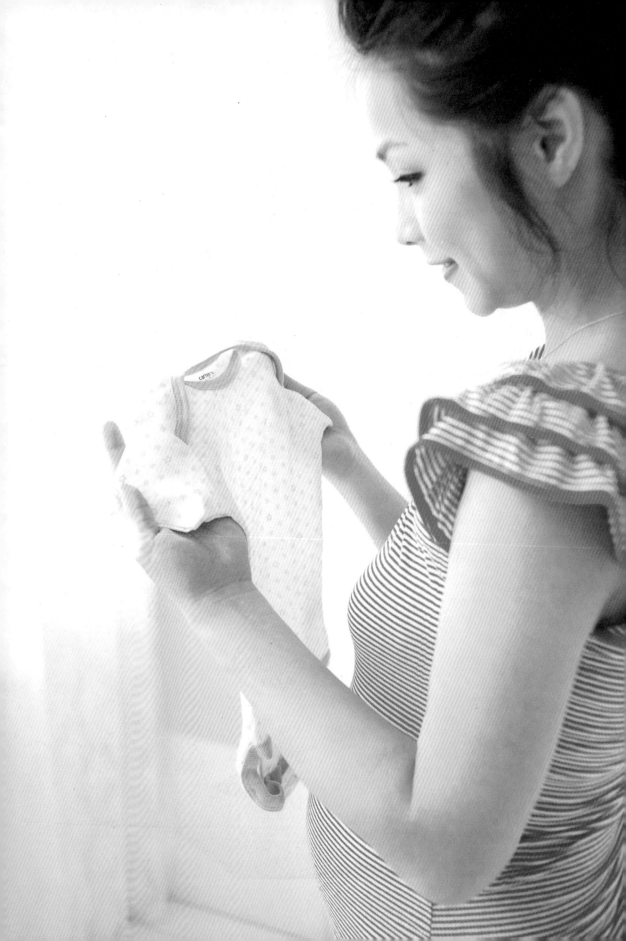

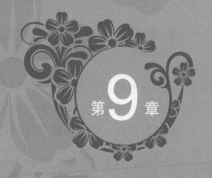

第**9**章

孕9月指导

胎宝宝	身长45~50厘米，体重2500~3000克。皮下脂肪增厚，皮肤没有纹路、呈粉红色。胎毛逐渐消除，指甲已长好，皮肤变得平滑，男女生殖器发育完成。胎位固定并下降，超过36周胎位还不正的胎宝宝，要再转回去的机会就很小了
准妈妈	体重增加8~13千克。子宫底高度32~38厘米，羊水量1000毫升。肚脐凸出。子宫高度会因胎宝宝头部下降至准妈妈骨盆腔预备出生而降至横膈膜以下。因为腹部凸出及胎宝宝增大压迫，腰部有时会感到酸
	子宫出现无痛性收缩。反胃、胸口郁闷的感觉强烈。乳腺有时会有奶汁排出，这叫做初乳，应轻轻用软布或棉花以清水擦拭并保持清洁

母体变化与保健

本月产检注意事项

这个月的产检除了进行与上次一样的常规检查外，还需要配合医生做好分娩前的准备工作。并且每周一次胎心监护。

配合医生作好骨盆测量

分娩前准妈妈的骨盆状况决定了顺产与否。骨盆是产道的最重要的组成部分，宝宝从母体娩出必须通过骨盆，狭小或畸形的骨盆均会引起难产。为了弄清骨盆的大小和形态，了解宝宝和骨盆之间的比例，产前检查时要测量骨盆，以便于医生准确判断生产的顺利程度。

特别提示：大多数医院会在妊娠28~34周之间进行骨盆测量，37周复测，也有的医院在初次产检时就测量。

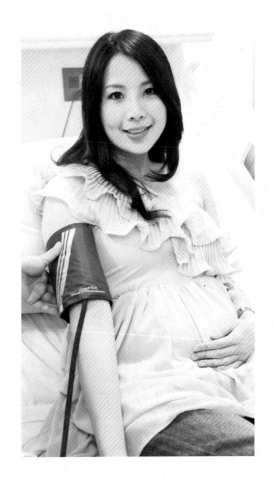

配合医生做好分娩前的准备工作

首先作好分娩前的心理准备：分娩是自然的生理过程，准妈妈要以轻松的、顺其自然的心理状态，有准备地迎接分娩。

要作好分娩前的知识准备：这也是克服心理障碍最好的办法。此外，准妈妈还应该在医生的指导下作好相应的训练。

贴心提示   我们不建议准妈妈提早入院待产，虽然这看上去很保险，但是提早入院待产会有紧迫感，对准妈妈的情绪影响往往很不利。除非医生特别建议提前住院，否则准妈妈不要提前入院待产。

如何预防静脉曲张

孕晚期的准妈妈容易受静脉曲张的困扰，常发生在腿部，当准妈妈站立时通常会发现腿部出现明显的蓝色静脉曲线。它们也可能出现在腹股沟或肛门附近。

孕期静脉曲张的原因

激素分泌改变：怀孕时全身血流量增加，容易造成静脉血液的逆流。

胎宝宝和子宫增大：它们压迫骨盆腔静脉和下腔静脉，使得下肢血液回流受阻。

家族遗传：静脉曲张具有家族性。

孕期体重超标：超重会对下肢的血液循环造成影响。

如何预防和应对静脉曲张

1 每天适度、温和地运动，帮助血液循环。

2 保持适当的体重，防止体重过度增加。

3 休息时将双腿抬高，帮助血液回流至心脏。

4 避免长期坐姿、站姿或双腿交叉压迫，建议睡觉时脚部用枕头垫高。不要提过重的物品，避免压迫下肢静脉。

5 睡觉时尽量向左侧躺，避免压迫到腹部下腔静脉，减轻双腿静脉的压力。

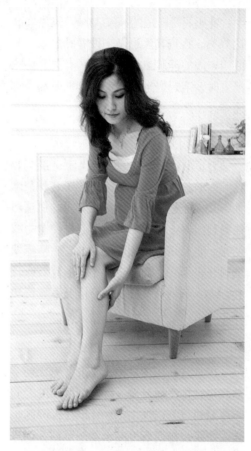

6 穿弹性袜，起床后穿上弹性袜可避免过多的血液堆积在双腿。刚开始可以试着穿强度20~30毫米汞柱的弹性袜，适应之后可以穿效果较佳的30~40毫米汞柱弹性袜。不过，弹性袜最好是到药店或医院购买正规的。

贴心提示

静脉曲张不可以热敷或高温泡脚，否则会导致下肢动脉扩张，血流量增加，加重静脉淤血，使静脉血管更凸出。

准妈妈如何预防痔疮

准妈妈是痔疮的高发人群，发生率高达76%。痔疮其实也是一种静脉曲张，与肛门末端的静脉血管血流不畅有关。痔疮严重时，准妈妈坐、行走、排便时都会疼痛难忍，严重影响正常的生活。

孕期痔疮的原因

为了保证胎宝宝的营养供应，准妈妈盆腔内动脉血流量增多，随着子宫日益增大，又会压迫盆腔，使痔血管内的血液回流受到阻碍；加上准妈妈常有排便费力或便秘，也会诱发痔疮或使其加重。痔疮发展到一定程度会脱出肛门外，形成外痔，在行走、咳嗽等腹压增加的情况下，痔块就会脱出。

如何预防和应对痔疮

养成定时排便习惯：不要久忍大便，养成定时排便的习惯。每次蹲厕所的时间不要超过10分钟，以免引起肛管静脉扩张或曲张。排便后用温水清洗肛门，促进肛门处血液循环。

多吃纤维素丰富的食物：新鲜蔬果中纤维素较多，平时注意多饮水，少喝饮料。排便困难时可多吃些芝麻、核桃等含丰富植物油脂的食物，以起到润肠的作用，不要吃辣椒、大蒜、大葱等刺激性食物。

有助于防治痔疮的提肛运动和按摩

提肛运动：并拢大腿，吸气时收缩肛门，呼气时放松肛门。每日做3次，每次30下，能增强骨盆底部的肌肉力量，有利于排便和预防痔疮的发生。

按摩肛门和腹部：大便后用热毛巾按压肛门，顺时针和逆时针方向各按摩15分钟，能改善局部血液循环。腹部按摩则取仰卧位，双手在下腹部按顺时针和逆时针方向各按摩15次，每日早、晚各进行一次，有利于防治便秘，也有利于痔疮的好转。

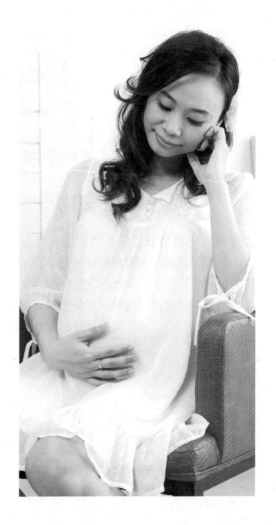

胎盘早剥及其发病因素

正常位置的胎盘，在胎宝宝还没出生以前，是紧贴子宫壁的，如果胎盘脱离子宫壁，则称为胎盘早剥，胎盘早剥的发生率为 4.6‰ ~21‰。

胎盘早剥的危害

胎盘早剥会导致孕晚期流血，是妊娠晚期的一种严重并发症，起病急、进展快，若处理不及时，可能危及母子生命。有些轻型胎盘早剥在临产前无明显症状，只在产后检查胎盘时，发现早剥处有凝血块压迹。

胎盘早剥发病的因素

血管病变：若准妈妈有血管病变则会导致动脉痉挛或硬化引起远端毛细血管缺血坏死以致破裂出血，血液流至某处形成血肿，导致胎盘自子宫壁剥离。

机械性因素：外伤（特别是腹部直接受撞击等）、行外倒转术矫正胎位、脐带过短或脐带绕颈均可能促使胎盘早剥。

子宫静脉压突然升高：孕晚期准妈妈长时间取仰卧位时，会发生仰卧位低血压综合征。此时，妊娠子宫压迫下腔静脉，回心血量减少，血压下降，而子宫静脉淤血，静脉压升高，造成静脉床淤血或破裂，导致部分或全部胎盘自子宫壁剥离。

胎盘早剥的处理

胎宝宝未娩出前，胎盘可能继续剥离，难以控制出血，持续时间越长，病情越严重，并发凝血功能障碍等合并症的可能性也越大。出现胎盘早剥时，原则上应争分夺秒地让胎宝宝产出，切忌拖拉，延误时机。只有在胎儿产出，胎盘跟着排出后，控制准妈妈出血，子宫才能迅速收缩而止血。分娩的方法应根据胎次、早剥的严重程度、胎宝宝的状况及宫口情况决定是经阴道分娩还是剖宫产。

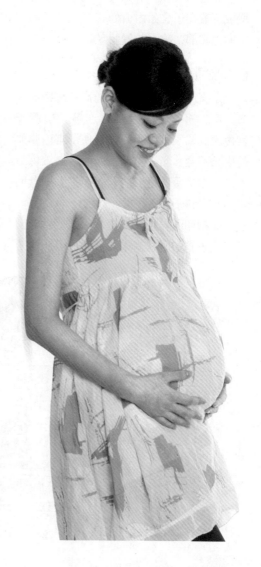

前置胎盘是怎么回事

胎盘的正常附着处在子宫体部的后壁、前壁或侧壁。如果胎盘附着于子宫下段或覆盖在子宫颈内口处，位置低于胎宝宝的先露部，称为前置胎盘。

前置胎盘的原因

1 子宫体部内膜病变。如产褥感染、多产、多次刮宫及剖宫产等，引起子宫内膜炎或子宫内膜受损，使子宫内膜血管生长不全。当受精卵植入时，血液供给不足，为了摄取足够的营养而扩大胎盘面积，伸展到子宫下段。

2 受精卵滋养层发育迟缓。当受精卵到达子宫腔时，尚未发育到能着床的阶段而继续下移植入子宫下段，并在该处生长发育，形成前置胎盘。

3 胎盘面积过大。如双胎的胎盘面积较单胎为大而达到子宫下段。

4 胎盘异常。如副胎盘，主要胎盘在子宫体部，而副胎盘则可达子宫下段近宫颈内口处。

前置胎盘的症状

妊娠晚期或临产时，发生无诱因的无痛性反复阴道流血是前置胎盘的主要症状，偶有发生于妊娠20周左右者。

随着子宫下段不断伸展，出血往往反复发生，且出血量亦越来越多。

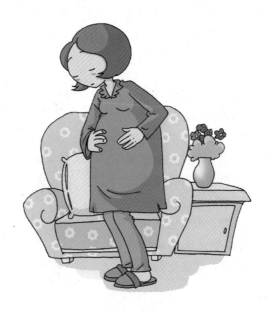

贴心 提示

孕中期，B超发现胎盘位置低而超过子宫颈内口者高达30%。但随着妊娠进展，子宫下段形成，子宫体升高，胎盘跟着上移，相当一部分准妈妈在孕晚期就不是前置胎盘了。所以，若无出血症状，在妊娠34周前，B超发现胎盘位置低的准妈妈，一般不作前置胎盘诊断，也不需处理。

前置胎盘的危害与注意事项

前置胎盘是妊娠晚期出血的主要原因之一，如果出血反复发生，且出血量亦越来越多，则会导致很多严重的并发症，如处理不当，会危及母婴生命安全。

前置胎盘对准妈妈的危害

1 产后出血：分娩后由于子宫下段肌肉组织菲薄、收缩力较差，附着于此处的胎盘剥离后血窦一时不易缩紧闭合，故经常会发生产后出血。

2 产褥感染：前置胎盘的胎盘剥离面接近宫颈外口，细菌易从阴道侵入胎盘剥离面，又加以产妇贫血，体质虚弱，故易发生感染。

前置胎盘对胎宝宝的危害

1 胎宝宝发育缓慢：因为前置胎盘会引起胎盘供血不足，使胎宝宝吸收不到充足的养分而发育受限。

2 胎位不正：如果胎盘堵住子宫口的话，胎宝宝就不能安稳地以头朝下的姿势固定住，容易引起横位或臀位。

3 早产：前置胎盘出血大多发生于妊娠晚期，容易引起早产。

前置胎盘的自我护理

1 减少活动，卧床休息，以左侧卧位为宜。

2 保持外阴清洁，勤换内裤，预防感染。

3 饮食应营养丰富，多食含铁较高的食物，如枣、瘦肉、动物肝脏等以预防贫血。长期卧床为避免便秘应增加蔬菜、水果的摄入，养成定时排便的习惯。

4 避免进行增加腹压的活动，如用力排便、频繁咳嗽、下蹲等。避免用手刺激腹部，变换体位时动作要轻缓。

5 如有腹痛、出血等不适症状，立即就医。

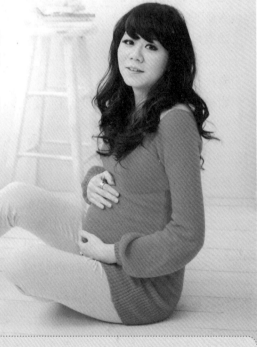

贴心提示

卧床时间太长的准妈妈应适当进行肢体活动，家属可协助给予下肢按摩，以预防肌肉萎缩，防止血栓形成。

饮食营养跟进

孕晚期胃口不好怎么办

孕晚期可以算得上是整个孕期食欲最好的阶段，准妈妈通常会被医生告知要注意控制饮食和体重，这个阶段也是胎宝宝体重增长最快的时候。但也有的准妈妈什么东西都不是很想吃，也没什么胃口，每次吃饭的量变得很少，这是怎么回事呢？

胃容量变小

孕晚期胃口变差大部分时候并不是胃肠道有什么毛病，而是因为到了孕晚期，由于子宫膨大，压迫了胃，使胃的容量变小，吃了一点儿就会有饱腹感觉，导致准妈妈感觉胃口不佳。

给准妈妈的建议：

1. 准妈妈要记得少吃多餐，最好一天吃6餐，3大餐3小餐。

2. 如果准妈妈每周体重增加低于0.4千克，需特别注意营养的摄入。

孕晚期胃灼热

孕晚期，有些准妈妈吃一会儿后就觉得胃部有烧灼感，尤其在晚上，胃灼热很难受，影响食欲，这主要是因内分泌发生变化，胃酸返流，刺激食管下段黏膜而引起的。此外，妊娠时巨大的子宫、胎宝宝对胃的压迫，使胃排空的速度减慢，胃液在胃内滞留时间较长，也容易使胃酸返流到食管下段。

给准妈妈的建议：

1. 这种胃灼热在分娩后会自行消失，未经医生同意不要服用治疗消化不良的药物。

2. 平时应在轻松的环境中慢慢进食，每次避免吃得过饱。

3. 吃完饭后，慢慢地做直立的姿势，对缓解胃灼热有帮助。

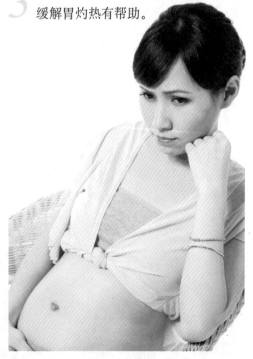

贴心 提示

准爸爸应为准妈妈妥善安排合理的饮食结构，多烹制一些清淡、可口的饭菜，让准妈妈有个好胃口。

孕晚期如何补锌帮助顺产

对于孕晚期的准妈妈来说，锌有着非常重要的作用，准妈妈缺锌，会增加分娩的痛苦。

锌对于顺产的重要作用

锌对分娩的主要影响是可增强子宫有关酶的活性，促进子宫肌收缩，把胎宝宝"驱逐出宫"。如果母体缺锌，子宫肌收缩力弱，无法自行驱出胎宝宝，就需要借助产钳、吸引等外力，才能娩出胎宝宝，严重缺锌则需剖宫产。此外，子宫肌收缩力弱，还有导致产后出血过多及并发其他妇科疾病的可能，影响准妈妈的健康。

准妈妈要注意补锌

在正常情况下，准妈妈对锌的需要量比一般人多，这是因为准妈妈除自身需要锌外，还得供给发育中的胎宝宝需要。如不注意补充，就极容易缺乏。

食补是最安全的方法

准妈妈可以经常吃一些含锌比较丰富的食物，如动物肝脏、肉、蛋、鱼以及粗粮、干豆等。

小零食中的核桃、瓜子、花生也是含锌较多的，每天最好都吃些，能起到较好的补锌作用。

水果中苹果是补充锌非常好的来源，它不仅富含锌等微量元素，还富含脂质、碳水化合物、多种维生素等营养成分，有助于胎宝宝大脑皮层边缘部海马区的发育。准妈妈每天吃 1~2 个苹果就可以满足锌的需要量。

药补需经医生允许

通过药物补锌要经过科学地检查和诊断，确实需要补锌才补，而且要在医生的指导下进行。此外，不要过量补充，否则会抑制机体对铜和铁的吸收，补锌产品不要与牛奶同服，也不能空腹服用。

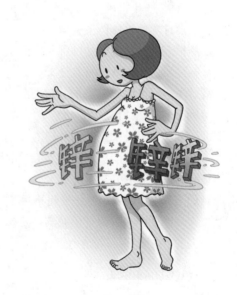

贴心提示

准妈妈要尽量少吃或不吃过于精致的米、面。小麦磨去了麦芽和麦麸，成为精面粉时，锌已只剩下 1/5 了。

日常起居与运动

大肚准妈妈如何洗头、洗澡

准妈妈汗腺及皮脂腺分泌旺盛，比常人更需要洗澡和洗头，以保持皮肤清洁，预防皮肤、尿路感染。不过，准妈妈肚子大了以后洗澡更应注意方法，否则，可能对自身和胎宝宝的健康造成影响。

大肚准妈妈如何洗澡

1 在家洗澡时不要锁浴室门，以防万一晕倒、摔倒可得到及时救护。在洗澡时要注意室内的通风，避免昏厥。

2 洗澡的水温应适中，控制在38℃左右，不宜过冷也不宜过热，不能蒸桑拿。水温过热使母体体温暂时升高，破坏羊水的恒温，对胎宝宝的脑细胞造成危害，水温过凉也会有早产的危险。

3 最好淋浴。准妈妈阴道内具有灭菌作用的酸性分泌物减少，体内的自然防御机能降低，对外来病菌的杀伤力大大降低，泡在水里有可能引起病菌感染。因此，孕期最好采取淋浴方式洗澡。

4 时间要适度。每次洗澡时间不要太长，以15分钟左右为宜，尤其不要长时间用热水冲淋腹部。

大肚准妈妈如何洗头

1 洗头的频率不宜过勤。中性或油性头发的准妈妈可每周洗头1~2次，干性头发的准妈妈每周洗一次即可。

2 最好是白天洗头，如果是晚上洗头，则要早洗，等头发干后再入睡。

3 注意洗发的姿势。短发的准妈妈头发比较好洗，可坐在高度适宜，可让膝盖弯成90°的椅子上，头往前倾，慢慢地清洗；长发的准妈妈最好坐在有靠背的椅子上，请准爸爸帮忙冲洗。

4 洗头后，准妈妈可以利用干发帽、干发巾将头发上的水分吸干。由于干发帽和干发巾的吸水性强、透气性佳，所以很快就能弄干头发，不过要注意选用抑菌又卫生、质地柔软的干发帽、干发巾。最好不要使用吹风机，即使要用，也应调到冷风挡，不要紧贴着头皮吹。

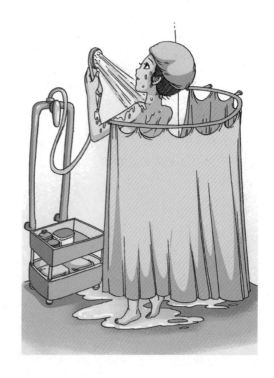

如何提前安排好月子里的那些琐碎事

月子里宝宝需要喂养，妈妈需要调养，事情会很繁杂，一旦到了那个时候，很容易因为准备不足而手忙脚乱。因此，准爸爸、准妈妈现在就应该开始安排月子里的琐事，让新妈妈能顺利地坐月子。

提前定好在哪里坐月子

坐月子的地点要提前和家人商量好，是在婆婆或妈妈家，还是就在自己家。决定之后就提前收拾出一间干净的房间，将月子里需要用到的物品都准备好，以免出院之后再临时布置，手忙脚乱。

准备坐月子的衣物

新妈妈坐月子多半时间在室内，要为自己准备几套棉质睡衣和软底鞋，方便在家穿着。为了防止寒从脚入，还要准备几双棉袜，做足保暖的工作。当然还要为宝宝的哺乳作准备了，准妈妈这时要多备几只新文胸，还可以买几个乳垫。如果是夏天坐月子，记得为自己也备上一瓶爽身粉，让夏天过得更清凉舒适。

特别提示：生产以后为了防止内脏下垂，也为了防止小腹突出，并及早恢复产前的身材，可以准备两三条腹带。

储备月子里的营养品

新妈妈月子期间有一些必需的营养品，如红糖、红枣、小米、挂面、鸡蛋等。这些食物最好提前采购，这样一出院就可以马上做来吃，省得还要临时购买。

确定照顾衣食起居的人

新妈妈体虚，在坐月子时一定要好好休息，这一段时间内不要进行体力劳动，也不要过于操心费神。这就需要早点儿确定能够照顾新妈妈的人，可以是自己的婆婆或妈妈，也可以请月嫂。

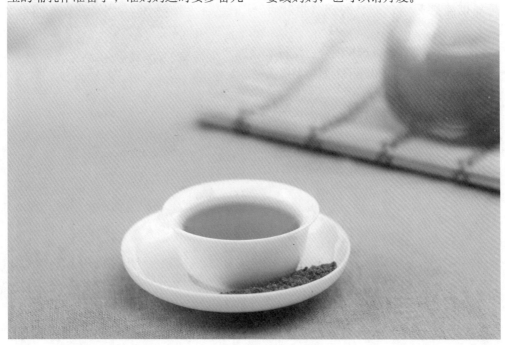

孕后期怎样保护腰部不受伤害

在怀孕期间，有 1/2~3/4 的准妈妈在某些时期有腰疼的经历，这是正常的。但若不注意保护腰部，准妈妈的腰疼可能会严重影响到生活，尤其是孕晚期。

孕晚期腰部不适的原因主要是身体在为生产作准备，各部位的关节都会比原来更加松弛，并且由于腹部增大，重心前移，准妈妈身体平衡发生变化，加重了腰部的负担。

如果能在日常的生活中注意以下几点，就可以更好地保护腰部，缓解腰部不适的症状。

1 站立的时候要调整姿势以代偿重心的改变，双肩收紧，收紧腹部，将骨盆轻微前移。

2 坐着的时候后背要有好的支撑，并且膝盖的高度要略微高于大腿。如果椅背可以调整，最好将靠背向后倾斜20°，腰部也随之后倾，那么腰部负担就可减半。

3 睡觉时最好侧卧，选择硬一点儿的床垫，在两腿之间和肚子下面垫上枕头或靠垫以支撑背部。

4 搬东西时将双脚分开同肩宽，将膝盖弯曲而不是将腰弯曲，站立时大腿用力而不是腰用力。

5 尽量避免穿有跟的鞋，如果出现腰部不适，可以在局部疼痛的地方热敷或者按摩。

6 变动姿势时，最好能用双手支撑，以减轻腰部的负荷，要特别注意不要立即站起来，避免受伤。

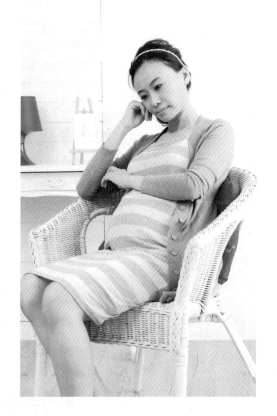

贴心提示

腰背部不适在孕期难以完全避免，也无法完全预防，准妈妈应做的是尽量避免。如果酸痛严重，可以借助药物治疗迅速地得到缓解，但这并不是我们提倡的，必要时应在医生的指导下进行治疗。

如何练习顺产分娩操

顺产是准妈妈最好的选择，为了顺利分娩，准妈妈可以多练习以下的顺产分娩操：

呼吸练习：加强腹肌和骨盆底部的收缩功能

吸气，尽量让肋骨感觉向两侧扩张，感觉两侧已经到极限了，开始吐气，吐气时让肚脐向背部靠拢。

这种呼吸方法除了锻炼身体深层的肌肉外，同时也锻炼了肺活量，使准妈妈生产时呼吸得更加均匀、平稳。

蹲举动作：锻炼腿部耐力，增强呼吸功能

两手自然放松，两脚与肩同宽，脚尖正对前方。吸气，往下蹲，直到大腿与地面呈水平状，然后吐气站立。每个动作重复12~15次，一周做3~4次。

特别注意：下蹲时，膝盖不能超过脚尖，鼻尖不能超过膝盖，站立时要放松，不要过于用力，以免对腹部造成伤害。

柔韧性训练：增强腹肌收缩功能和腰部肌肉的柔软性

选择小重量的哑铃，一边双臂托举，一边配合均匀地呼吸。

针对性训练：增强腰部和背部的力量

坐姿划船：平坐在椅子上，双手向后拉动固定在前方的橡皮筋，来回水平运动。

坐姿拉背：平坐在椅子上，双手向下拉动固定在头顶的橡皮筋。

以上每个动作重复15次左右，每周3~4次。

避免分娩时会阴侧切的小运动

有的医生会建议准妈妈从怀孕第9个月后期开始进行会阴按摩和锻炼，以增加会阴肌肉组织的柔韧性和弹性，帮助自然分娩的顺利进行，同时减少会阴侧切手术的发生。如果准妈妈心理上准备好了，而且也事先得到医生的允许和建议，现在可以开始进行会阴按摩和锻炼。

会阴锻炼的一般步骤

1 修剪指甲，洗净双手，坐在一个温暖舒适的地方，把你的腿伸展开，呈一个半坐着的分娩姿势。然后把一面镜子放在会阴的前面，面朝会阴部。这样，你就可以清楚地看见会阴周围肌肉组织的情况了。

2 选择一些按摩油，如纯的甘油，或者水溶性的润滑剂，用拇指和食指把按摩油涂在会阴周围。

3 最后，前后轻柔按摩拇指和食指之间的肌肉组织大约1分钟。

成功胎教与情绪调节

学会正确地发泄

每个人都会有不痛快，有的准妈妈能很快调整自己，并克制不良的情绪，可并不是每个准妈妈都能这样好运。当心里积压了痛苦时，准妈妈该怎么办呢？

发泄是必要的

在现实生活中，我们看到有些心胸开阔、性情爽朗的人，他们心直口快把自己的不愉快情绪或心中的烦闷诉说出来，这种人的心理矛盾能获得及时解决。可是我们也常看到一些内向不善言谈的人，生气时总是闷闷不乐，很少与周围人沟通，这样的心理冲突长期得不到解决，就会引发心理问题。所以，当心里不痛快时，不妨选择宣泄出来，这样心里感觉会好很多。

选用无害的发泄方式

发泄是必要的，但要注意发泄方式，如果发泄的同时伤害到自己或别人，就不一定能起到发泄的作用了。准妈妈可以用的无害发泄方式有很多，比如：

1 打扮自己：美化自己也会让心情变得更好，准妈妈实在是很愤怒时不如去为自己添一件衣服吧，买一束鲜花送给自己，心情自然就好起来啦。

2 写信或写日记：文字具有镇静作用，情绪很激动的时候坐下来，拿一支笔，给你的朋友写信吧，写日记也可以。把自己的不满和愤怒一字不落地写下来，写到最后你会突然发现，那些愤怒早已不见了。

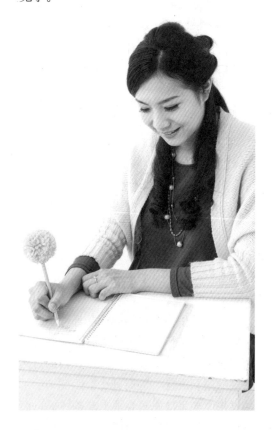

贴心 提示

当准妈妈内心的烦闷累积到发泄也无法解决痛苦时，可以考虑向专业的心理医生求助，而不应一直愁闷，否则心情可能会越来越糟。

和胎宝宝一起看画册

画册的特点是图案、色彩丰富，能够让人引发无限的想象力。如果准妈妈用自己丰富的想象力将大脑中的世界传递给胎宝宝，将能够很好地促进他的身心发展。

如何选择一本好的画册

一本好的画册应该是色彩丰富、内容愉快、富于幻想、情节独特的，可以是提倡勇敢、理想、幸福的，也可以是赞美爱情的，总之，是能让人产生幸福和希望幻想的。或者也可以选一些反映自然、动植物生态、科学进步的附有彩色插图和照片的书，以及有关世界上各民族风情或风景、陆海空交通工具等内容的书等。

此外，准妈妈的亲笔画也很好。如果准妈妈喜欢，可以每天画一些东西，或者可以把杂志上的照片、插图剪下来，拼成风景和人物图等。

如何欣赏一本画册

有感情地展开：准妈妈在欣赏和讲解画册时，一定要注意把感情倾注于故事的情节中，通过语气、声调的变化使胎宝宝了解故事展开的过程。要知道，单调和毫无生气的声音绝不可能唤起胎宝宝的美感，胎宝宝是可以感受准妈妈的喜、怒、哀、乐的。

着重于熟悉的内容：看画册的时候，既要欣赏画册的美，又要把画册的内容讲给胎宝宝听，从这个角度上来说，可以将重点放在准妈妈熟悉的内容上。比如：准妈妈对植物了如指掌，可以着重讲植物；擅长绘画，则可以自己发挥等。

将语言形象化：朗读的目的最终并不是让胎宝宝听见，事实上，即使胎宝宝听见了也还无法理解。准妈妈应通过朗读使语言形象化，用自己的五官去表现语言，再通过神经传递给胎宝宝。

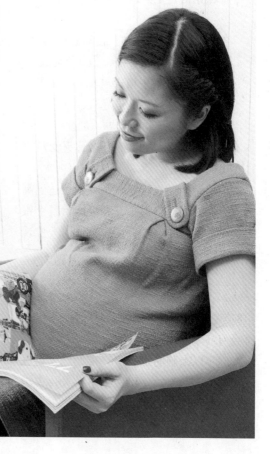

妈妈勤用脑，宝宝更聪明

准妈妈有空闲的时间就做做益智题吧，妈妈多动脑，发展思维，也是在带动胎宝宝思考，可以使胎宝宝更聪明。

流行的脑筋急转弯

1　楚楚的生日在3月30日，请问是哪年的3月30日？

2　为什么女人穿高跟鞋后，就代表她快结婚了？

3　报纸上登的消息不一定百分之百是真的，但什么消息绝对假不了？

4　每对夫妻在生活中都有一个绝对的共同点，那是什么？

5　什么东西往上升永远掉不下来？

6　王先生在打太极拳时金鸡独立，站多久看上去都那么轻松，为什么？

7　火柴盒内只剩一根火柴棒。A先生想点亮煤油灯，使煤炉起火，并烧热水的话，应该先点何物较佳？

8　一本书放在地上，为什么你无法从书上跨过去？

9　电影院内禁止吸烟，而在剧情达到高潮时，却有一男子开始吸烟，整个银幕笼罩着烟雾。但是，却没有任何一位观众出来抗议，这是为什么？

10　一艘船的绳梯悬挂在船的一侧，正好触及水面，这绳梯为每级梯蹬8英寸，那么当水位上升4英寸时，水下将会有几个梯级？

除了以上脑筋急转弯，准妈妈还可以找一些数学题来做，难度不用太大，中学的就可以，对提高逻辑思维能力也很有帮助。

答案

1.每年的三月三十日。2.因为有婚姻法律保障，婚后都踩在丈夫头上。3.报纸上的日期。4.同一天结婚。5.年龄。6.花瓶片里电晃电晃，7.先点火柴棒。8.放在墙角，9.男子看的是哑片，所以，10.因为水位上升4英寸时，船和绳梯都跟着升上升，所以，水下的梯级都是一样的。

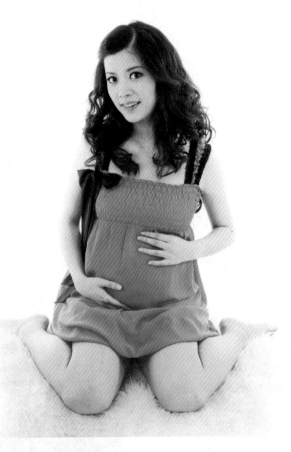

如何教胎宝宝认一些简单的字

分娩前一个月，准妈妈可以教胎宝宝认一些简单的字，学习认字能够更好地促进胎宝宝大脑的发育，而且这个时期的胎宝宝学习能力比较强，正是教认字的好时机。

首先制作汉字卡片

准妈妈可以选择一些带有底色的卡片，用不同颜色将各种字写在卡片上，卡片的底色与卡片上的字分别要用对比度鲜明的颜色，如黑与白或红和绿等。一开始可以教一些笔画简单的汉字，如"人""山""大""日""月"等，以便于胎宝宝记忆。

然后教宝宝读和理解卡片上的汉字

准妈妈可以一边想这个字，一边写下来，然后念给胎宝宝听，并且详细地为他解释这个字，最好能举一反三。比如，先教胎宝宝认"人"字，告诉他这个字指的就是像爸爸、妈妈这样的直立行走能运用工具的高等动物。然后在"人"字上加一横，就是"大"。等胎宝宝认识了大字，还能教他认识大的反义词——小。

教胎宝宝认字宜久不宜多

准妈妈教胎宝宝认字的时候不要贪多，一次认识一组或者半组就可以了，重要的是坚持，并且不时地进行温习，温故而知新。

准妈妈态度应积极

准妈妈在教授时应该集中注意力，就像教小学生识字一样，如果准妈妈自己都觉得枯燥，或是感到自己在某些方面不行，那么，这种心情就会直接影响到胎宝宝。因此，每天抽时间定时并反复地练习，久而久之对胎宝宝识字能力的培养大有裨益。

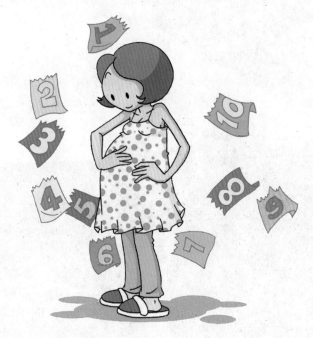

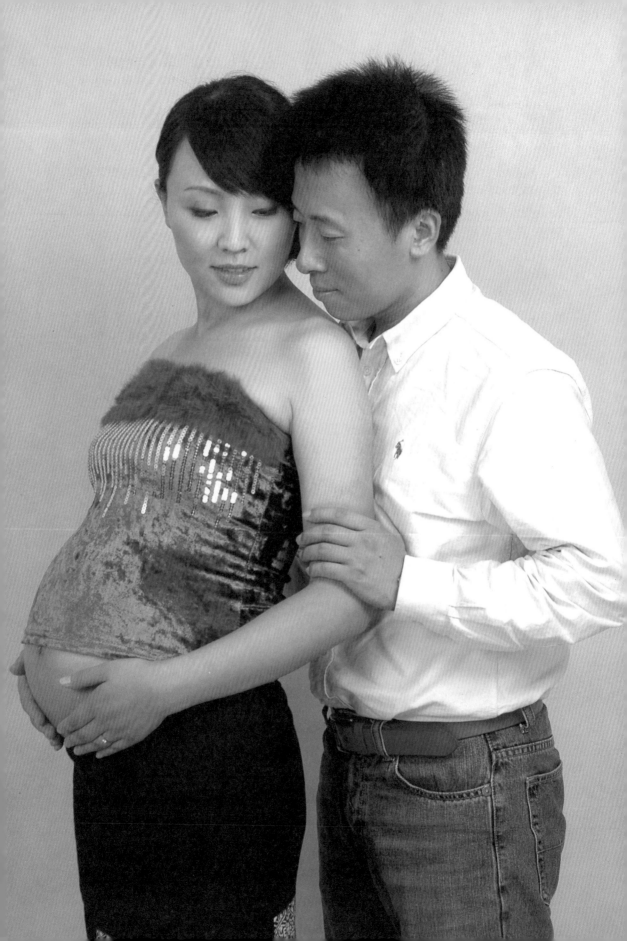

第10章

孕10月指导

胎宝宝	身长48~52厘米，体重2800~3200克。胎脂布满全身，特别是腋下及股沟。头发2~4厘米。胎毛完全消失
	外观机能发育完全，体内器官的机能亦已成熟。胎盘开始逐渐钙化，表示已经成熟
	胎宝宝的位置会下移至下腹部，并且转身，准备诞生
准妈妈	整个孕期，体重共会增加10~14千克。子宫底高度32~35厘米，羊水量600~800毫升。羊水量开始递减，越近足月量越少。子宫下降，对胃的压迫减轻，胸口、上腹较舒服，呼吸也变得轻松些。
	因为胎宝宝头部完全进入准妈妈的骨盆腔内，此现象会压迫准妈妈膀胱及肠道，造成准妈妈再度尿频或觉得尿不干净。会出现不规则子宫收缩之产兆，导致腹部出现强烈紧绷感

母体变化与保健

本月产检项目及注意事项

越到临产，产检越来越频繁，36周以后大约达到每周一次。这时，准妈妈要密切留意自己的身体，随时注意身体的细微变化。

产检项目

从怀孕第36W开始，每周要作一次胎心监护，每次约20分钟。借助仪器记录下胎宝宝心率的瞬间变化，这是了解胎动、宫缩时胎心反应的依据，同时可以推测出宫内胎宝宝有无缺氧。此外，血压、体重、宫高、腹围、血常规、尿常规、B超等仍是例行检查项目。

本月产检注意事项

1 妊娠并发症的防治：怀孕期间，常见的并发症有妊娠高血压以及妊娠糖尿病。若病情控制不当，容易增加准妈妈及胎宝宝围产期死亡率与罹病率。所以，唯有及早诊断，控制病情，才能母子平安。

2 预防早产：定期产检可了解怀孕期间的各种状况，且医生会根据准妈妈的怀孕情况给予最适当的建议和处理。

3 监测胎宝宝宫内缺氧情况：医生可通过胎宝宝心电图检查胎心率，电子监护，B超、生物物理评分、多普勒超声脐血流检查等可及时发现可能引起胎宝宝宫内缺氧的各种母源性因素并得到及时的诊治。

4 做好孕晚期自我保健：重视产前检查有利于对妊娠情况的掌握，接受医生的指导。发现问题及时得到解决是优生的关键。

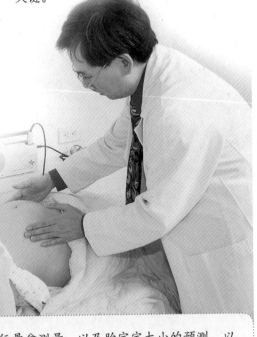

贴心 提示

一般在9个月的时候，开始进行骨盆测量，以及胎宝宝大小的预测，以确定小宝宝是否能从骨盆中顺利分娩。所以，确认胎位是临产前很重要的一项检查，医生会告诉准妈妈宝宝是头先露还是臀先露，看胎位是否正常。这是确定准妈妈在分娩时选择自然分娩还是手术助产的重要依据。

胎心监护要注意些什么

胎心监护是胎心、胎动宫缩图的简称，是应用胎心率电子监护仪将胎心率曲线和宫缩压力波形记下来供临床分析的图形，是正确评估胎宝宝宫内状况的主要检测手段。

检查时间

准妈妈应该从怀孕第 36 周开始每周作一次胎心监护，如有合并症或并发症，可以从怀孕第 28~30 周开始做。应注意胎心音的节律性是否忽快忽慢等，正常胎心音 120~160 次/分。

怎样读懂胎心仪器

胎心监护仪上主要是两条线，上面一条是胎心率，正常情况下波动在 120~160之间，一般基础心率线表现为一条波形直线。出现胎动时心率会上升，出现一个向上突起的曲线，胎动结束后会慢慢下降，胎动计数大于 每12小时30次为正常，小于每12小时10次提示胎儿缺氧。下面一条表示宫内压力，只有在宫缩时会增高，随后会保持在 20毫米汞柱上下。

胎心监护要作哪些准备

胎心监护不用特别准备，准妈妈只要保证胎宝宝在作胎心监护时处于清醒

状态就好了。但对胎宝宝而言，如果他睡着了，是不能进行胎心监护的，否则结果会不准确。

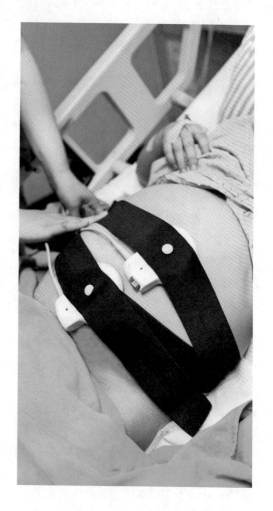

贴心·提示

如果作一次胎心监护的结果不太理想，可以适当延长检测时间，或者让准妈妈吸一下氧后再作一次。另外，作胎心监护前准妈妈一定要适当吃点儿东西，这样才能保持体力，以维持正常的胎动。

临产的征兆有哪些

接近临产时，准妈妈的身体会有哪些征兆呢？了解了这些征兆，准妈妈便可迅速地掌握生产动向，以便第一时间进产室，避免耽误。

1 腹坠腰酸：胎头下降使骨盆受到的压力增加，腹坠腰酸的感觉会越来越明显。

2 大小便次数增多：胎宝宝下降，压迫膀胱和直肠，使小便之后仍感有尿意，大便之后也不觉舒畅痛快。

3 胎动减少：胎动此时不那么明显了，不要为此感到不安，这是胎位已相对固定的缘故。但如持续12小时仍然感觉不到胎动，应马上接受医生诊断。

4 体重增加停止：有时甚至有体重减轻的现象，这标志着胎宝宝已发育成熟。

5 宫缩：子宫收缩，简称为宫缩。开始时好像是钝性背痛，或者刺痛，向下放射到大腿。随着时间的推移，宫缩可能发生在腹部，更像剧烈的周期性疼痛。

6 阵痛：即假宫缩。从孕28周开始，腹部会时常出现假宫缩。如果准妈妈较长时间地用同一个姿势站或坐，会感到腹部一阵阵地变硬，这就是假宫缩，其特点是出现的时间无规律，程度也时强时弱。临产前，由于子宫下段受胎头下降所致的牵拉刺激，假宫缩的情况会越来越频繁。

7 见红：从阴道排出含有血液的黏液白带称为"见红"。一般在见红几小时内应去医院检查。但有时见红后仍要等1~2天，有时是数天之后才开始出现有规律的子宫收缩。一般来说，见红后的 24小时内就会开始阵痛，进入分娩阶段。但

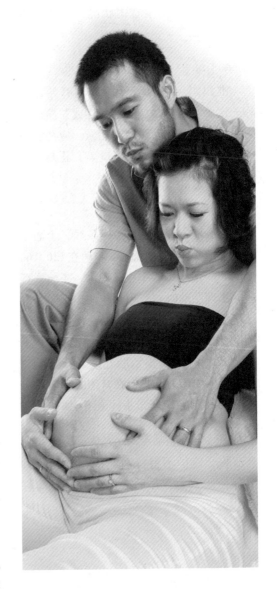

是实际情况是很多人见红后几天甚至一周后才分娩。所以，关键在于见红后要观察它的形状、颜色、量等再作判断。

胎膜早破怎么办

胎膜早破多发生在临产前，对胎宝宝及准妈妈有极其严重的影响。据统计，其发病率占分娩总数的10%左右。准妈妈应该高度警惕，正确的处理方法就是尽快地去医院处理。

未足月的胎膜早破征兆及症状是阴道中液体的涌漏，当准妈妈躺下时这种状况相对明显。对阴道分泌液进行检测呈碱性，而不是酸性。

胎膜早破必须住院，卧床休息；抬高床尾，以防脐带脱垂；严密观察羊水的性状及胎心情况，防止胎宝宝窘迫的发生；破膜超过12小时的，医生会酌情给予抗生素预防感染。还应根据具体情况，进行相应的处理：

1 胎膜早破接近预产期，胎宝宝已成熟，如果无胎位异常、骨盆狭窄、脐带脱垂、胎宝宝先露部较低者，多不影响产程进展，可经阴道自然分娩。

2 破膜24小时尚未临产者，如果无胎位不正及头盆不称，可行缩宫素引产，如果感染情况不能完全排除胎位不正、有胎宝宝窘迫等情况存在，应立即施行剖宫产，手术后使用抗生素预防感染。

3 胎膜破裂距预产期尚远，胎宝宝不成熟，准妈妈迫切要求保胎者，医生可在排除感染的情况下进行保胎治疗。一旦发现胎心不规律，或有感染的可能，应听从医生的建议终止妊娠。

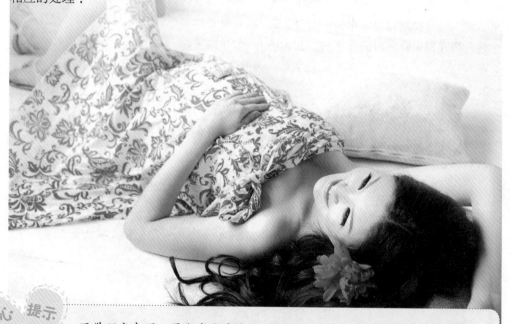

贴心 提示

医学研究表明，早期未发育完全的胎膜破裂有时是由营养缺乏所导致，因此，营养膳食能帮助避免该状况的发生。阴道感染，特别是细菌性阴道炎，也会导致未足月胎膜早破的发生。因此，注意提防并治疗，此类感染能有效地进行预防。

饮食营养跟进

入院待产时的饮食要点有哪些

分娩相当于一次重体力劳动，能量消耗大，准妈妈一定要有足够的能量供应才行。如果准妈妈营养不足，会影响宫缩，使产程进展缓慢，甚至造成难产，还可能因体力消耗出现酸中毒，造成胎宝宝宫内窘迫。那么入院待产时，准妈妈要怎么安排自己的饮食呢？

摄取易消化、高热量的食物

临近分娩，准妈妈消化功能减弱，消耗增加，加之宫缩的影响，食欲缺乏，所以，宜摄取易消化、高热量、少脂肪、有丰富碳水化合物的流食或半流质饮食。碳水化合物在胃中停留时间比蛋白质和脂肪短，不会引起准妈妈的不适感。而且这类食物容易消化吸收，在体内供能速度快，如稀饭、面条、糖粥等以增强体力，并注意补充足够的水分，以免引起脱水。

吃一些含糖水果

待产时由于阵痛频发，准妈妈出汗多，体力消耗大，如果不好好进食，容易引起脱水。这时，准妈妈可以吃一些水分多的含糖水果，如西瓜、葡萄等，一方面解渴，另一方面其中的糖分可直接供应能量。如果这些准妈妈不愿意吃，为了补充水分和能量，还可以通过输入葡萄糖、维生素来补充能量。

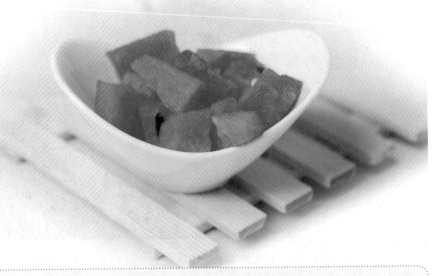

贴心提示　待产的过程中吃得少会没有力气承受频繁的宫缩，吃得太多又会加重胃肠道的负担，引起消化不良等。因此，要少吃多餐，这样才能一直保持着较好的体力。

准妈妈孕晚期补充营养易走进哪些误区

由于传统观念和营养知识不足等多种原因，准妈妈补充营养的过程中，常常会不经意地走入一些误区，导致不必要的麻烦。

以保健品代替正常饮食

为了加强营养，一些准妈妈们每天要补充很多营养品，如多种维生素、钙片、铁剂等。营养品大都是强化某种营养素或改善某一种功能的产品，单纯使用无法替代普通膳食的营养均衡。

一人补充两人的营养

不少准妈妈怀孕后，就努力开始增加食量，希望借此来满足胎宝宝的营养需要。其实，怀孕的准妈妈即使进食量加倍，也不等于胎宝宝在准妈妈的肚子里就可以吸收所有准妈妈比以前多吃的那些食物的全部营养，准妈妈多吃的那部分，很可能大都变成了自己身上的肥肉。胎宝宝的营养是否够，关键在于准妈妈对食物的科学性选择，而不是靠盲目多吃来达到的。

多吃菜，少吃饭

有的准妈妈认为菜比米饭更有营养，就多吃菜少吃饭。这种观点是极其错误的，米饭、面等主食，是准妈妈能量的主要来源，一个孕中、晚期的准妈妈一天应摄入 400~500 克的米面及其制品。

多喝骨头汤补钙

为了补钙，有的准妈妈便按照老人的指点猛喝骨头汤。其实，喝骨头汤补钙的效果并不理想。骨头中的钙不容易溶解在汤中，也不容易被人体的肠胃吸收，而喝了过多骨头汤，反而可能因为油腻引起不适。

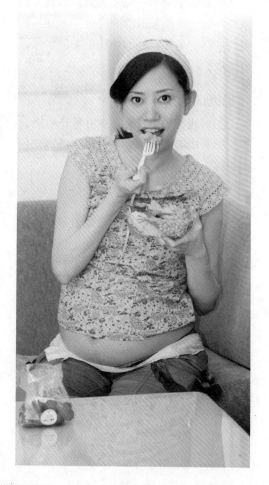

贴心提示

准妈妈在选择营养品时，主要该考虑的是自己的身体是否需要进补，最好先咨询一下有经验的产科医生。有些营养品如果不适合准妈妈服用，会带来一定的危害。

准妈妈吃加餐需要注意什么

进入到孕晚期之后，准妈妈的食欲会大增。很多准妈妈在正餐的时候吃得不多，剩下的一部分就只能放在加餐的时候吃。准妈妈在加餐的时候，一定要注意安排好加餐时间、摄入量及食物的选择。

准妈妈一般在正餐后2.5~3小时就可以加餐了，加餐的食物可以稍微丰富一点儿，一定要稍微有一点儿主食即粮食类的东西，如全麦面包或者燕麦片等，这是加餐的基础。另外，再加一些奶类、水果以及坚果。

牛奶或酸奶

准妈妈每天可以饮用500毫升牛奶，建议分两次喝完。早上喝一杯，临睡之前喝一杯。

新鲜水果

准妈妈每天可食用的水果量以不超过500克为宜，并且应尽量少吃含糖量丰富的水果，以免导致肥胖。不少准妈妈吃不下那么多水果，可以用榨汁机将水果榨汁，喝起来美味又轻松。

坚果

坚果是准妈妈补充微量元素的良好食物。但不论哪种坚果，每天的进食量也不宜过多，建议一天吃上3次，每次一小把即可。坚果类的食物加餐的时候要注意，不要做成琥珀核桃或者糖蘸花生米，人为加很多糖分。

其他食品

除上述食物外，准妈妈还可以将煮鸡蛋、牛肉干、鱼片干、豆腐干、全麦饼干、青稞粉、藕粉都增添到加餐的食谱中。

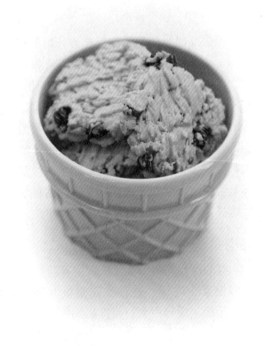

贴心提示

准妈妈加餐不要选择市售含添加剂的饮料、膨化食品、腌制食品作为加餐食物（如薯片、豌豆脆、腌制的火腿香肠等），这些食物中含有对胎宝宝不利的有害成分。

日常起居与运动

临产前准父母要作哪些准备

预产期前后的两星期内分娩，都属于正常情况。所以，在这个日期临近前，孕晚期的准父母一定要作好充分的准备，全面进入备战状态。

作好精神准备

由于现在的准妈妈多是初次生产，因而在生产前后都没有经验，所以都会自然而然地产生紧张、焦虑等症状。不少准爸爸也觉得自己无所适从，比准妈妈更紧张。这就要求准爸爸、准妈妈多阅读孕产相关图书或参加产前培训班，对分娩过程有一定的认识。不应有过多的害怕和恐惧，要相信只要与医院、助产人员密切配合，这个过程并不是太难的。

联系好住院事宜

为了防止医院妇产科的床位紧张，准妈妈必须要提前联系好住院事宜。一般在孕期建档医院生产较好。此外，由于分娩的时间很难预测，最好要在预产期到来之前就设计好去医院的几种方案，以便在紧要关头保证准妈妈能顺利平安地抵达医院。

按时产检

一般到了孕晚期，体检的次数会变得频繁，准妈妈一定要坚持按时去体检，关注每一次检查的结果，以便及时发现异常，及时解决。

经常按摩身体

按摩可以刺激身体皮肤内的神经末梢，增进血液循环，缓解肌肉疲劳。对于做不到的地方可以请准爸爸帮忙。

准备好待产包

准妈妈要把之前准备好的物品装包，放在随取随用的地方，方便入院后取用。

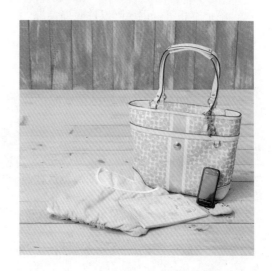

贴心提示

准妈妈孕晚期不要单独一个人外出，如果一定要单独外出，手机一定要随身携带，以防有紧急情况出现的时候好与家人取得联系。

待产包里要准备哪些用品

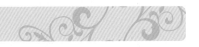

在即将到来的这一个月里，分娩可能会随时发生，准妈妈的待产包需要提前准备好，那样无论什么时候临产，都可以立刻拎起包包去医院。

待产包里的妈妈用品

1 梳洗用具：尽量备一些小型的、便于携带的洗漱用具。牙膏、牙刷、漱口杯；香皂、洗面奶；洗脸毛巾3条（分别擦脸、擦身体和擦下身），擦洗乳房的方巾2条；小脸盆2个，洗下身的脸盆1个；梳子、镜子、发夹。

2 衣物：一般待产到生产后出院有好几天，要准备好准妈妈的衣裤、帽子和哺乳内衣。

3 卫生用品：卫生纸最少2卷、产妇卫生巾1包。

4 笔记本和笔：记录阵发性腹痛情况，包括阵发性腹痛时的状况和时间间隔。

5 点心及巧克力：准妈妈在宫缩较弱的时候，可以吃一些自己喜欢吃的点心，补充体力。

待产包里的宝宝用品

1 衣物：包被、婴儿服、围嘴，这些是最基本的。

2 哺乳用品：奶粉、奶瓶、奶瓶消毒器以及供宝宝吃奶、喝水时垫在下巴底下的小方巾等。

3 清洁用品：纸尿裤1包、湿纸巾2包、大浴巾和小毛巾各1条、护臀霜1支。

其他物品

1 证件：一般办理入院所需的证件包括：准生证、孕妇围产保健手册、医保卡、围产期保健卡、献血证（如果准妈妈以前曾献过血）以及夫妻双方的身份证等。

2 现金、银行卡：两者都需要准备，并提前了解医院的支付方式。

3 记录用品：录音机、数码相机等。为妈妈、宝宝拍照、摄像留念，这些都是最有纪念意义的。

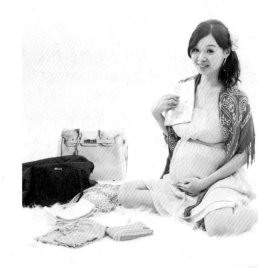

贴心 提示

准妈妈们也可以咨询一下医院，有的医院会为准妈妈们准备得很全面，不必自己单独购买。

准爸爸如何照顾临产的准妈妈

当准妈妈在孕育新生命时，准爸爸也满怀喜悦的心情等待宝宝的降临。准爸爸除了要帮助准妈妈整理好待产包，还应给准妈妈带去最大的帮助，关心准妈妈的情绪变化，鼓励其自然分娩的信心，分担准妈妈的辛苦。

帮助准妈妈调节环境

在分娩前后，大多数准妈妈都希望自己处在一个舒适的环境下。去医院时，准爸爸也可以带上一些让她心理安慰的东西，比如她喜欢的娃娃、衣服、小摆设等，让她即使在医院里，也能感觉到家的温馨。在预产前准爸爸还应陪伴准妈妈一起参观医院待产室、产房、母婴同室，与医务人员认识，这样可以减少准妈妈入院时的陌生感和紧张情绪，可以增加与医务人员之间的亲切感和信任感，有利于分娩的顺利进行。

给予准妈妈积极的心理暗示

作为准妈妈精神上的支持者，准爸爸一定要经常给予准妈妈积极的心理暗示，让她积极地面对这个自然的生理过程。

准爸爸要经常给准妈妈带来好消息，不要去听信别人说的某某人生孩子的时候痛得死去活来，这些往往是在事后被夸大的。同时，准爸爸要多把正确、实用的生育知识告诉准妈妈。平时可以向那些有着顺利分娩经验的人请教，并把这些好的消息带给准妈妈。

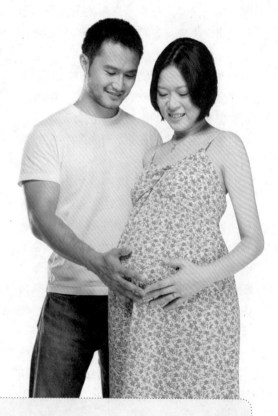

贴心 提示

第一次迎接新生命，任何人都会感到紧张，然而在准妈妈面临分娩时，作为她的精神支柱，如果准爸爸自己先紧张起来，就一定会影响到准妈妈的情绪，使她更加不安、惶恐。因此，准爸爸一定要学会放松自己，给予准妈妈最大的安慰与支持。

成功胎教与情绪调节

导致产前焦虑有哪些原因

准妈妈产前焦虑的现象很普遍，准妈妈的焦虑情绪不但对自身健康有很大的危害，也会给胎宝宝的健康带来极大的危害。那么，到底是哪些原因导致了准妈妈产前焦虑呢？

1 缺乏经验：大多准妈妈是初产妇，缺乏对生产的直接体验。从电视、报刊等媒体上又耳闻目睹了许多他人生产的痛苦经历，考虑到自己也将经历这个过程，心中不免焦虑。

2 对胎宝宝性别的忧虑：现代人对生男生女大多能正确看待。但在人的潜意识里仍有某种对胎宝宝性别的好恶，或家人对生男生女比较在意。不知胎宝宝的性别，心中不免打鼓。

3 担心胎宝宝的健康：虽然作过多次检查，但检查毕竟是通过机器和各种化验，有些胎宝宝存在的健康问题不能查出，准妈妈会对此感到焦虑，怕生个不健康的宝宝。特别是患有妊娠高血压综合征、妊娠合并心脏病等产前并发症的准妈妈，由于自身健康存在问题，同时也怕殃及胎宝宝，更易焦虑。

4 身体不适：由于到孕晚期各种不适症状加重，如出现皮肤瘙痒、腹壁皮肤紧绷、水肿等不适，使心中烦躁，更易因此焦虑。

5 缺乏交流：由于行动不便，整日闭门在家，缺乏交流，注意力集中到种种消极因素上，加重焦虑。

6 亲人的过分担心：准妈妈的产前焦虑情绪，有很大一部分来自亲人的过分担心。身边亲人的紧张很容易传染给准妈妈，容易加重准妈妈的心理负担。

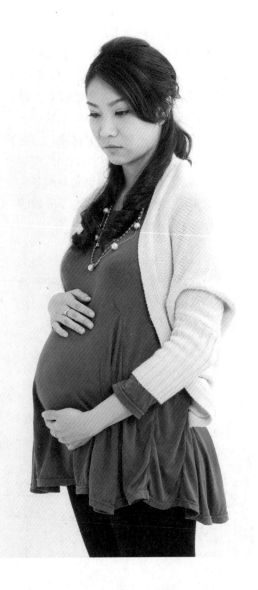

如何用胎教来放松心情

孕后期，准妈妈时常出现焦虑情绪，建议准妈妈用各种胎教方法来缓解这种负面情绪，让心灵得到放松。

接触大自然

每天清晨，准妈妈在睁开眼睛之前，先聆听一下窗外的声音：风声、鸟鸣，又或是雨点敲打窗棂的声音。起来后，看看窗外大自然的景色，这些来自大自然的天籁之音和美景会彻底让准妈妈的心情放松。

想象

想象是一种很好的消除紧张的方法，当然，前提是准妈妈要想象一些美好的事情，比如，想象一下宝宝未来的样子，自己和丈夫恋爱时快乐温馨的场景等。

听音乐

准妈妈可以采取一种自己觉得最舒服的姿势，躺在床上，或者靠墙而坐，静静地聆听自己喜欢的音乐，让自己的情感充分融入音乐的美妙意境中去。准妈妈也可以选择一些活泼有趣的儿歌、童谣，并跟着轻轻哼唱，这样心情会很轻松。

大声歌唱

准妈妈大声唱歌，歌声不仅能平复心中的焦虑，而且对于胎宝宝来说也是很好的胎教。

按摩

对于许多女性而言，全身按摩能减少压力，达到真正的放松，特别是怀孕期间，按摩不仅有助于缓解准妈妈的身体酸痛，减少手脚肿胀，而且能够平静准妈妈的神经，提高睡眠质量。

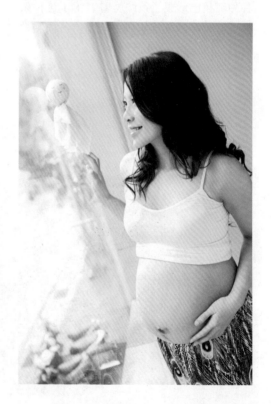

贴心·提示

在听音乐时，要拒绝听那些声音嘈杂、节奏太快的音乐，它们既不适合准妈妈冥想、消除焦虑的情绪，也不受胎宝宝的欢迎。

如何巩固胎教成果

怀孕的最后一个月，准妈妈的胎教训练可不要停滞，这是巩固胎教成果的最好时机。

坚持各种胎教训练

怀孕晚期，准妈妈身体很沉重，行动不便，但是不能因此而放弃孕晚期的胎教训练。如果因此而放弃胎教训练，不仅影响前期训练的效果，而且影响准妈妈的身体与生产准备。前期进行的胎教训练，对胎宝宝进行了各种有益的刺激，胎宝宝对种种刺激已形成了条件反射，为了这种条件反射，孕晚期准妈妈更应坚持各项胎教内容。

巩固胎教成功的方法

若原来采用的主要是音乐胎教，那么，最后一个月要坚持陪胎宝宝听音乐，在乐曲的选择上也要有一定的变动，适当地增加一点儿难度，较前几个月胎教时间可适当延长。

另外，此阶段胎宝宝的各器官、系统发育逐渐成熟，对外界的各种刺激反应更为积极。例如：当用光源经过准妈妈腹壁照射胎宝宝头部时，胎头可转向光照方向，并出现胎心率的改变，定时、定量的光照刺激是这个时期巩固胎教成果的重要内容。

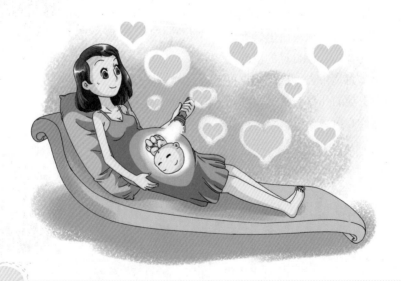

贴心 提示

孕晚期，准妈妈虽然身体行动不便，但是也要坚持适当的运动。适当的运动可以给胎宝宝躯体和前庭感觉系统自然的刺激，可以促进胎宝宝的运动平衡功能。

准妈妈如何做心理体操

临近分娩，各种压力也会从不同的方向朝准妈妈走来，既有心理方面的压力，也有身体方面的压力。如何从压力的包围中突围呢？准妈妈有必要学习一些新的技巧，例如做心理体操，可以帮助准妈妈从容应对一些必然会出现的难题。

布置一个温馨的环境

在房间的布置上，有必要作一些小小的调整。如果以前是一个典型的两人世界的话，现在可适当添一些婴儿用的物品，让那些可爱的小物件随时提醒准妈妈：一个生命即将来到身边！同时，准妈妈还可以在一些醒目的位置贴一些美丽动人的画片，如把喜欢的漂亮宝宝的照片贴在卧室里。

通过语言传递心声

每天花几分钟的时间同宝宝说几句悄悄话，比如"宝贝，我爱你""你知道吗？我是你的妈妈"等。

接受音乐的洗礼

音乐不仅能促进胎宝宝的身心发育，对准妈妈本身也能起到一定的放松作用。准妈妈每天花20分钟静静地接受音乐的洗礼吧，想象音乐正如春风一般拂过脸庞，如早晨的阳光一样温暖，准妈妈的精神状态一定会达到最佳点。

与幽默亲密接触

笑是人生极大的生活享受。准妈妈不妨多多为自己创造能使自己开怀大笑的机会。欣赏喜剧，看一些幽默、风趣的散文和随笔，还可以收集一些幽默滑稽的照片，每天欣赏一次。

记心情日记

每天都写上一段日记，记录每天的感动。这是一份长久的纪念，将来的某一天，准妈妈也许会与宝宝一起来重温这些精彩的片段，这些珍贵的细节，将使大家获得更多的快乐。

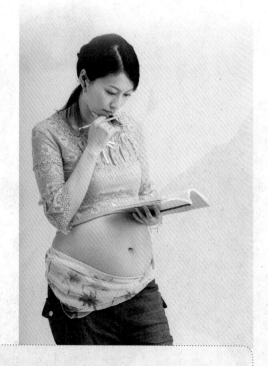

贴心提示

准爸爸有意识地收集一些笑话、好玩的传闻，在餐桌上发挥一下他的喜剧才华，让准妈妈经常开怀大笑。

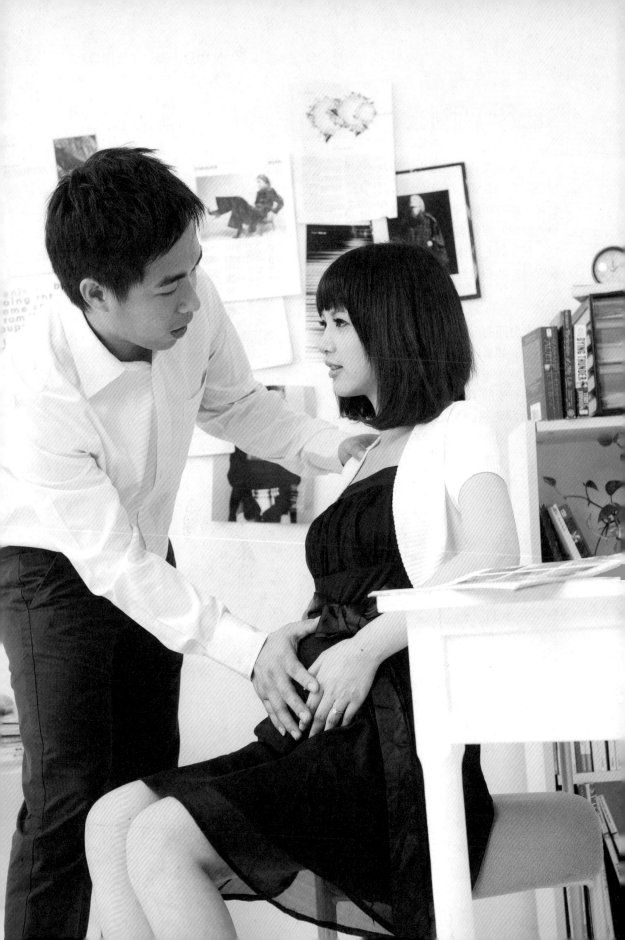

第 **11** 章

分娩细节全关注

需要了解的分娩常识

顺产的4大条件是什么

大部分情况下，顺产都是最安全、最有益于准妈妈和胎宝宝的分娩方式，应尽量创造条件顺产。准妈妈可以尽力满足的4大条件有：

合适的分娩年龄

在 25~29 岁生育顺产的可能较大，这个年龄段的准妈妈，其产道、会阴、骨盆、子宫功能都比较好，孕期并发症也相对少，对顺产非常有利。

营养合理、控制体重

正常大小的胎宝宝可以顺利通过骨盆出生，但是巨大儿通常不宜顺产，因为他的头比较大，容易"搁浅"在骨盆入口处，有很多巨大儿最终不得不剖宫产。为避免巨大儿，准妈妈必须合理地控制营养和体重，适当地参加活动，准妈妈理想的体重是增加 12 千克左右。

按时产检

按时产检可以保证准妈妈整个孕期的健康状况，避免出现不利顺产的因素，最后 1 个月应每周检查 1 次，若出现异常应按照医生的要求及时复诊。

做足临产准备

预产期前 1 个月，准妈妈应该多了解和巩固有关分娩的知识，保持正常的生活和睡眠，吃些营养丰富、容易消化的食物，如牛奶、鸡蛋等，为分娩准备充足的体力。保持情绪稳定，一旦宫缩开始，应坚定信心，积极配合医生，顺利地分娩。

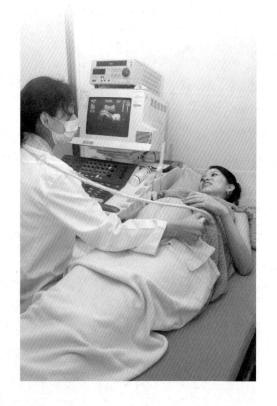

贴心提示

分娩是人类繁衍后代的自然规律，顺产又是分娩最常用的方式。不可能每个准妈妈都具备绝对完美的顺产条件，只要身体健康，有正确的心态，对自己有信心，准妈妈都是可以平安度过顺产的。

胎宝宝脐带血有什么作用

脐带血是宝宝出生时，脐带被结扎后所流出的血。为什么要特别提到脐带血呢？

脐带血的作用

胎宝宝的脐带血里含有丰富的高质量造血干细胞，可用来治疗恶性血液病、心血管疾病、神经损伤、角膜损伤和多种肿瘤。如果在胎宝宝出生时将脐带血保存下来，一旦需要则可随用随取，并与本人配型完全吻合，等于为胎宝宝买了一份最安全的保险。同时，因为遗传基因相近，且免疫投合概率高，在家人有需要时也能受惠。

怎样为宝宝保存脐带血

准爸爸、准妈妈可以在跟医生商讨后决定是否为宝宝保存脐带血，如果决定储存脐带血，首先需要与脐带血库进行联络，并签署一份《脐带血干细胞储存合同书》，在签署协议前，准爸爸、准妈妈还可以详细咨询相关问题。签署协议后，在宝宝将出生时，需要打电话通知脐带血库工作人员，他们会赶到出生医院亲自采血。

另外，脐带血保存需要交纳一定的费用，其中包括采血、化验、检测、筛选等一系列费用。如检测不合格，这笔费用将退还，一旦入库，每年还需要定期交纳储存费用。

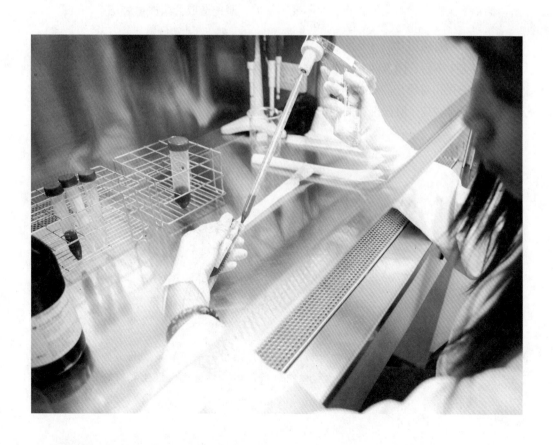

了解自然分娩的三个产程

每个准妈妈分娩的过程都不尽相同，有快慢、难易之分，但所有的分娩过程都有一个共同的规律，就是它们都分为三个产程。了解这三个产程可以帮助准妈妈更好地配合医生，从而顺利分娩。

第一产程：从子宫出现规律性的收缩开始，直到子宫口完全开大为止

随着宫缩越来越频繁，宫缩力量逐渐加强，子宫口逐渐开大，直到扩展到10厘米宽(子宫口开全)，这时第一产程结束。

第一产程所占时间最长，初产妇需要12~16小时。在此阶段，宫口未开全，准妈妈用力是徒劳的，过早用力反而会使宫口肿胀、发紧，不易张开。此时，准妈妈应放松思想、注意休息，乘机补充营养和水分，将小便排干净。

第二产程：从宫口开全到胎宝宝娩出

胎宝宝随着宫缩开始逐渐下降，当胎宝宝先露部下降到骨盆底部压迫直肠时，妈妈便不由自主地随着宫缩向下用力，约经1~2小时，胎宝宝从完全开大的子宫口娩出。

第二产程宫口开全后，准妈妈要注意随着宫缩用力，宫缩间隙要休息放松，喝点儿水，准备下次用力。胎头即将娩出时不要再用力，避免造成会阴严重裂伤。

第三产程：胎盘娩出

胎宝宝生下后，胎盘随着子宫收缩而排出体外，此时意味着整个产程全部结束。

第三产程相对轻松，准妈妈稍用力即可娩出胎盘。若超过30分钟胎盘不下，应听从医生的安排，这个阶段准妈妈要保持情绪平稳。

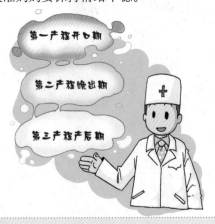

贴心提示

分娩结束后2小时内，妈妈应卧床休息，一般产后不会马上排便，如果妈妈感觉肛门坠胀，有排大便之感，要及时告诉医生，医生要排除软产道血肿的可能。

无痛分娩安全吗

无痛分娩事实上是一种镇痛方式，是利用药物麻醉及其他的方法来减少或解除分娩痛苦，是既止痛又不影响产程进展的一种分娩方式。

无痛分娩与自然分娩过程基本一致

无痛分娩的全过程跟自然分娩的全过程基本一致，只是在子宫口开到3~4厘米时放入硬膜外麻醉，使其持续少量地释放，只阻断较粗的感觉神经，不阻断运动神经，从而影响感觉神经对痛觉的传递，最大限度地减轻疼痛。

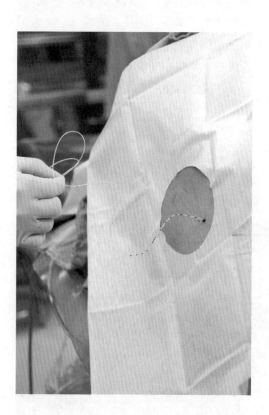

无痛分娩安全吗

既然无痛分娩是药物镇痛，那么它安全吗？这个准妈妈可以放心，实行无痛分娩是以维护母婴安全为最高原则的，无痛分娩的麻醉药物浓度远低于一般手术如剖宫产的麻醉剂量，且经由胎盘吸收的药物量微乎其微，是很安全的，对胎宝宝并无不良影响，更不会影响其大脑健康。

无痛分娩需提前申请

如果已经决定采用无痛分娩，应早些向医护人员说明，方便医护人员尽早与麻醉科医师联系，并检查准妈妈是否适合施行无痛分娩。这一申请越早提出越好，甚至入院时就可提出要求。

不宜采用无痛分娩的准妈妈

诚然，并不是每个准妈妈都适用于无痛分娩，如果有下列情况之一就应慎选：

1.产前出血。

2.低血压。

3.患有败血症、凝血功能障碍。

4.背部皮肤感染，腰部感染，让麻醉无法实施。

5.有心脏病且心功能不全。

6.有胎位不正、前置胎盘、胎心不好、羊水异样、产道异常、胎宝宝发生宫内缺氧等情况。

7.持续性宫缩乏力，使用催产素点滴后仍无明显变化。

8.患有脊柱畸形或神经系统疾病等。

剖宫产前后需要注意哪些饮食问题

无论是顺产还是最终需要剖宫产，准妈妈分娩前后都应多注意饮食问题。剖宫产的妈妈由于手术的特殊原因，产前、产后需要规避一些饮食禁忌：

术前不宜大补

剖宫产前不宜进补高级滋补品及鱼类，如人参、洋参等，因为参类具有强心、兴奋作用；鱼类中含有抑制血小板凝集的物质，不利于术后止血与创口愈合。

术后6小时内禁食

手术会刺激肠管，使肠道功能受阻，肠蠕动减慢，肠腔内有积气，易造成术后的腹胀感。为减轻肠内胀气，新妈妈在术后6小时内应当禁食。

6小时后宜服用一些排气类食物(如萝卜汤等)，以增强肠蠕动，促进排气，减少腹胀，并使大小便畅通。排气后，饮食可由流质改为半流质，食物宜富有营养且易消化，如蛋汤、烂粥、面条等，此后饮食可逐渐恢复到正常。

不宜进食易发酵产气多的食物

产气多的食物如糖类、黄豆、豆浆、淀粉等，食用后容易腹胀，在术前、术后都应尽量避免食用。

不宜进食难消化的食物

难消化的食物积在腹腔内，会加重腹部不适感和便秘，尤其是术后未排气期间，应避免吃煮鸡蛋、肉块、米饭、巧克力、鸡汤、鲫鱼汤等油腻肉类汤和催乳食物，以免难以消化，加重腹胀和便秘。

肉类催乳汤可在术后7~10天再食用。

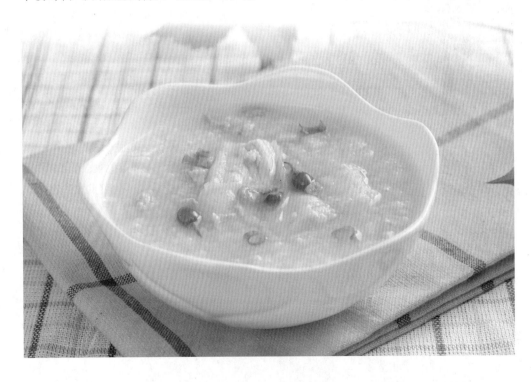

瓜熟蒂未落，过期妊娠怎么办

瓜熟蒂未落，这种情况就是我们常说的过期妊娠，在医学上将妊娠超过预产期2周仍未分娩称为过期妊娠。

过期妊娠的原因

引发过期妊娠的可能因素很多，包括黄体酮阻断、催产素刺激及胎宝宝肾上腺皮质激素分泌等，任何因素引起这些激素失调均可导致过期妊娠。此外，过期妊娠可能也与遗传因素有关。

过期妊娠可能造成的危害

妊娠过期后胎盘老化，功能退化，供给胎宝宝的营养及氧气减少，胎宝宝会停止生长发育。若长时间严重缺氧，胎宝宝可能会发生胎儿宫内窘迫而死于宫内。

如何预防和应对过期妊娠

1 定期作产前检查，听取医生的建议。

2 产前应通过各种方式确定准确无误的预产期。

3 怀孕36周后要多运动，或作一些分娩的准备练习。

4 预产期前后，通过作B超检查，了解胎盘的钙化程度及羊水多少。胎盘钙化3级以上为胎宝宝过熟，提示胎宝宝过期，要引起注意。

5 过了预产期1周应住院待产，对胎宝宝在宫内的健康状况、胎盘功能进行监测。

6 如果胎宝宝已经成熟，且情况尚好，可于41周后进行引产，尤其是高龄、患有妊娠高血压综合征，以及胎宝宝过大的准妈妈。

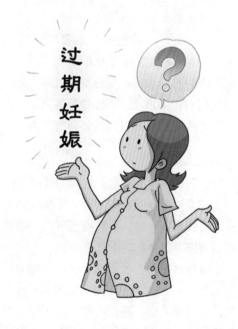

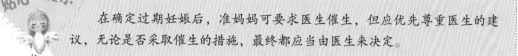
贴心提示

在确定过期妊娠后，准妈妈可要求医生催生，但应优先尊重医生的建议，无论是否采取催生的措施，最终都应当由医生来决定。

进入产房后

缓解生产时腰腹痛的方法有哪些

准妈妈孕期分娩疼痛通常集中在腰部和腹部，如果能着重缓解这两个部位的疼痛感，可以很好地帮助准妈妈减轻分娩负担。下面我们就为准妈妈介绍几个实用的小方法：

缓解腰部疼痛的方法

1 适当走动，如果体力能坚持，准妈妈可以走一走，慢慢摇动骨盆，这样可以增加子宫收缩的次数，缩短产程时间。

2 跪一会儿，如果坐累了可以跪在床上，臀部不要抬高，不要将腰部拱起，身体趴在棉被或枕头上即可。

3 前倾身体，如果腰背疼痛感厉害，可以保持背部的平直，尽量使身体前倾，这样的姿势能减轻胎宝宝对背部的压力。

缓解腹部疼痛的方法

1 轻轻地按摩小腹部：轻柔的按摩会使神经对疼痛的刺激变得不那么敏感，从而缓解腹部疼痛。若胎膜已破，宫缩加强，则应卧床休息，不宜按摩。

2 音乐放松法：音乐能吸引准妈妈的注意力，且对呼吸有着绝好的调节作用，能缓解焦虑，降低心率、血压和呼吸频率，减少肾上腺素的释放，有助于加速

分娩的进程。

3 按摩放松法：触摸与按摩可以缓解疼痛，使身心舒爽。分娩阶段不同，准妈妈所需要的按摩方式也会不断地发生变化：在分娩的初期可能需要轻柔地指尖触摸，在中晚期有力地挤压或按摩、冷敷以及热敷，都会使大脑接收疼痛的信号受到抑制或减弱。

特别提示：去医院待产时，可以带上一个家用的日常保健按摩器，代替手来按压背部及腰部，达到舒缓疼痛的效果。

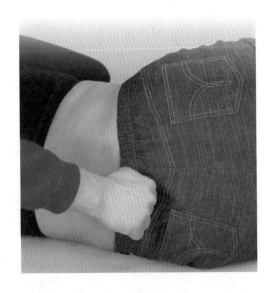

 贴心提示　准妈妈的整个生产过程可能会有点儿长，均需要 8~12 个小时。这个过程中疼痛并不会一直存在，大多时候属于阵痛，但长时间的反复阵痛仍然会消磨掉准妈妈的许多力气，因此，以上方法可由准爸爸或助产士帮助进行。

哪些姿势可以帮助准妈妈缓解产痛

宫缩开始后，产痛会令准妈妈有些难以忍受，如果能够采取一些恰当的姿势，有助于准妈妈缓解生产时的痛苦。下面给准妈妈介绍7种能缓解产痛的姿势。

子宫收缩时 ——轻轻晃动身体

准妈妈分开脚站立，将自己的身体背靠在陪护者的怀里，头部靠在其肩上，双手托住下腹部；陪护者的双手环绕住准妈妈的腹部，在鼓励准妈妈的同时，不断地与其身体一起晃动或一起走动。

子宫收缩间歇时 ——背部按摩

准妈妈分开脚站立，双臂环抱住陪护者的颈部，头部靠在其肩头，身体斜靠在其身上；陪护者支撑着准妈妈的身体，双手环绕住准妈妈的腰部，给准妈妈的背部下方进行轻柔地按摩。

子宫收缩间歇时 ——直立坐

需要的话，准妈妈可以采取直坐的姿势坐在床上，后背贴在有靠垫或枕头的床背上，双腿屈起，双手放松地放在膝头上。这样，可以使准妈妈的腹部及腰部得到一些放松，还可以将胎宝宝的头向子宫颈推进，让宫缩更为有效。

从第一产程向第二产程进入时——在他人帮助下跪趴

准妈妈可以在床上采取蹲坐的姿势，准爸爸及其他陪护者分别站在床的两旁，准妈妈把自己的双臂搭靠在准爸爸及其他陪护者的颈肩上。这种由别人支撑的趴跪姿势，可以使准妈妈感到舒服一些，而且，胎宝宝的重力还可以促进骨盆扩张。

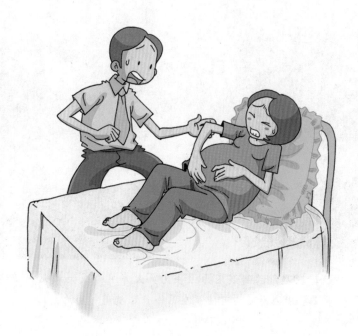

分娩时怎样正确地用力

整个分娩过程需要耗费准妈妈很多力气，实际上并非整个分娩过程都需要使劲，用力是有技巧可循的。配合产程和阵痛进行用力，不仅可以减轻阵痛，还可以让胎宝宝得到很多的氧气，令分娩更顺利。

第一产程：均匀呼吸，不用力

这个阶段初产妇子宫收缩的频率较低，收缩力量较弱，其主要作用是使子宫口开大。因此，不需要用大力气，只需要有意识地锻炼腹式深呼吸，宫缩时深吸气；宫缩间歇期，最好闭眼休息，以养精蓄锐。

第二产程：用尽全力，屏气使劲

此阶段从宫颈口开全至胎儿娩出，子宫收缩快而有力，几乎是一两分钟一次，每次持续50秒左右。宫口开全后，当宫缩开始时，准妈妈应双腿屈曲分开，像解大便一样用力向下，时间越长越好，以增加腹压，促进胎儿娩出；宫缩间歇时，充分放松休息，等下次宫缩时再用力。当胎头露出后准妈妈就不要再使劲用力了，改为张口哈气，以免造成会阴严重裂伤；待宫缩间歇时再稍用力，让胎头缓缓娩出。

第三产程：再次用尽全力

此阶段是胎盘娩出期，胎儿娩出约10分钟后又会出现宫缩，以排出胎盘。此时，还按第二产程的屏气法用力，用尽全力加快胎盘娩出，以减少出血。

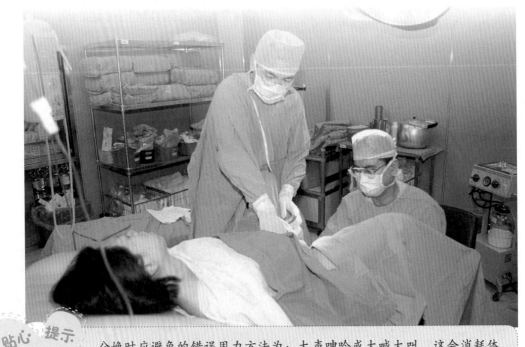

贴心 提示　分娩时应避免的错误用力方法为：大声呻吟或大喊大叫，这会消耗体力，使真正要用力时无力可使；在第一产程就屏气用力，过早地消耗体力；胎头即将娩出时，仍向下屏气用力，造成会阴部裂伤。

如何避免宫缩乏力

宫缩乏力是指，子宫收缩虽仍有正常的积极性和对称性，并保持一定的节律性，但收缩弱而无力，持续时间短，间歇时间长且不规律。

宫缩乏力的危害

子宫收缩乏力会使产程延长，导致准妈妈体力被消耗、疲乏无力、肠管胀气、排尿困难等，又影响子宫收缩，这样易造成难产。如果胎膜早破，会增加感染的机会，引起产后出血，增加剖宫产的概率。

宫缩乏力的原因

子宫收缩乏力多由以下几个常见因素综合引起：

1 胎位不正、头盆不相称。

2 准妈妈紧张，大脑皮质处于抑制状态，从而使宫缩乏力。

3 子宫过于膨大，如双胎、羊水过多、巨大儿等以及子宫肌肉发育不良等。

4 过多地应用镇静药或麻醉药，使子宫收缩无力。

5 临产时休息不好、进食差、第一产程用力过早，亦会导致宫缩乏力。

如何避免宫缩乏力

1 做好孕期保健：根据产前检查等资料，可以初步安排好分娩方式。如胎位不正应早作纠正。

2 正确认识分娩：要了解分娩过程，精神不要紧张、害怕，克服恐惧心理，要保持轻松愉快、良好的心态对待分娩，这样有利于子宫正常收缩。

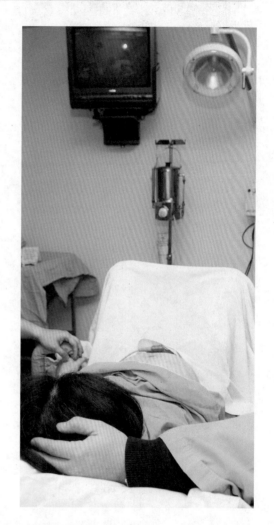

3 临产后要安排好生活，要吃好、喝好、睡好，安排好大小便。如果宫缩时体力消耗大，应及时补充能量，顺利完成分娩。

4 产程中准妈妈要和医护人员密切配合，按照医护人员的要求去做。医护人员要严密观察，认真负责。要从母婴的健康安全出发，正确处理产程，操作要谨慎、无误。

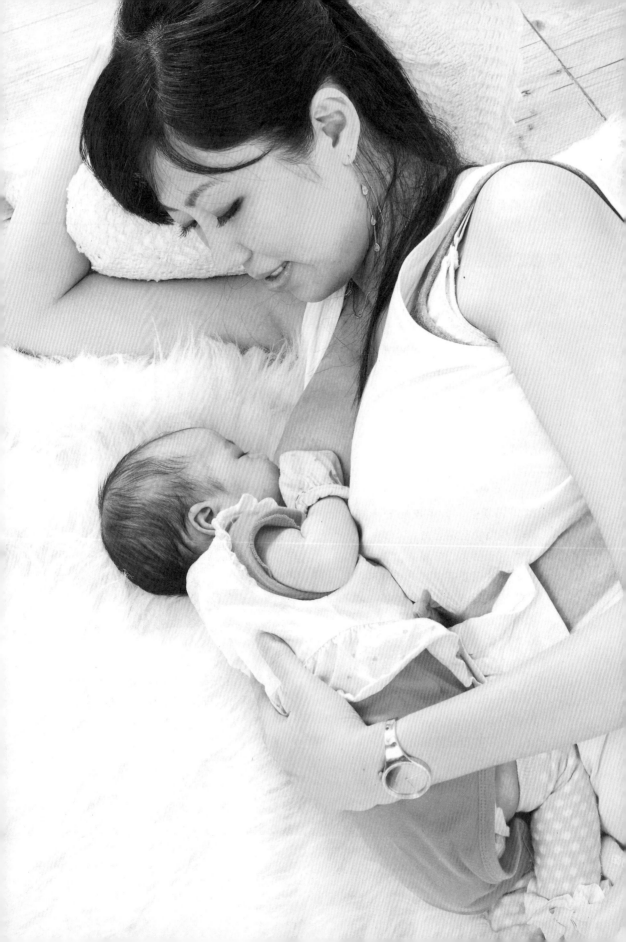

第12章

产后坐月子指导

饮食中的营养补给

催乳下奶的饮食方法

母乳营养丰富全面，是新生宝宝最好的食物，妈妈应尽力让自己的宝宝吃上足够的母乳。若出现母乳不足的情况，可以利用饮食方法来改善。

含水食物是催乳的佳食

乳汁中几乎70%都是水分，可以说没有水分就没有乳汁，新妈妈要多补充水分，各种汤、粥、自制饮料都是不错的选择。

给妈妈推荐的下奶食物

猪蹄、鲫鱼、小母鸡、木瓜、莲藕、莴笋、黄花菜等食材都有很好的催乳作用，新妈妈乳汁不足时，可以用这些材料煮成汤或粥，不但能够下奶，还能够很好地补充营养。

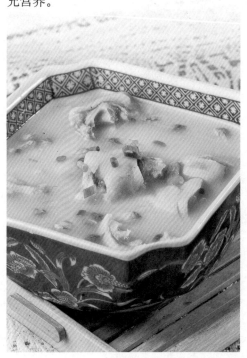

丝瓜鲫鱼汤

原料：活鲫鱼500克，丝瓜200克，油、姜、葱各适量，黄酒、盐各少许。

做法：

❶将鲫鱼去鳞、鳃、内脏，洗净；丝瓜去皮，洗净切片。

❷锅中放入适量的油，将鲫鱼双面略煎一下，加黄酒、姜、葱，小火焖炖20分钟。

❸下入丝瓜片，转大火煮至汤呈乳白色，调入盐，煮3分钟即可。

温馨提示：除了饮食调理，还可以通过让宝宝多吮吸乳房和乳房按摩等方法进行催乳。

花生米炖猪蹄

原料：猪蹄250克，花生米150克，姜片10克，葱段10克，料酒10克，盐3克，胡椒粉2克，肉汤适量。

做法：

❶猪蹄洗净去毛，投入沸水中煮5分钟左右捞出，沥干水备用；花生米去杂洗净备用。

❷猪蹄和花生米一起放入锅中，加入葱段、姜片、料酒、盐、胡椒粉，倒入肉汤和适量清水，先用大火烧开，再用小火炖至猪蹄熟烂。

❸拣去葱段、姜片，即可出锅。

产后吃鸡蛋有什么讲究

鸡蛋是产后坐月子必备的食物，其营养素相当丰富，含蛋白质、氨基酸、磷、钙、铁、维生素A、维生素 B_2、维生素 B_6、维生素D、维生素E等。在中医上，鸡蛋被认为具有补阴益血、补脾和胃的功效。

由于鸡蛋个小，妈妈容易多吃，事实上，即便是月子期间，吃鸡蛋也必须讲究方法：

鸡蛋一天不能超过3个

以往有传统习俗认为月子期间一天要吃10个鸡蛋，这并不科学，因为鸡蛋是高蛋白食品，每个鸡蛋含有5~7克优质蛋白质，且吸收率颇高，最高可以100%全部吸收。所以，如果摄入过多，代谢压力就会加大，对肾脏非常不利。而不能消耗的蛋白质则会转化成脂肪囤积在妈妈体内，造成妈妈产后肥胖。每天吃2~3个鸡蛋就能满足妈妈的需要了。

哪种烹调方式更适合新妈妈

鸡蛋中的营养和消化吸收率会随着不同的烹饪方法而改变，按照营养吸收率来说的话，煮鸡蛋是最好的。煮鸡蛋中的营养可以100%被妈妈吸收，炒鸡蛋为97%，煎鸡蛋为98%，炸鸡蛋为81%，但是按照消化程度来说的话，则鸡蛋羹或蛋花汤最好。产后妈妈脾胃虚弱，建议以蛋花汤或鸡蛋羹为主。

鸡蛋不宜作哪些处理

鸡蛋不能与兔肉、豆浆同食，同食会降低营养价值；鸡蛋不要与糖同煮，会形成不宜代谢的物质影响健康；茶叶蛋最好少吃，茶叶和鸡蛋同吃会刺激肠胃。

产后喝红糖水有什么讲究

按民间习俗，月子里新妈妈要喝红糖水，这样有道理也有讲究。

产妇分娩时，精力和体力消耗都很大，失血过多，产后又要给婴儿哺乳，需要丰富的碳水化合物和铁质。红糖既能补血活血，又能供给热量、促进乳汁分泌，是两全其美的佳品，只要适量，对母婴都有好处。

喝红糖水是有讲究的：

1 取红糖20~25克溶于300~500毫升的水中，煮沸凉温后喝下，也可将红糖和粥一起煮着喝。

2 喝红糖水的时间，一般控制在产后10~15天，而热天以7天为宜。由于红糖的补血活血作用，容易造成恶露不尽，也会使产妇身体内热量增加，使身体发胖，并且长期、大量地喝红糖水还会造成某些B族维生素的缺乏，因此，宜在恶露排尽时停止喝红糖水。

3 并不是所有妈妈都适合喝红糖水，有下列情况之一者应少喝：

发生产后感染时，以免加重病情。

炎热的夏天，以免出汗过多引起口渴咽干，加重内热。

有胃炎、胃溃疡等胃病，以免加重病情。

有糖尿病，轻者可以适当喝些红糖水，中、重度糖尿病者应禁喝红糖水。

起居照护和体质调养

怎样观察恶露

恶露是产后从子宫经过阴道流出的分泌物，其中含有胎盘从子宫壁剥离后的血液、黏液、子宫腔里残存的内膜等。恶露的数量、颜色和气味可以反映子宫的情况。

通过观察恶露，妈妈可以了解子宫恢复是否正常。恶露还可以反映子宫腔内有无残留物、感染、产道伤口愈合情况及有无其他异常。

产后1~3天：血性恶露

这个阶段的恶露量多、色鲜红，含有大量血液、黏液及坏死的内膜组织，有血腥味。

产后4~10天：浆性恶露

随着子宫内膜的修复，出血量逐渐减少，呈褐色或浅褐色，子宫颈黏液相对增多，且含坏死蜕膜组织及阴道分泌物和细菌，无味。

产后2周：白色恶露

大约10天后，恶露中基本上不含血，主要成分是大量的白细胞、表皮细胞，呈现出白色或黄白色。量更少，早晨的排出量较晚上多，一般持续3周左右停止。

恶露异常的情况

恶露一般在产后3~4周干净，5~6周时已与孕前差别不大了。如果血性恶露多，并淋漓不尽，就要警惕子宫收缩不良，或是伤口在出血；如果恶露不绝，表明子宫腔内还有部分胎盘或胎膜的残留；如果恶露有臭味，伴身体发热，并且出现下腹痛或压痛，可能引起了子宫内膜炎或子宫肌炎。

出现以上异常情况时，妈妈要及时请医生进行诊治，同时也要注意产后卫生，如常更换会阴垫、每天换一条内裤，预防生殖道感染。

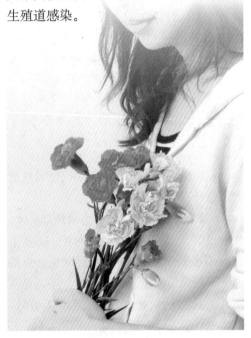

贴心 提示

妈妈分娩后24小时可尽量下床活动，以促进恶露排出，必要时可在医生的指导下做产褥操。平时睡眠最好侧卧，以免子宫后倾不利于恶露排出。

产后怎样尽快恢复体力

生产会造成巨大的体力消耗，在医院经历几天的调整休息之后，新妈妈此时多在家中调养，没有了护理人员的督促，新妈妈更要注意休息，以帮助尽快恢复体力。

保证睡眠时间

每天保证 8~9 个小时的睡眠，尤其是晚上，要有足够的、连续性的睡眠时间，保证睡眠质量，以利于体力的恢复。

适当活动

除了保证睡眠，还需要适当地活动，防止便秘，促进伤口愈合。体力稍微恢复，精力好了些之后，新妈妈可以参与一些家务劳动，但仅限于活动量小的轻巧的家务活，以免劳累。

与宝宝作息保持一致

刚出生的宝宝，一天要进行大概 20 次哺乳，这也是新妈妈休息不好的一个重要原因。这时候，新妈妈需要调整自己的作息时间，与宝宝保持一致，这样才能有更多的时间休息。

不要过多地关注宝宝

产后妈妈的精力不足，如果过度关注宝宝，就不容易使自己得到更好的休息。过度的劳累也会让新妈妈子宫恢复不良，提高妇科病的发生概率，还会使新妈妈产生厌烦的情绪，导致产后忧郁、乳汁分泌不足等后果。

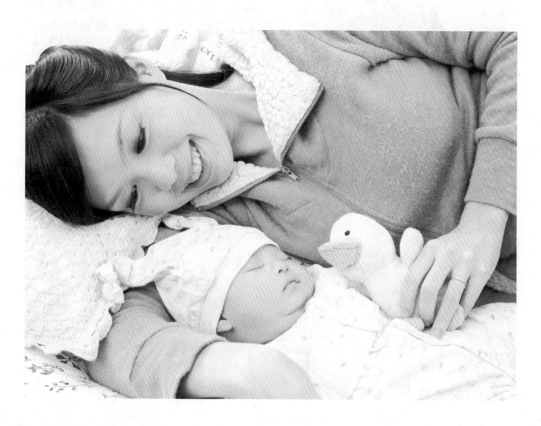

产后应该怎样下床活动

"生命在于运动",这对产后的新妈妈同样适用。在保证休息的同时,新妈妈还要配合适当的运动来恢复身体。

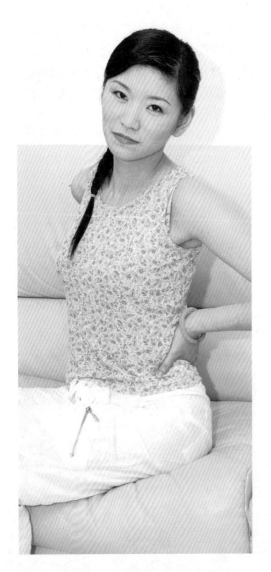

下床活动的好处

妈妈在生产时,会阴等部位的筋肉被拉长变软了,如果长期不运动,就得不到良好的锻炼,不宜恢复柔韧弹性。尤其长时间不行走,脚跟的脂肪垫变厚,在再次行走时,容易酸痛。

产后是妈妈再次塑造美好身姿的一个契机,因为这时候的筋肉处于比较柔软的状态,容易塑造,新妈妈可以趁此机会修整之前的一些不良体态。

产后活动应逐步展开

产后3天:慢慢走动

此时,可以适当下床活动了,但仅限于慢慢地走走,活动一下自己的筋骨即可,活动时间也不要太长,如果感觉劳累就要马上回到床上休息。在床上休息的时候,可以多翻身、抬胳膊、仰头,这些也是运动。

产后 2 周:简单活动

可以做一些简单的家务活,如擦擦窗台、抹抹桌子、叠叠衣服,这些轻巧的家务活既不会太累,又可以适当地活动筋骨。但要注意做家务的时候,不要碰冷凉的东西,洗抹布、擦桌子、做完家务后洗手都要用热水。

产后 4 周:简单运动

能够做一些简单的健身运动了,运动幅度不能太大,可以学习一些专门给产后妈妈恢复创制的运动,以免拉伤。

产后5周:户外走动

此时,可以去户外走走了,自己出去或带着宝宝出去都是可以的,晒晒太阳,呼吸一下新鲜空气都很好。

月子期间如何洗头、洗澡

传统认为月子期间洗头、洗澡、刷牙容易受"风"着凉，留下畏寒、怕冷等毛病，其实这是不科学的。

产后洗头、洗澡的必要性

1 生产过程中和产后身体都会分泌大量的汗液，长期不洗澡、不洗头，留在身体表面的、头发中的汗液，会滋生细菌，而新妈妈和宝宝此时的体质较弱，很容易感染致病。

2 另外，长期不洗澡、不洗头，毛孔得不到清理，汗腺管得不到畅通，会影响身体的新陈代谢，身体中的毒素排不出去，积存在体内也会使新妈妈感觉不适。

3 产后及时洗澡、洗头，皮肤会得到冲刷按摩，使血液循环加快，有助于调节植物神经，解除疲劳感觉。

4 此外，现在居室内的保暖条件较从前有很大的改善，洗澡、洗头过程中不像以往那样容易着凉，洗头、洗澡都是可以照常进行的。

产后洗头、洗澡需要注意的事项

时间选择：产后 3 天，妈妈感觉不疲倦的情况下，就可以洗头、洗澡了，但要注意洗澡应坚持擦浴，不能洗盆浴，以免洗澡用过的脏水灌入生殖道而引起感染。

水温选择：洗澡水、洗头水都要与人体相应，保持 37℃~40℃之间，清洗过程中要注意保暖，以免风寒入侵。

洗后保暖：洗澡、洗头后要迅速擦干净，包上干燥的毛巾被，防止体温散发，然后再穿上衣服、袜子保暖；洗头后可尽快用暖风把头发吹干。

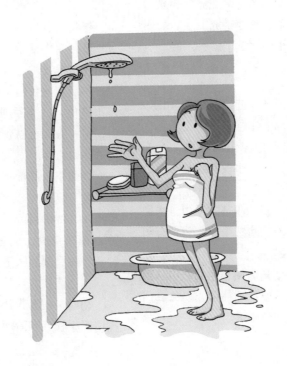

产后如何保暖和防暑

新妈妈身体虚弱，身体抵抗力低下，自动调节功能差，除了洗澡、洗头时需要注意温度调节外，居室环境还要尽量做好保暖和防暑工作。

保暖需要做什么

1 不要被冷风直吹：房间需要通风时，就带着宝宝转移到别的房间，等通风完毕，关了门窗后再回来。

2 勤换衣服：妈妈产后出汗较多，衣服很容易就被汗湿了，潮湿的衣服也会给妈妈带来伤害。

防暑需要做什么

传统观念认为产后要"捂"，然而虚弱的体质同样让新妈妈在产后无法有效抵御暑热的侵袭，容易造成产褥中暑。妈妈在产后防暑要注意以下事项：

1 多开窗通风。每次开窗通风应该不低于5分钟。

2 衣着要适宜。最好是舒适宽松的款式，通风吸汗的面料。

3 如果出现了口渴多汗、恶心头晕、头痛、胸闷及心慌、乏力等中暑症状，要及时到通风凉爽的地方，解开衣服，多喝一些凉开水或盐开水，严重时要及时就医。

月子期间阴部如何清洁护理

月子期间，妈妈的身体虚弱，容易受到各种病菌的感染，需要讲究卫生，而阴部清洁工作就是重中之重了。

阴部清洁的方法

阴部清洁每天最好进行 1~2次，用水、毛巾和擦洗方法都要注意。

用水：一定要用凉温的开水，不能是冷水加热水，因为冷水没有经过高温杀毒，里面可能含有细菌。

毛巾、水盆：清洁阴部的毛巾、水盆要专用，用完后消毒清洗干净，放到有阳光的地方晾晒干燥。

清洁方法：清洁时用干净的毛巾从前往后进行擦洗，不要从后往前，以免肛门附近的污秽物被带到阴道。

阴部护理的要点

1 保持外阴清洁，勤换会阴垫及内衣裤，大小便后勤用清水洗会阴，直至会阴伤口拆线。

2 产后应向会阴伤口的对侧保持卧位或坐位，一方面使恶露尽量不侵及伤口，另一方面可以改善局部伤口的循环，促进伤口愈合。

3 会阴伤口局部有肿胀、硬结的话，分娩10天后，恶露量已明显减少时，可用 1:5000高锰酸钾溶液清洗会阴 15分钟，每天 2次，促进会阴伤口愈合、消肿、缓解局部肿胀不适。

4 当会阴伤口明显疼痛或出现异常分泌物时，应警惕伤口是否感染，必要时需请医生检查和治疗。

月子期间乳房怎么保养

妈妈在保证宝宝吃饱吃好的同时，还应注意正确的保养方法，只要方法得当，哺乳后乳房可以变得更坚挺、更美观。

用温水清洁乳房：增强乳房弹性

妈妈可坚持每天两次用温水清洗乳房，这样做可以减少乳房受到外来细菌感染的概率，同时还能清除乳腺管中的污秽物，有效地预防乳腺炎。另外，温水清洁乳房还能带给乳房一定的刺激，使乳房的韧带弹性增强，从而防止乳房下垂。

用正确的姿势哺乳：保护乳房美观

正确的哺乳方法不仅不会损害乳房的美观，反而能刺激乳腺，使乳房更坚挺、美观。正确的哺乳姿势是：

妈妈用手臂抱起宝宝，使宝宝的腹部紧贴妈妈的腹部，头部紧贴妈妈的胸部，嘴正对着乳头，自然地含住乳头及乳晕。

这个时候，妈妈的手可以在乳房下方呈"C"形托住乳房，以减少乳房韧带的受力。

特别提示：千万不要让宝宝过度地牵拉乳头，也不要强行牵引着乳头往宝宝嘴里送，以免拉长乳房的韧带，使乳房下垂。

适当按摩、运动：让乳房更美

妈妈在每次哺乳后，可以给乳房从下往上作一会儿按摩，还可以做扩胸运动，锻炼胸部肌肉力量，也可以避免胸部下垂。下面我们介绍乳房按摩的具体方法：

1 双手张开放在腋下，成契合乳房的弧度，沿着乳房外围作半圆形按摩20~30次。

2 双手托平放在乳房下面，顺着乳房外围往上面提拉，直至锁骨的位置20~30次。

3 把手放在乳晕上方，呈螺旋状向上按摩直至锁骨20~30次。

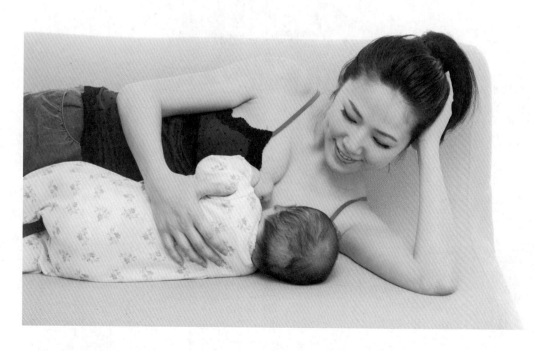

产后怎样恢复性生活

生产育儿会耗去新妈妈许多心力精神，关于产后性生活，需要夫妻间多多谅解和沟通，作合适的安排。

产后2个月前不宜同房

女性生殖器官的恢复需 6~8 周的时间，妈妈在生产后，子宫、宫颈、盆腔和阴道都有不同程度的损伤，无论是撞击、摩擦还是带入的细菌都会造成这些器官的炎症，使妈妈身体恢复变得缓慢。

另外，产后妈妈的宫颈口全部张开，需要较长时间才能慢慢闭合，如果在器官恢复前同房，妈妈的子宫完全开放得不到任何保障，细菌就会长驱直入妈妈的子宫，感染子宫使子宫内膜、输卵管等发炎，严重影响妈妈的健康。

特别是在还有恶露的情况下，要绝对禁止性生活。这时，夫妻之间要互相体谅，等妈妈身体完全恢复后，再开始性生活。

产后2个月再同房

产后康复顺利的妈妈，在产后 2 个月可以恢复性生活，但剖宫产妈妈的产后性生活还要适当延长时间。

一般产后满 1 个月回诊时，若一切状况恢复良好，医生会告诉妈妈可以恢复性生活，并且提醒避孕的方法及重要性。不过新妈妈刚经历了分娩的疼痛，又要全力照顾新生的小宝宝，对性生活容易出现抵触情绪，爸爸要多体贴照顾妈妈的身体和情绪，逐渐培养二人之间的亲密感觉，慢慢地恢复性生活。

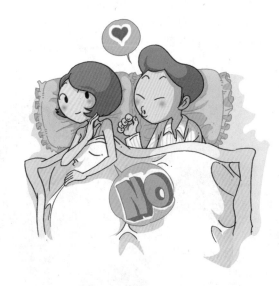

贴心 提示　　一般在6周以后，大多数妈妈就开始排卵了，产后排卵与月经及是否母乳喂养没有直接关系，无论什么时候开始性生活都要采取避孕措施，但不要口服避孕药。

不能忽略产后检查

产后检查一般在分娩后6周进行，主要是为了确定新妈妈的恢复情况，有无其他疾患等，以保证身体健康。

产后检查不能省略

一朝分娩后，新妈妈常常又累又喜，如果没有明显不适，妈妈就不愿意再去医院了，完全忽略了自己的恢复情况。然而，有些病症是隐性的，未必会有明显的表现，需要医生检查才能得知，产后检查是十分必要的。

产后检查为什么在产后42天进行

产后检查一般都是在产后42天进行，因为在正常情况下，大多数妈妈的身体在此时已得到基本的恢复，子宫收缩、内脏复位、伤口愈合都达到令人满意的程度，正好可以去医院检查，判断身体的恢复状况，也方便医生及时发现问题。

产后检查有哪些内容

1 检查尿液，确定有无炎症或感染。

2 检查阴道分泌物，确定是否有炎症或感染。

3 作血常规检查，血常规也可以判断有无感染，还可以判断妈妈是否贫血。

4 B超检查子宫恢复情况。

5 检查乳房、乳头，妈妈的乳头有异常会影响宝宝吃奶，也不利于身体保健。

6 检查外伤口，查看愈合恢复情况。

7 如果妈妈在怀孕期间有妊娠糖尿病或妊娠高血压，在这时候也要进行一下复查，如果仍有这样的症状，需要及时治疗。

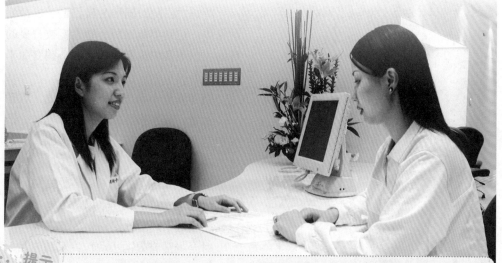

贴心提示

产后检查是妈妈向医生学习的一条好途径，妈妈可以把自己6周以来遇到的问题向医生咨询，也可以向医生请教照顾宝宝的注意事项。

产后如何恢复身材

不要让你的爱美之心随宝宝的降生而被忽略，月子里也不应忽略恢复身材的计划，让自己成为令人羡慕的漂亮新妈妈。

产后恢复身材从什么时候开始

有的新妈妈心急如焚，刚刚生产就急不可待地开始瘦身，这是不可行的，会令体质和精神同时受到影响，令未恢复的子宫、内脏更难恢复，甚至出血、下垂，变得委靡不振。

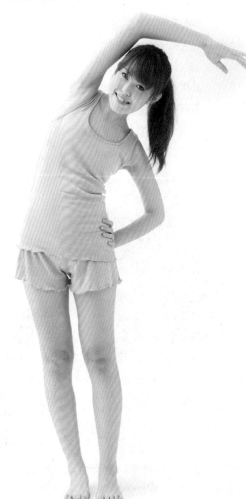

产后恢复身材是一个系统工程，需要合适的时机和新妈妈循序渐进的努力，可以安排在产后6~8周开始，此时子宫、内脏等已基本恢复，可以最大限度地保证身材恢复顺利进行。

合理饮食是恢复的基础

合理饮食并不等于节食，新妈妈容易因为热量过剩而累积脂肪，只要在满足营养的基础上控制好热量的摄入，新妈妈的身材恢复就成功了。

哺乳妈妈每天需要2500~2800千卡的热量，若不哺乳，可以少摄入500千卡。同时，要注意保证营养均衡，饮食中必须含有丰富的蛋白质、维生素和矿物质，可以多吃鱼、少吃肉，多吃菜，多吃水果、少吃零食，多吃午餐、少吃晚餐。

适当运动：有助于恢复体形的小动作

新妈妈应随时随地为自己创造机会活动身体，达到消脂减肥、塑造挺拔身姿的目的。以下我们为新妈妈介绍一些有助于恢复体形的小动作：

1. 腹部恢复小动作：平躺在床上，双膝上屈，双手抱在脑后，腹部用力，把头抬起来做半个仰卧起坐，每天做2次，每次20下。

2. 腰部恢复小动作：双脚并拢站立，以脊椎为中心，用胯部画"8"字，可以在站立时不间断地做。

3. 对全身都有效的小动作：双脚并拢，双手伸直在头顶，两掌相对，坚持5分钟。

产褥疾病的防治

产后腹痛怎么办

新妈妈生产后的腹痛一般都是小腹痛，常常伴有恶露不下或恶露不畅的症状，手按小腹能摸到硬块(这是收缩中的子宫)。一般有宫缩痛和气血淤积腹痛两种情况。

宫缩引起的腹痛

原因及症状：新妈妈在生产过后，留在子宫内的胎盘、胎膜、子宫内膜蜕膜、淤血会随着宫缩陆续排出，每当宫缩时新妈妈就会感觉小腹疼痛，所以，这种疼痛往往是阵发性的，多出现在产程较短或生育次数较多的新妈妈身上。

处理方法：宫缩痛在宫缩停止后就会自行消失，一般需要 2~3天的时间，新妈妈可以不用太顾虑。如果腹痛过于剧烈，难以忍受时，可以在医生的指导下服用一些止痛药。

气血淤滞引起的小腹痛

原因及症状：这种腹痛同时多伴有小腹坠胀的感觉，如果新妈妈在产后受凉、生气或太久不运动都容易导致气血淤滞，淤血滞留在身体中，无法排出引起了小腹疼痛。

处理方法：

1 远离寒凉，尤其需要注意腹部保暖，不要让腹部长时间地晾在外面，裤腰最好能盖住肚脐，睡觉时在腹部多搭一条毛巾或毛毯。

2 多活动，如果不能下床，就多翻身，帮助气血运行，以免气血淤滞在体内。

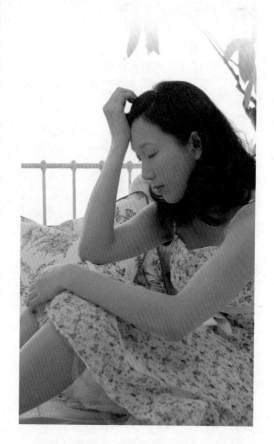

3 保持开朗、乐观的心态，不要随便生气，导致气血淤滞。

4 小腹疼痛时，可以对小腹进行热敷或作轻柔的按摩，帮助血液循环，减少淤滞。

5 食用活血化淤的食物：用100克红糖与10克鲜姜加水煎服，活血化淤。或用 20克红糖与 10克桂片用水煎服，也可缓解疼痛。

乳腺炎的防治方法有哪些

产后乳腺炎是比较常见的产后疾病，尤其是新妈妈，它也是引起产后发热的原因之一。乳腺炎不仅危害新妈妈的健康，同时也严重影响给宝宝喂奶。

乳腺炎的原因

最常见的原因是长时间不喂奶对乳房的压力，以及不正确的哺乳姿势和衔乳方式。

不喂奶或持久性的压力会导致乳房胀满，阻碍乳汁的流通，导致发炎。此外，如果宝宝没有正确地衔住乳头或喂奶姿势不正确，宝宝只是叼住了乳头的末端，就不会有效地吸奶，导致乳房过于胀满或乳窦吸空不均，引起发炎，还会引起乳头疼痛。

如何预防和应对乳腺炎

保持乳房清洁、舒适：在首次哺乳前，用肥皂仔细清洁乳房，尤其是乳头及乳晕部位。然后用毛巾对乳房热敷，这样可以帮助乳腺管畅通。此后，每次哺乳时，都要用热水清洁乳房。内衣要经常更换，以免不洁内衣污染乳头，进而感染乳腺。同时，不要佩戴有钢托的乳罩，以免钢托挤压乳房，造成局部乳腺乳汁淤积。

哺乳期各阶段的控制：不要过早催乳，宝宝在1周以前的食量非常小，妈妈现有的奶水已足够他食用；哺乳时，要吸空一侧乳房，再换另一侧；宝宝如果吸不完妈妈的乳汁时，在哺乳后，可以用吸奶器把残留的奶水吸干，避免淤积；将要断奶时，要有意识地减少哺乳的次数。

保护乳房和乳头：学会正确的哺乳方法，让宝宝把乳头及整个乳晕都含住，不

让宝宝含着乳头睡觉，以免过度地用力吮吸，使乳头皲裂，细菌入侵。不要趴着睡觉，也不要长时间让宝宝趴在胸上睡觉、喂奶，挤压乳房。

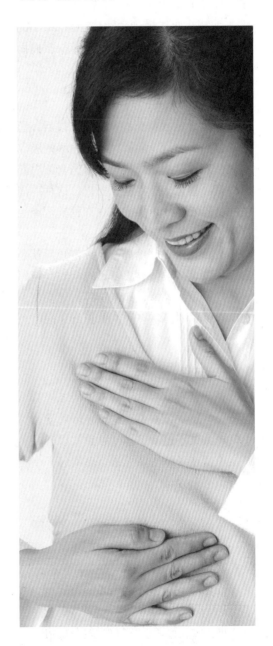

产后便秘怎么办

产后妈妈一般在 2~3 天会排出大便，如果超过 3 天没有排出，就可以视为产后便秘。

产后便秘的原因

产时：生产时妈妈胃肠道受到压迫刺激，蠕动变缓，容留物在肠道中滞留的时间变长，流失的水分变多，于是大便干结，不易排出。

产后：生产后，子宫对肠道的压力减小，肠道容积增大，这也使得肠道中的容留物更多，是妈妈产后便秘形成的重要原因。

肌肉收缩无力：产后腹壁和骨盆底肌收缩力量变小，使得妈妈排便时无处借力，不容易解出大便。

如何预防和应对产后便秘

产后便秘可以事前预防，也可以事后改善直至消除，因此，妈妈如果产后发生了便秘，也不必太过忧虑，可以采取的措施有：

养成定时排便的习惯：妈妈产后第2天不管有无便意，都要如厕，进行大便，即使解不出也会形成排便反射。

多活动：促进肠道蠕动，并加速肌肉群力量的恢复。在床上时，多翻身、多改变睡姿、多调整坐姿都可以预防便秘。

凯格尔运动：和尿失禁一样，凯格尔运动也可有效缓解便秘。

多吃含水分和纤维素多的食物：像水果、蔬菜、粗粮等，这样的食物既能润滑肠道，增加肠道容留物的水分，又能增加其纤维残渣，有利于降低排便难度。

改善便秘的蜂蜜芝麻糊：将180克蜂蜜和30克黑芝麻粉调和均匀，放在笼屉内蒸熟，每天食用2次。蜂蜜和芝麻都有很好的润滑肠道的作用，可以帮助妈妈改善便秘状况。

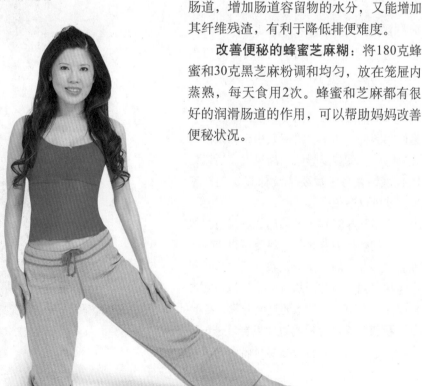

怎样预防产后风湿

产后风湿相较于其他产后疾病显得较顽固，因为它没有明显的病变。新妈妈患上风湿后会遭受较大的折磨，因此，要着重预防。

产后风湿的主要表现

产后风湿的妈妈常常不敢接触冷水，如果碰到冷水，会有冰冷刺骨的痛感，或者过一会儿感觉碰到冷水的关节肿胀麻木；在寒冷的环境中，会有冷风直接吹进关节的感觉，必须穿着比常人更多的衣物才能抵御。

除了怕风、怕冷、畏寒外，产后风湿的妈妈肌肉、关节酸困、疼痛、麻木，还有的妈妈伴有头痛、头晕、眼睛干涩多泪、眼眶疼痛等症状。

产后风湿要加强预防

注意保暖：产后妈妈患风湿的原因主要是在月子期间保暖工作没做好，接触了寒凉的东西。如出汗后没有注意防风保暖，居室潮湿阴冷或用冷水洗浴等，都容易使寒邪侵入体内，滞留其中，如果没有及时排出，就容易导致产后风湿。所以，产后妈妈在月子里要注意保暖，远离寒凉，就可以避免产后风湿。

不要过早劳作：产后妈妈如果过早操劳，参加重体力劳动，容易使还没有完全恢复的关节、筋肉受损，在以后的日子里会经常受到关节酸痛的折磨。新妈妈在产后要注意劳逸结合，不要过度劳累。

积极就医：产后妈妈如果在月子里不小心得了风湿，要积极地尽早就医，早日根除产后风湿。

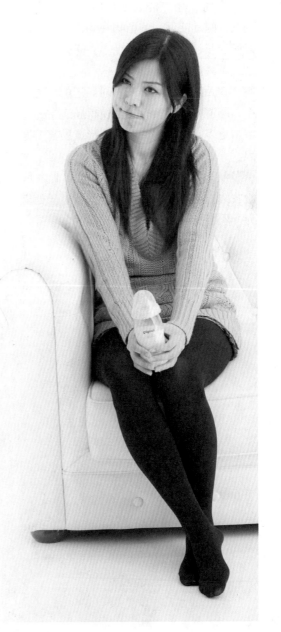

新手妈妈哺乳须知

尽量让宝宝吃上珍贵的初乳

妈妈在产后 7 天内分泌的乳汁称为初乳。初乳量少，较黏稠，颜色发黄，有腥臭味，观感较差，因此，有的妈妈认为它脏，不愿意给宝宝吃，这是不对的。

初乳很珍贵

1 与成熟乳相比，初乳含有更多的蛋白质和免疫物质，被称为婴儿出生后最早获得的"免疫抗体口服液"，它可增强新生儿的抗病能力。

2 初乳中的生长因子能促进婴儿的肠道发育，并有助于预防变态反应和对某些食物的不耐受性，从而减少过敏。

3 初乳的脂肪和糖含量较成熟乳低，适于生后10天内新生儿的消化吸收。

4 初乳中的盐类如磷酸钙、氯化钙，微量元素如铜、铁、锌等矿物质的含量显著高于常乳，锌的含量尤其高，是正常血锌浓度的 4~7 倍。

5 初乳中维生素含量也显著高于常乳，尤其初乳中的维生素 B_2 较常乳中含量高出3~4倍。另外，妈妈的初乳中还含有 β-胡萝卜素。

由此可以看出，初乳中的营养对宝宝来说，都非常珍贵，妈妈不应让宝宝错过初乳。

初乳量少，怎么满足宝宝的需求

初乳的量虽少，但是刚出生的新生儿胃容量也很小，所以，只要让新生儿勤吸吮，一般都能满足其需要。

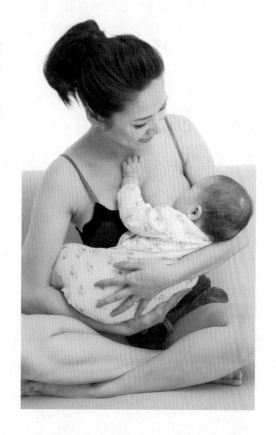

此外，初乳量少必然就需要增加哺喂的次数，新生儿的吸吮能力很强，这种吸吮刺激将促进母乳的分泌，并且刺激越频繁，母乳产生就越快，这对母乳喂养是有好处的。

坚持母乳喂养对宝宝有什么好处

我们提倡母乳喂养，这是因为母乳喂养对宝宝来说，具有得天独厚的优势。

母乳几乎是为宝宝"量身打造"的

妈妈在不同阶段分泌的乳汁具有不同的特点，而且每个阶段的乳汁都符合宝宝当时的体质，可以提供最合适的营养：

1 初乳正好适合新生宝宝的胃容量和比较弱的肠道功能，还能增强抵抗力。

2 常乳（10天以后的乳）能满足热能和食量的持续增大。

3 晚乳（10个月后的乳）营养含量明显减少，但此时宝宝多数已经吃辅食。

母乳优于配方奶

配方奶粉最终的目标是接近母乳，但无论如何，配方奶都不可能与母乳的营养价值相提并论。母乳中含有上百种营养素，配方奶粉很难实现。

另外，每个宝宝都不会对母乳过敏，却可能对配方奶过敏。

母乳喂养有利于宝宝的身心发展

1 可以促进宝宝的身体发育：吃母乳时，宝宝需要用力吮吸，宝宝在吮吸的过程中，肺部、颈部不断活动，从而得到锻炼。另外，上下腭不断开合、摩擦可以避免将来牙齿排列拥挤。

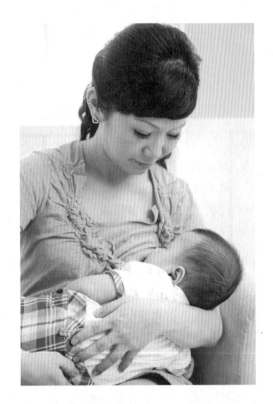

2 可以增进情感发展：在母乳喂养的过程中，宝宝和妈妈会有亲密接触和亲切互动，在哺乳过程中感受到妈妈的关爱，宝宝会觉得安全和放松，对妈妈的依赖和信任就会逐步确立。母乳喂养的宝宝和妈妈的亲密关系更容易建立，有利于宝宝以后的感情发展和个性完善。

贴心提示

在有些迫不得已的情况下不允许妈妈母乳喂养，妈妈则不必强求或自责，只要妈妈能给予宝宝关爱，人工喂养的效果也会比较好。

前奶、后奶都要让宝宝吃到

　　妈妈每次哺乳，先分泌出的奶水叫做前奶，后分泌出的奶水叫做后奶。如果妈妈喂奶时不注意方法，可能令宝宝无法吃全前奶和后奶。

前奶、后奶营养重点不同，宝宝应都吃到

　　前奶看上去比较稀薄、清淡，好像没什么营养，实际上这样的奶水富含水分和蛋白质，尤其是水分。吃足前奶的宝宝在出生后前4个月，基本上都不需要额外地补水。

　　前奶吸完后，奶水变得较浓稠，颜色也变成了白色，这就是后奶了。后奶富含脂肪、乳糖和其他营养素，是宝宝的热能保证。吃足后奶后，宝宝就不那么容易饿了，睡眠时间也会延长。

　　由此可知，前奶、后奶的营养侧重点不同，最好让宝宝前奶和后奶都吃到，这样才不会营养不均衡。

怎样才能让宝宝前奶、后奶都吃到

　　妈妈每次给宝宝哺乳时，要让宝宝把一侧乳房先吃空，然后再换另一侧，这样能吃到足够的前奶，保证营养，然后也能尽量吃上足够的后奶，以免饿得太快。如果一侧没有吃完，换了另一侧，过一会儿再换回来，宝宝很容易因为吃了较大量的前奶，在吃足后奶之前就吃饱了，这样容易缺乏脂肪、乳糖等能量物质，睡眠时间会缩短，影响身体发育。

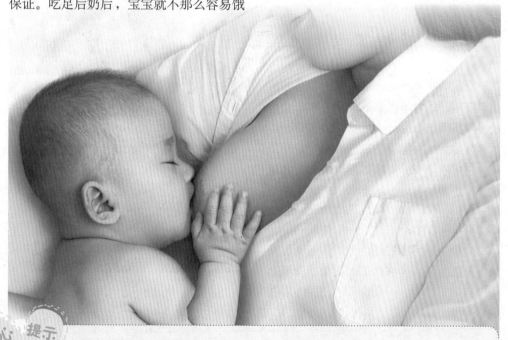

贴心提示

　　宝宝如果腹泻，哺喂宝宝时，可以适当减少后奶的量，因为后奶含有较多脂肪，宝宝吃得太多，容易加重腹泻症状。

如何把握喂奶的次数、量及姿势

每个宝宝的情况都不会完全一样，尤其是新生宝宝，新手妈妈不容易把握好喂奶的次数、量，也还没能熟练掌握正确的喂奶姿势，难免会出现挫折，这都是正常的。妈妈不要气馁，根据经验及自己的观察、实践，是可以摸清宝宝的需求的。

喂奶次数——以按需为重，约3~4小时1次

新生宝宝一般每隔 3~4 个小时喂一次奶即可，但有的宝宝胃容量较小，或者消化较快，每隔约 2 个小时就要喂一次，相反情况也有。这时，妈妈不必一定 3 个小时才喂，应优先满足宝宝的需求，但如果宝宝超过 4 个小时还没有醒来，则要叫醒喂奶。

喂奶量——以按需为重，约40~50毫升1次

宝宝的吃奶量也应按需给予，有的新生宝宝刚开始时每次吃 20~30 毫升，而有的宝宝在刚出生时每顿就需要50~60毫升，大多数的宝宝会维持在每顿 40~50 毫升。不管宝宝吃多少，只要睡眠正常，大便正常，体重增加稳定，就说明没有问题。

哺乳的正确姿势

给新生宝宝哺乳时，一般情况下建议妈妈采取坐姿，坐在合适的凳子或椅子上进行。妈妈要先抱起宝宝，一只胳膊撑起宝宝的后背及头部，让宝宝的头正好枕在自己的臂弯处，另一只手托住宝宝的臀部及腿部，让宝宝的腹部贴着妈妈的腹部，头部贴着妈妈的胸部，然后，妈妈双手托起宝宝靠近自己的乳房，让宝宝含住妈妈的乳头。

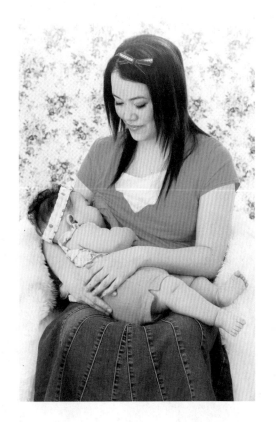

贴心提示

妈妈在哺乳时最好不要看电视，一是新生宝宝难以适应电视的声音和光线，二是看电视会妨碍妈妈与宝宝的交流，也不利于妈妈及时发现宝宝的异常。

如何判断宝宝饿了或饱了

新生宝宝的喂奶原则是按需喂奶，也就是说宝宝饿了就要给他吃，饱了就可以不用吃了。那新手妈妈该怎么判断宝宝是饿了还是饱了呢？

如何判断宝宝饿了

宝宝所有的需求都通过啼哭表达，因此，有时候哭不代表饿，妈妈需要判断宝宝哭是饿了还是有其他需求。当无法判断宝宝是否饥饿时，可以用手指抚触宝宝的嘴角，如果宝宝有反应，并追寻手指，就说明宝宝饿了。

如何判断宝宝饱了

宝宝如果吃不饱，睡眠、健康都会受影响，体重和身高的增长往往不尽如人意，因此，妈妈要尽量每次都让宝宝吃饱。宝宝有没有吃饱可以从以下三方面观察出来：

1 观察宝宝吃奶时的表现：宝宝吃奶时，一般吮吸2~3口就会吞咽一次，如果吞咽的时间超过10分钟，一般都认为已吃饱。有的妈妈用宝宝吃奶时间长短来判断，其实这是不准确的，有的宝宝吃奶慢，虽然吃奶时间较长，但是吞咽时间不足，还是吃不饱。

2 看宝宝的精神状态：宝宝如果吃饱了，会表现出满足、愉悦的神情，有时候还会不自觉地微笑，每次的睡眠时间也比较长。如果宝宝每次睡眠时间较短，睡眠不踏实，而且经常哭闹，很有可能是没吃饱。

3 看宝宝的生理状态：宝宝如果吃饱了，每天大约会排大便3~4次，颜色呈金黄色（奶粉喂养的宝宝大便呈淡黄色），有的宝宝大便次数较少，但只要颜色正常即可。宝宝如果吃不饱，大便就会呈绿色（这里不是指胎便的情况），而且小便量和次数都较少（正常情况下每天的小便次数在10~15次之间）。

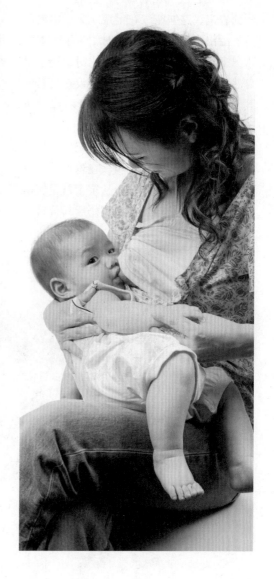

宝宝吐奶、溢奶怎么办

新生宝宝的胃比较特殊，吃到胃里的食物比较容易返流，经常会发生吐奶或溢奶的情况，大多数时候这都是正常的，只要体重增长正常，精神良好，妈妈就不必担忧。

什么是溢奶和吐奶

溢奶： 宝宝在吃奶时，会把一些空气吸到胃里，这些空气在宝宝吃完后需要从胃里溢出，空气溢出的同时，带了一些奶水出来，就形成了溢奶。溢奶时，奶水是自然从宝宝口中流出的，宝宝没有痛苦的表情，且一般在哺乳过后吐一两口就没事了。

吐奶： 宝宝吐奶不同于溢奶，吐奶是因为宝宝的肠胃功能较弱，在胃里的食物无法顺利进入肠道，转而从宝宝口里流出形成的。吐奶一般发生在喂奶后30分钟，吐奶时，宝宝会出现呕吐的痛苦表情，食物呈喷射状吐出。

溢奶、吐奶时怎么办

溢奶时的处理方法： 宝宝溢奶是一种生理性的反应，妈妈无须紧张，只要每次哺乳后，将宝宝竖直抱起，帮他拍几个嗝出来，将胃里的空气排出，溢奶就会减少。如果拍完嗝宝宝还会溢奶，就让他俯卧一会儿，不过俯卧的时候，妈妈一定要守在宝宝身边，以免宝宝窒息。

吐奶时的处理方法： 宝宝如果发生吐奶，量多且频繁，妈妈要观察他有没有其他症状，如果宝宝精神愉快，且体重、身高都增长正常，就不必担心。但是如果宝宝同时有精神委靡、食欲缺乏、发热、咳嗽等症状，且体重、身高都增长缓慢，妈妈要及时带宝宝就医。

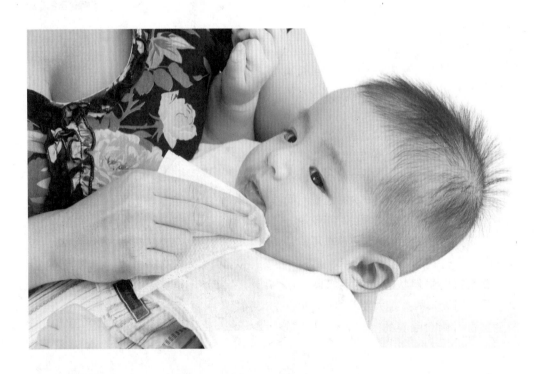

宝宝不肯吃母乳怎么办

宝宝不肯吃母乳并不就表示他不爱吃母乳，导致他不肯吃母乳的原因有很多，当宝宝生病(鹅口疮、口腔溃疡等）时会没胃口，妈妈进食了辛辣刺激的食物、来例假时，身体气味会改变，宝宝会感到不适应，此时也可能拒绝母乳。较难发现的是宝宝心理上的原因。

妈妈没有按照宝宝的需要进行哺喂

有的宝宝需要按需哺乳，妈妈如果忽视宝宝的需要，对哺乳的限定比较严格——定时哺乳且哺乳时间长短一定，长期下去，宝宝会有强烈的挫败感，从而不肯吃母乳。

处理建议：对于这样的宝宝，哺乳应该是按需进行，妈妈不要进行严格的时间限制，注意观察宝宝是否饿了，是否饱了，不要强迫他。

宝宝的一次失误判断造成的

当宝宝接触到奶瓶后，可能因为奶瓶吸起来不费劲儿，吃奶又快又饱而偷懒地迷上奶瓶，当下一次喂奶时，他就会专心地等奶瓶的到来，反而不理睬妈妈的乳头，这也就是"乳头错觉"。也会发生相反的现象，就是宝宝不肯用人工奶嘴吃配方奶。

处理建议：为避免宝宝一时偷懒的心理，到喂奶时间妈妈应尽力让宝宝吃母乳，一开始宝宝也许还会一心一意地等待奶瓶，拒绝妈妈的乳头，甚至哭起来，妈妈此时不应心软，坚持将乳头和乳晕递给宝宝，宝宝实在饿了自然也就会吃的，吃几次就会适应母乳的。还可将奶瓶的奶嘴换成流量小、接近母亲乳头的，使吸吮时的感觉接近吸吮母乳。

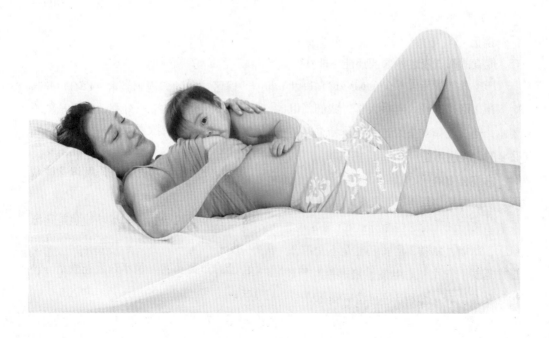

高龄二孩——怎么怀

二孩时代来临了，是谁在窃喜，又是谁在感叹呢？——当然是我们的70后80初了，已经超过35岁的姐妹们，不管你愿不愿意承认，你已经进入生育的高龄阶段，怀着生育的梦想，顶着高龄的压力，你是不是在琢磨，怎么做才能顺利怀孕呢？

先到医院，问问医生，怎么办吗？当然不是！

首先要先静下来，问问自己的心，我愿意再生二胎吗？孩子刚长大，再生一个，还得从头来一遍，我还愿意受这个累吗？我的身体，我的工作允许我生二胎吗？爱人、孩子支持吗？如果你得到的是肯定答案，决定是无怨无悔的，那么，接下来才轮到医生出场，和你仔细谈谈该怎么怀的话题。

孕前需要做哪些检查

误区：我年龄大了，做一个全面检查，能查的都查查，看看我还能不能怀？

许多人都想先做一个全面的检查再开始孕育之路，的确，年龄大了，我们不但要怀，还要健康安全的怀，身体检查还是必要的，但也不是什么都要查一遍。

1 常规要查的

如果你每年都进行常规体检，那就拿出来仔细看看这些指标。血、尿常规、血压、血糖、血脂、肝肾功能是不是都在正常范围；胸片、心电图、肝胆胰脾肾B超有没有问题；妇科B超有没有提示子宫肌瘤、卵巢囊肿；宫颈防癌检查TCT是否正常；不要忘了做个乳腺彩超。

有一些小问题，也不要害怕，如果体重、腰围超标，要注意锻炼减重。也不是所有肌瘤和囊肿都要做手术，让专科医师评估一下对生育的影响，必要时再复查一下。

2 不是常规要查的

还有一些检查不是每个人都必须要做的，如关于病毒感染的TORCH，抗精子抗体、抗卵巢抗体、抗HCG抗体等抗体，血型抗体效价，这些是针对特殊人群的检查项目。

以上列举的常规检查，可以对身体情况做出全面评估，看是否存在不适宜怀孕的疾病，是健康的基础。不要希望检查能解决所有的问题，评估生育能力，还需要到生殖医师这里，做针对你生育能力的专科检查。

评估卵巢功能的方法有哪些

误区：我的卵泡刺激素（FSH）升高了，是不是卵巢功能不好啊，是不是就不能怀孕了？我的雌激素（E2）低，有问题吗？

怎样评估卵巢功能，正确解读这些激素数值呢？

随着年龄的增加，卵巢功能也是逐渐衰退的，对于高龄女性，我们是要评估一下自己的卵巢功能，但不只是查激素一种方法。

1 年龄是评估卵巢功能最重要的因素：一个40岁FSH<10，和一个30岁FSH>10的人比较，可能40岁的人卵巢储备功能更好一些，但妊娠率不一定比30岁的人高。

2 月经周期是评估卵巢功能最简单的方法：如果你平常月经规律，现在出现2次以上，月经周期长度和以往相差7天以上的变化，这就是卵巢衰退的标志。你有没有注意到，你的月经周期比以前缩短了，原来28~30天，现在变成25~26天，甚至更短，这也是卵巢功能逐渐下降的表现。自己留心一下，你也能对自己的卵巢功能做出评估。

3 基础窦卵泡数（AFC）是评估卵巢功能的客观指标：AFC是月经第2~5天，经阴道B超检查双侧卵巢5mm左右的窦卵泡数，这些卵泡是卵巢内功能性生长卵泡，数目多提示卵巢储备功能好，卵泡生长发育是看得见的。

4 激素检查是评估卵巢功能常用的方法：月经第2~5天早晨抽血查卵泡雌激素（FSH），黄体生成素（LH），雌激素（E2），可以评估生殖轴的功能，但这些激素有波动，每个月都会不同，年龄大了，波动会更明显，这个月FSH高了，只是提示卵巢里的卵泡少了，要动员很高的FSH才能长卵泡，下个月FSH不高，也不能说明卵巢功能就变好了。还有一个激素叫抗苗勒氏管激素（AMH），它不随着月经周期波动，可以更好反应卵巢储备功能。AMH降低，提示卵巢内储备的卵泡少。

这些激素只是反应卵巢内储备卵泡的多少，并不能预测还能不能怀孕。查激素的目的，只是对卵巢功能做一个客观的评估，如果各项指标提示卵巢功能已经下降

了，更要抓紧时间积极尝试怀孕。千万不要被激素吓到，或者让情绪随着激素的波动而波动，这样就得不偿失了。

评估排卵的方法有哪些

误区：每个月排卵试纸、B超监测等监测排卵，等到排卵时再同房。

相信大家了解许多提示排卵的方法，比如排卵试纸、做B超，基础体温，宫颈粘液，排卵痛等，这些方法结合使用，可以比较准确评估自己的排卵情况。

1 排卵试纸是常用的了解排卵的方法：排卵试纸是通过检测尿液中黄体生成素（LH）含量高低，在试纸条上呈现出不同的深浅，来推算排卵时间。因为垂体分泌的LH峰会诱导卵子成熟，是触发排卵的信号，所以试纸阳性后大约24~48小时排卵。

2 B超监测是准确了解排卵的方法：从月经第7~9天隔1~3日连续监测，可以看到卵泡长大和排卵的过程，也可以了解子宫内膜的厚度形态。

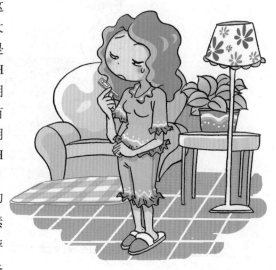

虽然排卵试纸和B超监测结合，可以比较准确知道排卵的日期，但不能精确也没有必要精确到哪个时刻排卵，卵子排出后在体内能存活24小时，精子可存活3~7天，在排卵前后这一段时间内同房都有怀孕的机会。

所以对于月经周期规律的人，不要纠结试纸的深浅，卵泡大一点小一点，也不必要每个月都去监测排卵，只要保证每周2~3次规律性生活就可以保证正常的怀孕。

高龄女性，排卵会提前，建议月经干净后尽早安排同房才有利于怀孕。

输卵管要不要检查

误区：先查查输卵管通不通再怀孕，反复通液可以疏通输卵管。

高龄女性以前生过孩子，可能做过流产、上过环，不知自己的输卵管是否通畅，想先查一下，也有些人没有尝试怀孕，就先去做输卵管检查，如果输卵管通的不好，还要疏通好几次。其实这是治疗的误区，规范的诊治流程应该是，不孕1年以上才需要评估输卵管的通畅程度，如果高龄女性尝试半年没有怀孕，也需要行输卵管检查。

建议做子宫输卵管造影，造影片子可以很清楚的看到子宫形态、输卵管走行、输卵管阻塞的部位、造影剂在盆腔涂抹的范围、是否有输卵管积水，可以较好的评估输卵管。不要反复做通液，因为输卵管很纤细经不起折腾，每一次操作，都有上行性感染的可能，我们做一次造影明确诊断就行了。

另外不是说输卵管通畅，就等于没问题，就一定能怀。因为能否怀孕，还得看

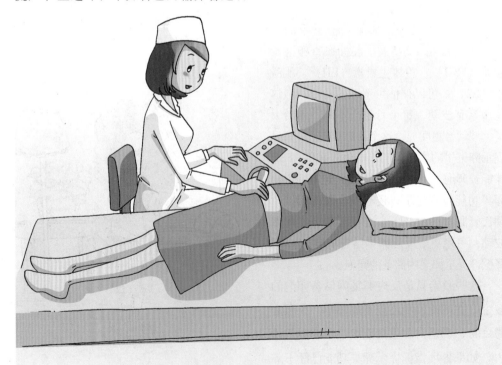

输卵管伞端拾卵功能和输卵管在激素作用下的整体协调功能，而现在没有检查可评估这些功能，输卵管功能怎么样，还得去尝试，看你能不能自然怀孕，怀的是否是正常的宫内孕。

男家属用检查精液吗

误区：都生过一个孩子了，男方肯定没问题，不用查，不想查。

要二孩的男家属都会说，都生过一个啦，我肯定没问题，干嘛还让我查。但你也得想一想，孩子都十几岁啦，你的啤酒肚都出来了，还是年轻小伙吗？男性的精液质量也与年龄、环境、身体状况有关。怀孕是夫妇两个人的事，还是一起检查吧。

精液检查需要排精2~7天，到生殖中心留取精液。通过分析精液的量、颜色、液化情况，结合精子的密度、活力、畸形率，评估男性的生育能力，是一个很简单的检查。

吃什么有利于怀孕呢

误区：年龄大了，多吃黄豆、黑豆有利于怀孕。

中国人有丰富的饮食文化，传说中有许多对怀孕有好处的食物、药物，如黄豆、黑豆，保健品，中药，也有好多这不能吃那不能吃的东西。

我们究竟应该怎么吃呢？

豆类食物因富含植物雌激素，的确对女性有益，但单纯食物的功效也被无形的放大了，任何食物适量就好，吃多了也不能吸收。吃的方面我们建议低盐低糖低脂饮食，多吃数蔬菜水果、奶、蛋。计划怀孕前3个月补充叶酸，或含叶酸的复合维生素可以预防胎儿神经管发育异常，这是国际认可的，其它药物是不常规推荐的。

辅助生殖技术——试管婴儿

误区：年龄大了，不费劲了，直接做个试管吧。

高龄不是做试管的指征。

不是说年龄大就得做试管，但高龄可以做试管，必要时积极行动。因为高龄影响怀孕的因素很多，输卵管盆腔因素，子宫内膜异位症、腺肌症、卵巢储备功能低下等，试管助孕可以克服这些因素，提高单一周期的妊娠率。

对于抢生育时间的高龄人群来说，试管也是一个高效省时的方法，但不要把它作为捷径。

你要坐下来和医生谈一谈，综合评估你身体、心理以及潜在自然妊娠的几率，分析对你本人来说，如果做试管婴儿可能的妊娠率、流产率、治疗时间和费用，相信经过评估，你一定能做出合适的选择。

说了这么多，用一首小诗总结概括一下：

高龄生育不简单，家庭心理准备先，
体检全身加妇科，男方也是一方面，
饮食运动和叶酸，规律同房莫小看，
自然妊娠最最好，试管也能助美满！
祝各位，高龄二胎怀的顺利！

图书在版编目(CIP)数据

怀孕百科图谱／岳然编著. —北京：中国人口出版社，2018.5
ISBN 978-7-5101-5669-4

Ⅰ. ①怀… Ⅱ. ①岳… Ⅲ. ①妊娠期—妇幼保健—图谱
Ⅳ. ①R715.3–64

中国版本图书馆CIP数据核字(2017) 第327338号

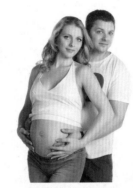

怀孕百科 图谱

岳然 编著

出 版 发 行	中国人口出版社
印　　　刷	北京中印联印务有限公司
开　　　本	787毫米×1092毫米　1/16
印　　　张	16.25
字　　　数	200千
版　　　次	2018年5月第1版
印　　　次	2018年5月第1次印刷
书　　　号	ISBN 978-7-5101-5669-4
定　　　价	48.00元

社　　　长	邱立
网　　　址	www.rkcbs.net
电 子 信 箱	rkcbs@126.com
总编室电话	(010) 83519392
发行部电话	(010) 83534662
传　　　真	(010) 83515922
地　　　址	北京市西城区广安门南街80号中加大厦
邮 政 编 码	100054